结直肠癌全病程康复知识全书

A comprehensive guide to the full-course rehabilitation of colorectal cancer

主　编　胡　海　杨　慧　武文博
副主编　周海洋　宋　博　芮元祎
邹燕蕾　何红梅

西安交通大学出版社
XI'AN JIAOTONG UNIVERSITY PRESS

图书在版编目(CIP)数据

结直肠癌全病程康复知识全书 / 胡海，杨慧，武文博主编. -- 西安 :西安交通大学出版社，2025.1.
ISBN 978-7-5693-3914-7
Ⅰ.R735.309
中国国家版本馆 CIP 数据核字第 2025PG4698 号

JIEZHICHANGAI QUANBINGCHENG KANGFU ZHISHI QUANSHU
书　　名　结直肠癌全病程康复知识全书
主　　编　胡　海　杨　慧　武文博
责任编辑　张沛烨
责任校对　肖　眉
封面设计　任加盟

出版发行　西安交通大学出版社
（西安市兴庆南路 1 号　邮政编码 710048）
网　　址　http://www.xjtupress.com
电　　话　(029)82668357　82667874(市场营销中心)
(029)82668315(总编办)
传　　真　(029)82668280
印　　刷　西安五星印刷有限公司

开　　本　787mm×1092mm　1/16　**印张**　15　**彩插**　0.25 印张　**字数**　368 千字
版次印次　2025 年 1 月第 1 版　　2025 年 1 月第 1 次印刷
书　　号　ISBN 978-7-5693-3914-7
定　　价　98.00 元

如发现印装质量问题，请与本社市场营销中心联系。
订购热线：(029)82665248　(029)82667874
投稿热线：(029)82668805

《结直肠癌全病程康复知识全书》

编委会

主　编　胡　海　杨　慧　武文博

副主编　周海洋　宋　博　芮元祎　邹燕蕾　何红梅

编　委　胡　海（四川省肿瘤医院）

杨　慧（四川省肿瘤医院）

武文博（四川省肿瘤医院）

周海洋（四川省肿瘤医院）

宋　博（四川省肿瘤医院）

芮元祎（四川省肿瘤医院）

何红梅（重庆医科大学附属第二医院）

辛　丽（重庆医科大学附属第二医院）

张宏伟（四川省肿瘤医院）

舒进军（四川省肿瘤医院）

卢　敏（四川省肿瘤医院）

吴　凡（四川省肿瘤医院）

邓自建（四川省肿瘤医院）

宋丹莹（四川省肿瘤医院）

李　萍（四川省肿瘤医院）

张润洁（四川省肿瘤医院）

邹利平（四川省肿瘤医院）

赵新月（四川省肿瘤医院）

王　越（四川省肿瘤医院）

颜仁兴（四川省肿瘤医院）

岳红梅(四川省肿瘤医院)
邹　巧(四川省肿瘤医院)
何媛辉(四川省肿瘤医院)
李　瑶(四川省肿瘤医院)
彭　银(四川省肿瘤医院)
陈　新(四川省肿瘤医院)
李　磊(四川省肿瘤医院)
谭小辉(四川省肿瘤医院)
张　轲(四川省肿瘤医院)
潘　涛(四川省肿瘤医院)
李婷婷(四川省肿瘤医院)
王五艺(四川省肿瘤医院)
易　波(四川省肿瘤医院)
徐　琳(四川省肿瘤医院)
蒋　浩(四川省肿瘤医院)
罗雅军(四川省肿瘤医院)
钟美芹(四川省肿瘤医院)
范文燕(四川省肿瘤医院)
谢　恬(四川省肿瘤医院)
王秋力(四川省肿瘤医院)
邹燕蕾(成都市第五人民医院)

前　言

PREFACE

根据世界卫生组织的统计，结直肠癌是世界上最常见的癌症之一，发病率在全世界排名第3，约占所有癌症的10%，也是世界上癌症相关死亡的第二大原因。2020年中国癌症统计报告显示，我国结直肠癌的发病和死亡比例仍在升高，结直肠癌的发病率占全部癌症的第2位，死亡率排在癌症死亡率的第5位，仅2020年，全国新发结直肠癌病例就有55.5万例，且发病率和死亡率均呈上升趋势。同时，不断攀升的治疗费用也给患者及国家都带来了沉重的负担。要想从根本上改善结直肠癌对我国人民的健康威胁，就必须坚持在医学科学领域的大力投入，重视结直肠癌的健康教育、临床经验总结，从而不断提高国民健康意识及相关医务人员的医疗水平。目前，市面上关于结直肠癌的相关书籍并不多见，聚焦结直肠癌康复的专著更是寥寥。鉴于此，四川省肿瘤医院大肠外科特组织一批临床经验丰富的医护人员编写了这本《结直肠癌全病程康复知识全书》。

全书共计13章，采用分篇论述。第一篇结直肠癌相关基础知识重点介绍了结直肠的解剖、组织学特点，结直肠癌的分型、分期、疾病特点等。第二篇重点讲述结直肠癌的治疗与康复，内容涵盖结直肠癌的内镜治疗与康复、结直肠癌的手术治疗与康复、肠造口手术及康复、结直肠癌的化疗及康复、结直肠癌的放疗与康复、结直肠癌的靶向治疗与康复、中医与胃肠功能康复、终末期结直肠癌的康复治疗等。最后一篇则重点介绍了结直肠癌患者术后远期康复、结直肠癌患者术后随访。

本书编写团队成员均来自临床一线，在参考许多国内外相关文献的基础上融入了大量自身的临床经验，使得本书兼顾科学性与实用性。全书结构清晰，层次清楚，行文通俗易懂，图文并茂，对于结直肠癌相关专业的医务人员、在校研究生，是一本很有价值的、可读性很强的参考书。

在编写过程中，我们虽力求做到写作方式和文笔风格的一致，但由于参编人数较多，加上写作时间仓促，以及医学科学的快速发展，书中难免有疏漏甚至谬误，敬请读者不吝指正，以便再版时予以修正和补充。

编　者

2024 年 12 月

目 录

CATALOGUE

第一篇

结直肠癌相关基础知识

第一章　结直肠癌概述

CHAPTER1

第一节　结、直肠的解剖结构和组织学特点

一、结、直肠的胚胎学特点

结、直肠位于消化道的终末端，是由来自内胚层原肠的中肠和后肠演化而来。原肠起源于卵黄囊内胚层，在胚胎发育过程中分为前肠、中肠和后肠三部分。胃、近端十二指肠（胆总管入口以上部分）和肝、胆、胰是由前肠演化而来；远端十二指肠（胆总管入口以下部分）、小肠、盲肠、阑尾、升结肠及近端 2/3 横结肠由中肠演化而来；远端 1/3 横结肠、降结肠、乙状结肠、直肠以及齿状线以上肛管由后肠演化而来。齿状线则是内胚层管和外胚层管融合的平面，肛管的下 1/3 以及肛门是由外胚层演化而来。

肠管在正常胚胎发育的过程中除了增长之外，其位置也会发生一系列变化，即肠旋转。这一过程大致分为三个阶段：第一阶段是中肠生理性疝的形成，第二阶段是中肠返回腹部，第三阶段是中肠的固定。第一阶段开始于胚胎期的第 6 ~ 8 周，因腹腔容积相对较小，中肠进入脐带内的胚外腔（脐腔），以肠系膜血管为轴逆时针旋转 90°；第二阶段发生于第 10 周，脐腔内的肠管回到腹腔，同时绕着肠系膜根部继续逆时针旋转 180°，肠襻共旋转 270°；第三阶段开始于肠管，回到腹腔后，盲肠下降至右髂窝，十二指肠固定，结肠上升、下行。肠旋转不良等就是这一时期胚胎发育异常的表现。

二、结、直肠的解剖结构

（一）结肠

结肠由内向外依次分为黏膜层、黏膜下层、肌层和外膜层。结肠位于腹腔四周，围绕于中心的小肠周围，是由盲肠到乙状结肠的一段管道样结构的大肠，平均长度为 150 cm，约为小肠的 1/4，分别是盲肠、升结肠、横结肠、降结肠和乙状结肠。结肠肠管的直径由盲肠到乙状结肠逐步缩短（盲肠约 7 cm，乙状结肠约 2.5 cm）。结肠有三个特征性结构，即结肠带（colic band）、结肠袋（haustrum of colon）和肠脂垂（epiploic appendice）。升结肠和降结肠附着于后腹膜，属于腹膜间位器官；盲肠、横结肠和乙状结肠相对游离，属于腹腔内位器官。其中，升结肠和横结

肠移行处的弯曲称为肝曲（hepatic flexure），横结肠和降结肠移行处的弯曲称为脾曲（splenic flexure），横结肠附着于大网膜。

1. **盲肠**

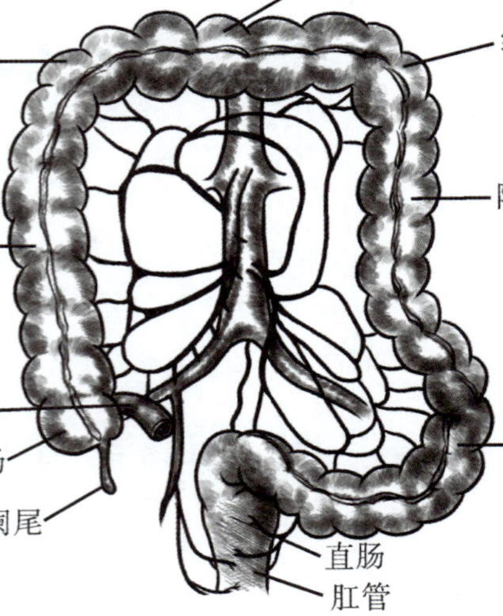

盲肠延续于末段回肠，长 6 ~ 8 cm，是结肠的起始部，尾端为盲端，有阑尾开口，头端延续为升结肠。盲肠和回肠交界处为一环形括约肌结构，称为回盲瓣，它控制小肠内容物向结肠排空的速度并防止盲肠内容物反流。由于回盲瓣的存在，右半结肠肿瘤引起的梗阻多是闭襻性肠梗阻，因此行末段回肠造瘘术无法彻底解除肠梗阻。盲肠是腹膜内位器官，活动度较大，通常位于右侧髂窝。但如果胚胎发育过程中肠管旋转不良，可出现异位盲肠，对于完全内脏转位的患者，可出现在左侧髂窝。

2. **阑尾**

阑尾起自盲肠下端，是三条结肠带汇合处的一细长憩室样结构，开口位于回盲瓣下方 3 ~ 4 cm 处，长 2 ~ 20 cm（平均 6 ~ 8 cm），管径在非炎症状态下约为 0.5 cm。阑尾通常和盲肠一起位于右侧髂窝，但会随着盲肠位置变异而改变。阑尾尖活动度较大，与回盲部的位置关系有回肠下位、盲肠后位、盲肠下位、回肠前位及回肠后位等。临床上常用的阑尾体表投影点在右髂前上棘与脐连线的中、外 1/3 交界处，称为麦氏点（McBurney point），或位于左、右髂前上棘连线的右、中 1/3 交界处，即兰茨点（Lanz point）。阑尾炎发作时，上述投影点常有明显压痛。

3. **升结肠**

升结肠作为盲肠的延续，始于回盲瓣，止于结肠肝曲，后移行为横结肠，长度为 15 ~ 18 cm。升结肠属于腹膜间位器官，其前方及两侧覆盖腹膜，后方与后腹膜融合。升结肠外侧腹膜反折增厚处系右侧 Toldt 白线，可以指引术者在手术中从后腹膜前方游离升结肠。升结肠后方有从后腹膜走行的右侧生殖血管和输尿管以及肾周脂肪囊（Gerotta's fascia），升结肠肿瘤向后生长可以侵犯上述组织。

4. **横结肠**

横结肠位于上腹部，从右上腹结肠肝曲至左上腹结肠脾曲，长度为 45 ~ 50 cm。横结肠呈弓状下垂，整个肠管被腹膜包绕，是腹腔内位器官，大网膜在前上方融合。相较于肝曲，脾曲更锐利，位置更高、更深，故术中游离脾曲时需小心撕裂脾脏出血的风险。横结肠及系膜参与构成网膜囊（omental bursa）后壁的一部分。横结肠系膜根部与十二指肠水平部、部分十二指肠空肠曲以及胰腺关系密切，手术时应避免邻近器官损伤。

5. 降结肠

降结肠始于结肠脾曲，向尾侧移行为乙状结肠，长约 25 cm。降结肠同升结肠相似，前方及两侧覆盖腹膜，后方与后腹膜融合，属于腹膜间位器官。后方有从后腹膜走行的左侧生殖血管和输尿管以及肾周脂肪囊。降结肠肠腔直径相对狭窄，如有肿瘤病变，容易引起肠梗阻。

6. 乙状结肠

乙状结肠一般位于左下腹，降结肠和直肠之间，长 35 ~ 45 cm，于骶骨岬处移行为直肠，但也可以位于右侧腹或上腹部。其系膜后方有向头侧走行的左侧生殖血管及输尿管。因乙状结肠覆盖腹膜且系膜面积大，所以其活动度大。

（二）直肠

解剖学认为直肠始于第 3 骶骨水平与乙状结肠相连，下尾侧移行于肛管，长 12 ~ 15 cm，而临床则认为直肠起点在骶骨岬水平。依据直肠到肛缘的距离将直肠分为上、中、下三部分，依次长 12 ~ 15 cm，7 ~ 12 cm，7 cm 以内。其中，结肠带和肠脂垂消失即是直肠上段的起始部，其前方和两侧覆盖腹膜，中段直肠腹膜仅覆盖前方，下段直肠无腹膜覆盖。也有学者将直肠以腹膜反折为界分为上、下两段。腹膜反折距肛缘的位置有较大个体差异，并且存在性别差异。一般而言，男性腹膜反折距肛缘 7 ~ 9 cm，女性腹膜反折距肛缘 5 ~ 7.5 cm。直肠在矢状位上有两个生理弯曲，分别为直肠骶曲和直肠会阴曲；在冠状位上有三处生理弯曲，分别为上、下两个突向右侧及中间突向左侧，但并不恒定出现。直肠腔内三处折向肠腔的皱襞，称为 Houston 瓣膜。基于直肠生理弯曲的存在，手术中充分游离直肠后，对于低位直肠癌尤其是位于直肠后壁的肿瘤，可以适当增加肿瘤下缘到齿状线的距离。

直肠后方为骶骨、尾骨、肛提肌和肛尾韧带，其疏松结缔组织内含有骶神经丛根部、直肠上血管、骶正中血管和骶淋巴结等。腹膜反折以下，男性直肠前方由下至上依次为前列腺、精囊腺、输精管和膀胱毗邻；腹膜反折以上，腹膜内部分为邻近的回肠以及乙状结肠。女性腹膜反折以下，直肠前方为阴道后壁；腹膜反折以上，腹膜内部分除了邻近的回肠和乙状结肠，还包括子宫、输卵管和卵巢。通过直肠指检可以了解低位直肠病变以及直肠前壁上述器官疾病或肿瘤种植病灶。

骶前筋膜系骶骨表面覆盖的一层坚韧的壁层盆筋膜，又称 Waldeyer 筋膜。骶骨和该筋膜之间存在骶正中动脉和骶前静脉丛。游离直肠时应避免进入该筋膜下方导致骶前静脉大出血。一旦出血后血管残端回缩止血处理比较困难，往往需要压迫止血。直肠骶骨筋膜属于 Waldeyer 筋膜的一部分，上方附着于第 3、4 骶骨，下方至直肠后壁深筋膜。直肠深筋膜和骶前筋膜之间为疏松的结缔组织，是手术中游离直肠的正确平面，最后切开直肠骶骨筋膜进入肛提肌上间隙。直肠腹膜反折前方覆盖薄膜样结缔组织成为邓氏（Denonvilliers）筋膜，将直肠前壁与精囊腺、前列腺或阴道分隔开。男性该筋膜较厚，一般分为前、后两层，前层附着于精囊腺和前列腺，后层附着于直肠前壁，一般在 Denonvilliers 筋膜前、后两层之间游离，可以更好地保护血管神经束；若肿瘤累及直肠前壁，则建议切除整块筋膜。

直肠下 1/3 属于腹膜外器官，其侧方是直肠系膜的延续，通过纤维脂肪组织附着于盆壁形成直肠侧韧带，内有盆神经丛、直肠中动脉通过。术中切除低位直肠时需要将此韧带离断，同时注意保护泌尿生殖股神经束。

（三）结直肠的血管、淋巴和神经系统

1. 血管系统

结肠的动脉主要来源于腹主动脉发出的脏支：肠系膜上动脉、肠系膜下动脉。两者供血区域的分界点位于横结肠近2/3和远1/3的交界处。肠系膜上动脉主要为盲肠、阑尾、升结肠和大部分横结肠供血；其在第1腰椎水平经腹主动脉前方发出后，穿过胰腺颈部后方，结肠属支主要有回结肠动脉、右结肠动脉、中结肠动脉。肠系膜下动脉主要为小部分左侧横结肠、降结肠和乙状结肠供血；约在第2～3腰椎水平从腹主动脉的左前方发出，属支主要有左结肠动脉、乙状结肠动脉和直肠上动脉。

结肠边缘动脉是肠系膜上、下动脉之间以及各分支之间在结肠内侧相互吻合形成的一条完整的动脉弓。边缘动脉弓的外科意义在于当动脉主干被切断后，如果动脉弓仍存在，其所在肠管仍能从其他动脉得到血液供应从而避免缺血。研究表明，边缘动脉弓存在有中断或吻合不充分的情况，比较常见的有回结肠动脉和右结肠动脉的吻合、中结肠动脉与左结肠动脉的吻合（Griffiths临界点）和乙状结肠动脉最下支与直肠上动脉之间的吻合（Sudeck临界点）。此外，在中结肠动脉和左结肠动脉上行支之间可能存在有一条重要的交通支，称为Riolan弓。

直肠的血供有来自肠系膜下动脉越过左侧髂血管后延续的直肠上动脉、髂内动脉发出的直肠中动脉和阴部内动脉发出的直肠下动脉和骶正中动脉。

结直肠的静脉与同名动脉伴行。结肠的毛细静脉汇入相应的主干静脉，再分别汇入肠系膜上、下静脉，经门静脉进入肝脏，这也是结直肠癌容易向肝脏转移的解剖学原因。直肠上静脉向上延伸为肠系膜下静脉。直肠中静脉汇入髂内静脉后，与前方膀胱前列腺静脉丛（或子宫静脉丛）以及后方骶前静脉丛相通。直肠下静脉经阴部内静脉汇入髂内静脉，经直肠静脉丛与门静脉和下腔静脉相通。

2. 淋巴系统

结直肠的黏膜下层至浆膜下层拥有丰富的淋巴网，向结直肠以外的淋巴管回流，与其供血动脉伴行。结肠和腹膜反折上方直肠的淋巴结通过淋巴管自外周向中央回流依次称为肠壁淋巴结、肠旁淋巴结、中间淋巴结和主淋巴结。腹膜反折下方直肠的淋巴结既可以通过直肠上动脉向肠系膜下动脉方向回流，也可以通过直肠中动脉向髂内动脉侧方回流。结直肠癌的临床分期需要依据淋巴结转移的个数决定。

（1）直肠上动脉淋巴结：沿直肠上动脉排列，收集直肠肛周围淋巴管及部分乙状结肠动脉旁淋巴管，其输出管汇入肠系膜下动脉淋巴结及腰淋巴结。

（2）骶淋巴结：沿骶外侧动脉及骶中动脉排列，收集直肠肛周围淋巴管及盆腔内脏，包括膀胱、子宫、阴道等脏器淋巴管，其输出管汇入髂内淋巴管，部分可直接汇入髂总淋巴管。

（3）臀下淋巴结：沿臀下动脉排列，收集股后部、臀部浅层、会阴部、下段直肠及盆腔内脏器淋巴管，其输出管汇入髂内淋巴结或汇入髂总淋巴管。

(4)腹股沟淋巴结:浅组淋巴结接受下肢浅层淋巴管,同时也接受肛管肛门区淋巴管,输出管汇入腹股沟深组淋巴结,部分可汇入髂外淋巴结。因此肛管癌或肛门癌腹股沟淋巴结转移率较高。

3. 神经系统

结、直肠接受由交感神经和副交感神经组成的内脏神经(自主神经)支配。盲肠、阑尾、升结肠及近端2/3横结肠的神经支配来自肠系膜上丛;远端1/3横结肠、降结肠、乙状结肠、直肠上部的神经支配来自肠系膜下神经丛。

直肠下部接受骶前神经支配。骶前神经是腹主动脉神经丛和腰部内脏神经汇合而成。在骶骨岬下方,骶前神经形成腹下神经丛。骶骨岬两侧有两支腹下神经,将腹下神经丛的交感神经传递至盆神经丛。该神经丛位于骨盆侧下1/3直肠水平。同时来自两侧骶前孔的骶2~4副交感神经(勃起神经)向两侧前上方走行,与交感神经汇合形成盆神经丛。盆神经丛的脏支和阴部内动、静脉的终末支集束共同进入泌尿生殖器,称为神经血管束(neurovascular bundle,NVB),位于Denonvilliers筋膜前叶与前列腺、精囊腺底部的前外侧(截石位10点和2点方向)。直肠癌手术可能损伤自主神经的位置包括高位结扎肠系膜下动脉处、骶骨岬、盆壁两侧以及NVB处。

三、结、直肠的生理

结肠作为末段消化道,主要功能是用于贮存消化物,并进行再消化、代谢。结肠的吸收功能能够减少小肠传输的液体体积,从而将消化物转化为半固体粪便。结肠在吸收水、钠和氯化物的同时,会分泌钾和碳酸氢盐。

直肠肛管的主要功能是控便和排便。通过躯体神经和内脏神经(自主神经)的神经系统相互作用,引起便意和排便反射。盆底肌和括约肌复合体的协同作用参与了这一过程。

第二节 结、直肠恶性肿瘤

癌症是一种常见的死亡率极高的全球性疾病,不同地区和人群中的癌症发病率存在差异。癌症具有以下特征。①异常细胞增殖:癌细胞失去了正常细胞增殖的控制机制,会无限制地增殖。②细胞凋亡抑制:癌细胞豁免凋亡程序(程序性死亡),使得癌细胞能够长期存活并持续增殖。③细胞遗传变异:癌症通常涉及细胞的遗传变异,包括基因突变、染色体重排等,导致细胞功能异常,并促进恶性转化。④肿瘤形成:癌症以肿瘤的形式出现,包括固体肿瘤和血液系统肿瘤。固体肿瘤是由异常细胞组成的肿块,在各个器官中均可能发生。血液系统肿瘤包括白血病、淋巴瘤和骨髓瘤等。⑤肿瘤侵袭和转移:恶性肿瘤具有侵袭性和转移性特点,能够侵入周围组织,并通过血液或淋巴系统传播到身体其他部位,形成远处转移灶。⑥血管新生:肿瘤需要大量营养和氧气来支持其快速增长,因此会诱导周围血管的新生(血管生成),为肿瘤提供所需的血液供应。⑦免疫逃逸:癌细胞能够通过改变表面标志物、抑制免疫细胞活性以及操纵免疫检查点等方式实现免疫逃逸,干扰机体免疫系统的正常功能,从而避免被免疫系统攻击。⑧多因素参与:癌症的发生通常涉及多个因素的复杂相互作用,包括基因突变、环境暴露(如化学物质、辐射等)、生活方式因素(如饮食、运动等)以及遗传等。

结直肠恶性肿瘤属于肿瘤的一种,涵盖了所有在结直肠区域发生并具有侵袭和转移特性的肿瘤种类,除了最常见的腺癌,还包含其他如神经内分泌肿瘤、淋巴瘤、肉瘤及鳞状细胞癌等类型的恶性肿瘤。结直肠癌是由结直肠黏膜上皮细胞演变而来的恶性肿瘤,它只是结直肠恶性肿瘤中的一个亚型。不同的结直肠恶性肿瘤可能会表现出不同的临床症状、生物学特征、治疗反应和预后情况,理解这些差异对于优化患者管理和改善治疗结果至关重要。在下面的章节中,我们将更详尽地探讨这些差异,并着重比较结直肠癌与其他类型的结直肠恶性肿瘤。

一、分类及临床表现

结直肠恶性肿瘤根据其起源的细胞类型分为以下 8 种。

1. 结直肠腺癌

结直肠腺癌起源于结直、肠黏膜上皮,占所有结直肠恶性肿瘤的大部分。根据其组织学分化特征可分为乳头状囊腺癌、管状腺癌、海绵状腺癌、印戒细胞癌及黏液腺癌。早期可能无明显症状,但随着疾病进展,可能出现血便、排便习惯改变和持续的腹痛等症状。在某些情况下,长时间的缺铁性贫血可能是结直肠腺癌的首个警告信号。

2. 髓样癌

髓样癌是一种罕见的肿瘤类型,以女性为主,其临床表现与其他结直肠恶性肿瘤相似,主要特征是癌细胞中有丰富的淋巴细胞浸润,多为微卫星高度不稳定状态,一般预后较好。

3. 腺鳞状癌

腺鳞状癌是一种混合型肿瘤,由腺癌和鳞状细胞癌组成。在组织学上,腺鳞状癌同时显示出腺体结构和鳞状上皮特征,可以是腺癌成分占主导,也可以是鳞状细胞癌成分占主导。治疗策略可根据组织学特征进行调整。

4. 神经内分泌肿瘤

神经内分泌肿瘤起源于消化道内分泌细胞,较结直肠腺癌罕见。神经内分泌肿瘤能产生激素,导致多发性内分泌肿瘤综合征,如腹泻、发热和哮喘等。有些神经内分泌肿瘤可能没有任何症状,直到它们生长较大或发生转移时才表现出相应症状。

5. 未分化癌

未分化癌是指一种缺乏明显分化特征的恶性肿瘤。因为未分化癌的细胞失去了正常细胞所具有的特定形态和功能,所以无法被鉴定为某个特定类型的正常细胞,此类癌症一般预后较差。

6. 淋巴瘤

结直肠淋巴瘤在全身性淋巴瘤中占比相对较小。淋巴瘤可能导致腹部不适、体重减轻和夜间出汗。某些类型的结直肠淋巴瘤可能与免疫系统功能降低或某些类型的病毒感染有关。

7. 肉瘤

肉瘤起源于结、直肠的肌肉或其他支持组织,如平滑肌肉瘤和恶性纤维肉瘤等。它们通常表现为腹部肿块或腹痛。此外,还有一些罕见的结直肠腺瘤类型,包括胃肠道间质瘤(GIST)和恶性神经鞘瘤。

8. 鳞状细胞癌

鳞状细胞癌主要发生在肛门区域,因此也被称为肛门癌,临床上比较罕见。早期症状可能包括疼痛、出血或肛门周围的肿块。

二、病理机制

1. 结直肠腺癌

结直肠腺癌的发生、发展通常遵循“精子—腺瘤—癌”序列,其中涉及多个步骤和基因突变。最初,*APC* 基因的突变导致息肉形成;随后,*KRAS* 基因的突变促进了息肉的增长;最后,*TP53* 基因的突变使得这些息肉变为侵袭性癌症。此外,环境因素(如慢性炎症和肠道菌群失衡)及遗传因素也可能影响结直肠腺癌的发展。

2. 髓样癌

髓样癌的病理机制主要与微卫星不稳定性(MSI)和免疫微环境密切相关。髓样癌中 $CD8^+$ T 细胞和 $FOXP3^+$ 调节性 T 细胞浸润显著,形成“免疫热肿瘤”,可能与微卫星高度不稳定(MSI－H)诱导的高肿瘤突变负荷(TMB－H)相关。60%～80% 的髓样癌携带 BRAF V600E 突变,激活 MAPK 信号通路,驱动细胞增殖和抗凋亡。BRAF 突变与 MSI－H、CpG 岛甲基化表型(CIMP)高度相关,提示与表观遗传调控异常有关。髓样癌多属于 CpG 岛甲基化表型高(CIMP－H),导致抑癌基因(如 *CDKN2A/p16*)的启动子甲基化失活。

3. 腺鳞状癌

肠道腺鳞状癌的发病机制尚不完全清楚,但可能与多个因素相关。

(1)分化异常:肠道腺鳞状癌可能起源于肠道上皮细胞的分化异常,导致同时存在腺癌和鳞癌两种细胞类型。

(2)分子改变:基因突变、染色体异常及分子信号通路的紊乱可能在肠道腺鳞状癌的发展中起到重要作用。

4. 神经内分泌肿瘤

神经内分泌肿瘤起源于消化道内分泌细胞,并能产生各种激素。虽然其确切的病理生理机制尚未完全明晰,但已知某些基因(如 *MEN1* 和 *NF1*)突变可能在神经内分泌肿瘤的发展中起到关键作用。其分级通常使用世界卫生组织(WHO)分类系统,该系统基于细胞核形态学特征和 Ki－67 增殖指标来确定肿瘤的严重程度分别有 G1、G2、G3 三个级别(表 1－1)。

表 1－1　神经内分泌肿瘤的分级及特点

分级		特点	预后
G1 级	低分级	肿瘤生长缓慢且具有较低的增殖活性;细胞核呈良好分化、规则排列,与正常组织相似;Ki－67 指数一般在 2% 以下,表示只有少部分肿瘤细胞处于增殖状态	预后较好

续表

分级		特点	预后
G2 级	中分级	具有中等增殖活性；细胞核可能稍微变异，排列可能不太规则，但仍能与正常组织区分开来；Ki－67 指数通常在 3%～20%	预后相对较好，但比 G1 级具有稍高的恶性潜力
G3 级	高分级	具有较高的增殖活性；细胞核显示出更多的异质性和不规则性，与正常组织之间的界限模糊；Ki－67 指数通常超过 20%，表示大部分肿瘤细胞处于快速增殖状态	预后相对较差，具有更高的恶性潜力，并可能更容易产生远处转移

此外，一些神经内分泌肿瘤可能与慢性胃炎和幽门螺杆菌（helicobacter pylori）感染有关。

5. 未分化癌

未分化肠癌的病理机制目前尚不完全清楚。

6. 淋巴瘤

结直肠淋巴瘤通常源于 B 细胞，其发生可能与免疫系统功能降低或特定的病毒感染（如 Epstein－Barr 病毒）有关。在基因层面，*BCL2*、*BCL6* 和 *MYC* 等基因的突变可能对淋巴瘤的发生有重要影响。

7. 肉瘤

肉瘤包括平滑肌肉瘤和恶性纤维肉瘤等，起源于结、直肠的肌肉或其他支持组织。这些肿瘤的发展通常涉及复杂的遗传和表观遗传改变，如 *KIT* 和 *PDGFRA* 基因的突变在胃肠道间质瘤的发展中尤为重要。

8. 鳞状细胞癌

HPV 感染，尤其是 HPV16 型和 HPV18 型，被认为是肛门鳞状细胞癌的主要风险因素。在基因层面，*TP53* 和 *CDKN2A* 基因的突变可能对这种癌症的发展有重要影响。

三、治疗策略

1. 结直肠腺癌

结直肠腺癌的治疗通常取决于疾病的阶段。早期阶段（Ⅰ期和Ⅱ期）可能只需要手术切除，如果已经扩散到附近的淋巴结（Ⅲ期），则可能需要辅助化疗以减少复发的风险。对于晚期或转移性结直肠腺癌（Ⅳ期），治疗目标通常是延长生存时间和提高生活质量，而不是治愈。这可能涉及系统化疗、靶向药物治疗、免疫疗法或其组合治疗。

2. 髓样癌

髓样癌早期（Ⅰ～Ⅲ期）首选手术切除。髓样癌传统化疗（如 FOLFOX、CAPEOX）效果较差，需个体化选择；因多数为 MSI－H/dMMR（错配修复缺陷），免疫治疗（PD－1/PD－L1 抑制剂）效果显著。若存在特定基因突变（如 *BRAF V600E*），可联合 BRAF 抑制剂（如维莫非尼）＋抗 EGFR 单抗（如西妥昔单抗）。

3. 腺鳞状癌

腺鳞状癌可选择放疗、化疗、靶向治疗、手术治疗等方式，具体取决于患者的病情、肿瘤的分期和扩散程度。

4. 神经内分泌肿瘤

神经内分泌肿瘤的治疗主要取决于肿瘤的大小、位置和转移与否。小的、局限性肿瘤可以通过内窥镜或开放手术进行切除，有转移的病例需要使用药物治疗（如奥曲肽、依曲肽等八肽类似物）来控制症状，并采用化疗和靶向治疗抑制肿瘤生长。

5. 未分化癌

未分化癌的恶性程度高，除放化疗、靶向治疗、手术治疗等方式外，还应酌情加用免疫疗法。

6. 淋巴瘤

结直肠淋巴瘤的标准治疗是化疗，通常与免疫疗法（如利妥昔单抗）结合使用。在某些情况下，也可以考虑进行放疗或造血干细胞移植。

7. 肉瘤

结直肠肉瘤（包括平滑肌肉瘤和恶性纤维肉瘤等）的主要治疗方法是手术切除。如果肿瘤不能完全切除，或有远处转移，那么可能需要接受辅助化疗或靶向治疗。

8. 鳞状细胞癌

肛门鳞状细胞癌的标准治疗是化疗和放疗的联合应用，手术通常作为放化疗无效或癌症复发后的治疗选择。

四、预后

1. 结直肠腺癌

结直肠腺癌的5年生存率取决于疾病被诊断时的分期。根据美国癌症协会的数据，局限在原发部位的结直肠腺癌（Ⅰ期和Ⅱ期）患者，其5年生存率约为90%；已经扩散到周围淋巴结的患者（Ⅲ期），其5年生存率为71%；而对于有远处转移（Ⅳ期）的患者，这个数字则下降到14%。此外，根据不同的组织学分化程度，患者的预后也有所不同，如未分化及低分化腺癌患者的5年生存率较低，中、高分化腺癌患者的生存率较高。

2. 髓样癌

尽管髓样癌属于低分化癌，但因其高频率的MSI－H/dMMR（80%~90%）和强免疫浸润，预后反而优于同分期的普通低分化癌。就5年生存率而言，Ⅰ~Ⅱ期为70%~85%（手术根治后），Ⅲ期为50%~65%（手术后辅助治疗），Ⅳ期为20%~40%（免疫治疗可显著改善生存率）。

3. 腺鳞状癌

相比于其他类型的肠道癌症，肠道腺鳞状癌的预后更差，该类型的癌症往往在诊断时已进展到晚期，伴随着局部浸润和淋巴结转移等不良特征。由于肠道腺鳞状癌包含两种不同类型的细胞组织，使得它表现出更具侵袭性的行为和更高的复发率。有研究指出，此癌症患者的5年生存率在10%~40%。

4. 神经内分泌肿瘤

神经内分泌肿瘤的预后因肿瘤类型及其所处位置而异。一般来说，小的、未转移的肿瘤预后较好，患者 5 年生存率可达 70%～80%；如果肿瘤已经转移到肝脏或其他器官，患者 5 年生存率可能低至 30%～40%。

5. 未分化癌

未分化癌侵袭性强，早期即可出现淋巴管或血管侵犯、腹膜播散和远处转移（常见于肝、肺、骨），预后往往较差。就 5 年生存率而言，局限期（Ⅰ～Ⅱ期）为 20%～40%，局部晚期（Ⅲ期）为 10%～20%，转移性（Ⅳ期）<5%（中位生存期为 6～12 个月）。

6. 淋巴瘤

结直肠淋巴瘤的预后因淋巴瘤类型和阶段而异。一般来说，对于局限性（Ⅰ期、Ⅱ期）非霍奇金淋巴瘤患者，5 年生存率可达 70%～90%，对于晚期（Ⅲ期或Ⅳ期）患者，5 年生存率为 60%～80%。

7. 肉瘤

结直肠肉瘤（包括平滑肌肉瘤和恶性纤维肉瘤等）的预后通常较差，尤其是对于有远处转移的患者，其 5 年生存率可能低至 10%～30%。

8. 鳞状细胞癌

早期阶段（Ⅰ期、Ⅱ期）的肛门鳞状细胞癌患者的 5 年生存率可以超过 80%，但对于已经扩散至淋巴结或其他器官的患者（Ⅲ期和Ⅳ期），这个比例可能会下降到 40%～60%。

第三节　结直肠息肉、高级别上皮内瘤变

一、结直肠息肉

（一）定义与流行病学研究

结直肠黏膜表面突起或赘生物均可以称之为息肉。病理上将息肉分为新生物性息肉（如腺瘤）和非新生物性息肉（如炎性息肉、增生性息肉、错构瘤性息肉等）。流行病学研究表明，结直肠腺瘤占全部息肉的 70%～80%，有一定恶变倾向，属于癌前病变。大约 80% 结直肠癌是由腺瘤演变而来，这个过程需要 10～15 年。结直肠息肉有着较高的发病率，为 10%～30%，且随着年龄的增长而增加，50 岁以上人群的发病率更高。男性发病率高于女性，这可能与男性有吸烟、饮酒等不良生活习惯有关。此外，家族史也是结直肠息肉发病的重要影响因素，长期高脂肪、低纤维饮食、缺乏运动等不良生活习惯也与结直肠息肉的发生有关。所以，改变不良的生活习惯和加强定期体检是预防结直肠息肉的重要措施。

（二）分期

对结直肠息肉进行分期既有助于确定治疗策略，也可对预后进行评估。

1. 根据形态分类

常用的结直肠息肉分期系统是根据结直肠息肉的直径和结构来进行分类。根据美国结直肠外科医师协会（American Society of Colon and Rectal Surgeons）的分类系统，结直肠息肉可以

分为以下几种。

（1）小型息肉（small polyps）：直径小于 1 cm，病位较表浅，一般不会引起严重的症状或恶性变化。

（2）中型息肉（intermediate - sized polyps）：直径为 1 ~2 cm，有一定潜在恶性转化风险。

（3）大型息肉（large polyps）：直径大于 2 cm，具有更高恶性转化风险。

2. 根据组织学特征分类

根据组织学类型，结直肠息肉可以分为腺瘤性息肉和非腺瘤性息肉。

（1）腺瘤性息肉：是最常见的结直肠息肉类型，具有潜在的恶性转化风险。根据其组织学特征和形态学特点，腺瘤性息肉可以进一步细分为不同的亚型，如乳头状腺瘤、绒毛状腺瘤和管状腺瘤等。这些亚型在结构和组织学特征上虽略有不同，但都具有潜在的恶性转化风险。

（2）非腺瘤性息肉：是指结直肠黏膜上的其他类型息肉，包括炎症性息肉、增生性息肉、侧向发育型息肉和错构瘤等。这些非腺瘤性息肉通常与炎症反应、增生过程或异常发育有关，一般不具有恶性转化的风险。

3. 根据侵犯深度分类

根据 Haggitt 分期系统和 Kikuchi 分期系统还可将结直肠息肉以不同侵犯深度分类。

（1）Haggitt 分期系统：主要适用于带蒂恶性息肉，用于评估恶性息肉的侵袭深度。根据 Haggitt 分期，腺瘤性息肉分类如下（表 1 -2）。

表 1 -2　Haggitt 分期系统对腺瘤性息肉分类

阶段	侵袭深度
Haggitt 0	腺癌仅限于黏膜内
Haggitt 1	腺癌侵入息肉头部黏膜下层
Haggitt 2	腺癌浸润息肉颈部（息肉头部和颈部交界）
Haggitt 3	腺癌浸润息肉颈部但仍局限于息肉颈部
Haggitt 4	腺癌在息肉颈部以下向结直肠壁黏膜下层浸润，但未浸润固有肌层

注：对于无蒂息肉，任何程度的浸润都被认为是 Haggitt 4 级。

（2）Kikuchi 分期系统：主要适用于无蒂恶性息肉，用于评估其侵袭深度和预测预后。根据 Kikuchi 分期，无蒂恶性息肉浸润黏膜下层如下（表 1 -3）。

表 1 -3　Kikuchi 分期系统对无蒂恶性息肉分期

阶段	侵袭深度
Sm1	腺瘤浸润浅部 1/3
Sm2	腺瘤浸润中部 1/3
Sm3	腺瘤浸润深部 1/3

注：Sm1 一般被认为发生淋巴结转移风险低，Sm2 及 Sm3 被认为发生淋巴结转移风险高。

（三）治疗策略

结直肠息肉的治疗方法取决于多个因素，包括息肉的大小、形态、组织学特征、分期以及患者的整体健康状况。常见的治疗方法包括内镜切除术和手术切除。下面将根据息肉大小的不同,提供更详细的治疗方法。

(1)小型息肉:钳切术(snare polypectomy)是常用的治疗方法。通过环形钳将息肉切除,通常在结直肠镜检查中完成。这是一种简单、安全且有效的方法,适用于大多数小型息肉。

(2)中型息肉:虽然钳切术也适用于大多数中型息肉,但对于某些中型息肉,剥离术(endoscopic mucosal resection,EMR)可能是更合适的选择。它通过将息肉黏膜层剥离来切除息肉,适用于有扁平病变或表面隆起的息肉。

(3)大型息肉:虽然常用的治疗方法是剥离术,但对于某些特殊情况的大型息肉,特别是那些具有深层侵袭的息肉,内镜黏膜下剥离术(endoscopic submucosal dissection, ESD)可能是更合适的选择。它通过内镜剥离黏膜及部分黏膜下层组织,尤其适用于较大且高度侵袭的结直肠息肉。对于某些大型且深度侵袭或无法通过内镜切除的结直肠息肉,可能需要考虑手术切除。手术切除通常包括结直肠部分切除或全切除,这是针对高度侵袭性或具备恶性潜能息肉的有效治疗方法。然而,与内镜切除术相比,手术切除具有更高的创伤性,且患者的恢复时间也更长。

除了上述治疗方式外,近些年还有许多新兴的治疗手段。

(1)联合治疗:内镜黏膜下剥离术与放射治疗相联合应用,可以提高对高度侵袭的结直肠息肉局部控制率,减少复发风险。

(2)新型内镜治疗:光学增强技术和蓝光显微镜可以提高息肉的可视化和诊断准确性;智能内镜和机器人辅助内镜手术技术为医生提供更为精确和精细的操作能力。

(3)分子靶向治疗:针对某些特定的分子靶点,如 Wnt 信号通路和表皮生长因子受体(EGFR),为结直肠息肉分子靶向治疗提供新的方向。

此外,患者的整体健康状况、治疗风险和患者的个人偏好也会影响治疗决策,最终治疗方案需要由专业医生综合考虑结直肠息肉的特征、分期、患者的整体情况而确定。

(四)随访

结直肠息肉患者的随访是治疗过程中非常重要的一部分,旨在监测结直肠的变化,排除复发的可能性,并及时采取干预措施,尤其是经手术切除治疗的结直肠息肉患者。以下是结直肠息肉随访的一般原则和建议。

(1)随访时间和频率:应根据患者的具体情况和息肉的特征来确定。一般来说,对于小型和低度侵袭的患者,随访时间在 1~3 年,对于大型、高度侵袭的息肉或有恶变倾向的患者,随访时间为每半年一次或更短。对于有家族史的患者或有遗传疾病的患者,如家族性腺瘤性息肉病(familial adenomatous polyposis,FAP)或遗传性非息肉病性结直肠癌(hereditary nonpolyposis colorectal cancer,HNPCC)者,需要更加密切的随访和早期的干预措施。

(2)随访方法:包括内镜检查和影像学检查。内镜检查可以直接观察结直肠的情况,并进行必要的切除或治疗。影像学检查,如计算机体层成像(computed tomograph,CT)或磁共振成像(magnetic resonance imaging,MRI),可以提供更全面的结直肠评估,特别是对于大型息肉或有深层侵袭的息肉。

(3)复发和进展的评估:医生通过检查息肉的大小、形态、组织学特征以及之前的随访结果评估结直肠息肉的复发和进展的风险。如果发现复发或进展的迹象,可能需要进一步的治疗。

(4)随访建议:随访期间医生还会给患者一些建议,以维护结直肠的健康。这些建议可能包括改善饮食习惯、增加膳食纤维摄入、减少饮酒和吸烟、保持适当的体重、进行适度的体育锻炼等。

二、高级别上皮内瘤变

(一)定义与流行病学研究

结直肠高级别上皮内瘤变(high - grade intraepithelial neoplasia of the colon)是一种在结直肠黏膜上表现为异常细胞增生和细胞变异的病变。它是结直肠癌的癌前病变,具有较高发展为恶性肿瘤的风险,通常被认为是结直肠腺瘤的一种进展形式。

流行病学研究发现,结直肠高级别上皮内瘤变在全球范围内都有一定的发病率,是结直肠癌发生的重要路径之一,且该病的发病率随年龄增长而增加,尤其在50岁以上的人群中更为常见,男性发病率高于女性。此外,饮食习惯、肥胖、吸烟、酗酒、缺乏运动、家族史以及慢性炎症性肠病(如溃疡性结肠炎和克罗恩病)等也是导致结直肠高级别上皮内瘤变的发生的重要因素。

(二)分期与分级

结直肠高级别上皮内瘤变的分期和分级在指导治疗和评估预后方面具有重要意义。尽管这种病变通常局限于结直肠黏膜,其严重程度和扩散范围仍可根据病理学特征进行详细的分期和分级。

1. 分期

结直肠高级别上皮内瘤变的分期通常基于肿瘤的深度和侵犯结构的程度分期如下(表1-4)。这种分期系统有助于确定结直肠高级别上皮内瘤变的病变范围和扩散程度,从而指导治疗决策和预后评估。

表1-4　结直肠高级别上皮内瘤变的分期

分期	病变侵犯深度
Tis	肿瘤局限于结直肠黏膜表面,未侵入黏膜下层
T_1	肿瘤侵犯结直肠黏膜下层,但未侵犯肌肉层
T_2	肿瘤侵犯结直肠肌肉层
T_3	肿瘤侵犯结直肠浆膜层
T_4	肿瘤侵犯邻近组织或器官

2. 分级

结直肠高级别上皮内瘤变可根据细胞异型性和变异程度将其分级如下(表1-5)。这种分级系统有助于评估结直肠高级别上皮内瘤变的严重程度和预后,而高级别的病变通常与更高的恶性转化风险相关。

表1-5 结直肠高级别上皮内瘤的分级

级别	细胞和组织学特征
低级别(Grade 1,G1)	细胞异型性轻微,组织结构相对保持完整
中级别(Grade 2,G2)	细胞异型性中等,组织结构部分紊乱
高级别(Grade 3,G3)	细胞异型性明显,组织结构严重紊乱

(三)治疗策略

结直肠高级别上皮内瘤变的治疗方法取决于病变的严重程度、分期和分级,以及患者的整体健康状况,以下是一些常见的治疗策略。

(1)再次活检和随访:再次活检可以通过内镜检查或手术切除标本进行,以评估病变的严重程度并确定进一步的治疗策略。定期的随访可以帮助监测病变的进展和转化,并及时采取进一步治疗措施。

(2)内镜切除术:适用于病变部位局限于结直肠黏膜的早期结直肠高级别上皮内瘤变。可以通过内镜切除术将肿瘤切除,并保留结、直肠的功能和解剖结构。常见的内镜切除术包括内镜黏膜切除术和内镜黏膜下剥离术。内镜切除术的选择取决于病变的位置、大小和形态特征。

(3)手术:对于进展期的结直肠高级别上皮内瘤变,或无法通过内镜切除术完全切除的病变,需要进行手术。手术包括结肠、直肠切除术,可以切除部分或全部结、直肠。手术的具体范围和方式取决于病变的分期和分级,以及患者的整体情况。手术通常需要专业医生进行,并可能需要辅助治疗,如放疗或化疗的配合。

(4)辅助治疗:该治疗方法可能会被用于结直肠高级别上皮内瘤变的治疗,以减少病变复发的风险或避免其进展为浸润性结直肠癌。

(四)随访

随访和预后评估可以监测病变的进展,识别复发或转化风险,以下是一些常见的随访和预后评估方法。

(1)随访时间和频率:对于早期分期的结直肠高级别上皮内瘤变,随访的频率可能较高,以便及时发现复发或转化为浸润性结直肠癌的风险。随着时间的推移,随访的频率可能会逐渐减少,但仍需要定期监测。

(2)随访方法:包括定期内镜和影像学检查。随访的核心是定期进行内镜检查,频率遵医嘱即可。在内镜检查中,医生会评估病变的形态学特征、大小、位置和组织学特征,以活检方式提供病理组织学特征、细胞学特征和浸润深度。在某些情况下,可能需要影像学检查,以评估病变范围和深度浸润情况,确定病变的分期和评估治疗效果。

(3)随访建议:本病通常预后较好,但仍存在复发和进展为浸润性结直肠癌的风险。医生将综合检查结果评估患者预后,并为随访和治疗计划的制订提供指导。

第四节 结直肠癌

一、定义与流行病学研究

结直肠癌(colorectal cancer,CRC)是一种恶性肿瘤,起源于结肠或直肠的黏膜细胞。属于消化系统肿瘤的一种。结直肠癌通常起病缓慢,起初可能没有明显的症状,但随着病程的进展,患者可能会出现腹痛、大便习惯改变、便血、贫血和体重下降等症状。

二、病因

据世界卫生组织统计,全球每年有超过180万人被诊断为结直肠癌,超过90万人因结直肠癌死亡,导致结直肠癌发病的因素与人种、年龄、遗传及生活习惯等相关。

1. 区域和人种因素

本病在欧洲、北美洲的发病率较高,亚洲和非洲的发病率相对较低;非洲裔美国人和犹太人患结直肠癌的风险较高。

2. 年龄因素

结直肠癌的发病率随年龄增长而增加,尤其在50岁以上的人群中更为常见。大多数结直肠癌发生在60岁以上的患者身上,但近年来发现年轻人群中结直肠癌的发病率有所上升。

3. 遗传因素

结直肠癌家族史与结直肠癌发病风险增高有关,约25%的结直肠癌患者有相应家族史,约10%的患者明确与遗传因素有关。而一级亲属罹患结直肠癌的人群,其发病风险是普通人群的1.76倍。遗传性非息肉病性结直肠癌和家族性腺瘤性息肉病,也与结直肠癌的发病风险增加相关。

知识拓展

基因对结直肠癌的影响

根据临床表型,可将结直肠癌分为非息肉性综合征和息肉病性综合征两大类,前者主要是指遗传性非息肉病性结直肠癌,后者包括家族性腺瘤性息肉病、MUTY人类基因相关息肉病(MUTYH - associated polyposis,MAP)、错构瘤息肉病综合征等。

1. 遗传性非息肉病性结直肠癌

遗传性非息肉病性结直肠癌(Lynch综合征)是一种常染色体显性遗传肿瘤综合征,占所有肠癌的2%~4%,病因是错配修复基因变异,导致患者结直肠癌及其他多种Lynch综合征相关肿瘤发病风险明显高于正常人群。

Lynch综合征的致病原因是4个MMR基因(*MLH1*、*MSH2*、*MSH6*和*PMS2*)之一发生胚系变异。进行基因检测，发现 MMR 基因胚系的变异，是诊断 Lynch 综合征的“金标准”。

2. 家族性腺瘤性息肉病

家族性腺瘤性息肉病是最常见的息肉病综合征，占所有肠癌患者的 1%，属常染色体显性遗传，由 *APC* 基因胚系变异导致，近 1/3 病例的基因变异属新发。FAP 以结直肠多发息肉为临床表现，发病年龄早，约 95% 患者在 35 岁前发病，年轻的 FAP 患者平均每年新发 25 个新息肉，未行预防性结直肠切除术的患者终身患结直肠癌的风险接近 100%。推荐对临床表型、家族史和个人史疑似 FAP 的患者进行 *APC* 基因变异检测。通过早期筛查和息肉切除术，可预防结直肠癌的发生。

3. MUTY 人类基因相关息肉病

MAP 是一种常染色体隐性遗传综合征，患者易患轻表型腺瘤性息肉病和结直肠癌，主要是由 *MUTYH* 双等位基因胚系变异所致。虽然 *MUTYH* 基因突变携带者中息肉病表型的严重程度是可变的，但一般建议双等位基因携带者应以 18～20 岁开始，每 2 年进行 1 次结肠镜检查；从 25～30 岁开始进行胃镜检查。

4. 饮食因素

高脂肪、高蛋白饮食，纤维素摄入不足等，均会增加结直肠癌的患病风险。高脂饮食会增加身体负担导致肥胖，同时能够引发 DNA 的烷基化损伤，导致与结直肠癌患病相关的基因突变。高蛋白饮食会因为食物残渣中残余的蛋白质发酵，进而产生多种毒性物质（如硝酸盐、亚硝酸盐和亚硫酸氢钠、氨、胺等），被肠道活化成致癌物，引起慢性肠道炎症反应，从而增加结直肠癌的患病风险。纤维素摄入不足会导致排便困难，增加致癌物质与肠黏膜的接触时间以及肠道微生态的改变等，从而增加患癌风险。

5. 生活方式

长期吸烟、酗酒、熬夜、久坐等不良生活习惯会增加结直肠癌的患病风险。吸烟可通过影响肠道菌群组成，引发肠道菌群失调，促进结肠肿瘤的发生。酗酒所摄入的乙醇在体内代谢生成后通过体循环扩散到肠壁黏膜，导致黏膜损伤、DNA 损伤和细胞增殖，引发结直肠癌发生。熬夜会破坏结肠上皮细胞增殖和存活的节律，抑制褪黑素的分泌，睡眠时间越短，结直肠腺瘤发生的风险越高。平均每晚睡眠少于 6 小时的个体，患结直肠癌的风险增加近 50%。久坐、缺乏锻炼可导致肠道运动减少、免疫系统功能和激素代谢受影响，进而增加结直肠癌的患病风险。研究表明，每天看电视时间每增加 2 小时，结直肠癌患病风险将增加 7%，而每周增加 5 小时的运动，可以使结肠癌患病风险降低约 8%。

6. 环境因素

环境因素对结直肠癌发病的影响与个体在环境中的暴露途径、暴露强度和暴露时间密切相关，其中影响较大的环境因素包括空气污染、水污染、土壤污染。

（1）空气污染：火山喷发、火灾及矿物燃料的不完全燃烧均会产生致癌剂多环芳烃，并散布于大气中，人长期暴露于这些环境中，可能导致结直肠癌患病风险增加。

（2）水污染：长期接触和饮用含有砷、消毒副产物、硝酸盐、全氟烷基物质等致癌物的水源，可增加患癌风险。高浓度三氯甲烷、溴二氯甲烷、三氯乙酸与直肠癌发病风险相关。

(3)土壤污染:被污染的土壤中存在重金属、矿物油或芳香烃等致癌物,这些物质可能从土壤释放到水中,通过食物链被人体吸收,进而导致癌症发生。

7. 其他疾病

溃疡性结肠炎、克罗恩病等消化道疾病,可能会导致肠道黏膜受到损伤,从而引起结直肠癌的发生。

三、结直肠癌的发展过程

1. 腺瘤

在结直肠黏膜中形成腺瘤是结直肠癌发展的关键步骤之一,腺瘤通常以息肉的形式出现,可分为不同亚型。在腺瘤形成过程中,可能会发生基因突变、染色体异常和微卫星不稳定性等,导致了细胞内基因组的不稳定性。

2. 腺瘤 - 癌序列

最初形成的腺瘤是小的、良性的低级别腺瘤。随着时间的推移,某些腺瘤可能会发展为高级别腺瘤,其细胞异常更为显著。在部分高级别腺瘤中,细胞异常可能进一步恶化,形成癌前病变,也称为原位癌。当癌前病变突破黏膜表面并侵入邻近组织时,被定义为早期癌。如果早期癌继续增长并侵犯肠壁的更深层次,如肌层、浆膜层或邻近器官,则被定义为进展期癌。

3. 转移

结直肠癌还有远处转移和转移灶形成的特点。恶性肿瘤细胞可以通过血液循环或淋巴系统进行远处转移,比如经过血管或淋巴管进入体内其他部位并形成转移灶。常见的结直肠癌转移部位包括肝、肺和骨骼等,从腺瘤到腺癌的形成需要 10 ~ 15 年。

四、常见临床表现

结直肠癌早期可无明显症状,病情发展到一定程度可出现如贫血、消瘦、乏力、低热等,晚期可以出现腰骶部疼痛、黄疸、腹水等全身症状,具体的临床表现见第二章。

五、分期

结直肠癌的常用分期系统是 TNM 分期系统。

1. T 分期

依据原发肿瘤的大小和浸润深度分期(表 1 - 6)。

表 1 - 6　结直肠癌的 T 分期

分期	侵犯程度
TX	原发肿瘤无法评估
T_0	没有检测到原发肿瘤
Tis	原位癌,即癌前病变,没有侵犯黏膜下层
T_1	肿瘤侵犯黏膜下层或肌层

续表

分期	侵犯程度
T_2	肿瘤侵犯肌壁的深层,但没有侵犯浆膜层
T_3	肿瘤侵犯浆膜层
T_4	肿瘤侵犯邻近结构,如脏器、腹膜、直肠壁等

2. N 分期

依据淋巴结转移的程度分期(表 1－7)。

表 1－7　结直肠癌的 N 分期

分期	转移程度
NX	淋巴结转移无法评估
N_0	没有淋巴结转移
N_1	1～3 个淋巴结转移
N_2	有 4 个或更多淋巴结转移

3. M 分期

依据远处转移的存在与否分级(表 1－8)。

表 1－8　结直肠癌的 M 分期

分期	转移程度
MX	远处转移无法评估
M_0	没有远处转移
M_1	有远处转移

根据 T、N 和 M 的组合,结直肠癌可以被分为不同的分期,常用的分期如下(表 1－9)。

表 1－9　结直肠癌的 TNM 分期

分期	标准
0 期:Tis,N_0,M_0	原位癌
Ⅰ期:T_1～T_2,N_0,M_0	肿瘤侵犯肌层或浆膜层但没有淋巴结或远处转移
Ⅱ期:T_3～T_4,N_0,M_0	肿瘤侵犯浆膜层或邻近结构但没有淋巴结或远处转移
Ⅲ期:任何 T,N_{1-2},M_0	肿瘤侵犯浆膜层或邻近结构,并有淋巴结受累但没有远处转移
Ⅳ期:任何 T,任何 N,M_1	有远处转移

注:远处器官转移的评估通常通过影像学检查来确定。

六、治疗方法

结直肠癌的治疗方法通常是多学科团队的综合努力,包括手术、放疗和化疗等。下面将详细介绍结直肠癌的常见治疗方法。

(1)手术:是治疗结直肠癌的主要方法,旨在切除原发肿瘤及其周围组织、淋巴结和远处转移(如果有)。但手术并非适用于所有患者,特别是对于晚期癌症或存在严重并发症的患者,可能需要结合其他治疗方法。根据肿瘤的位置和分期,可以选择以下不同类型的手术。

直肠全系膜切除术(total mesorectal excision,TME):用于直肠癌,包括切除直肠、肠系膜和相关淋巴结。

结肠切除术:用于结肠癌,包括切除受累的结肠段、相关淋巴结和可能的邻近组织。

直肠切除术:用于直肠癌,包括切除受累的直肠段、相关淋巴结和可能的邻近组织。

肝脏切除术:用于肝转移的结直肠癌,可以考虑切除受累的肝脏部分。

肺切除术:用于肺转移的结直肠癌,可以考虑切除受累的肺部分。

(2)放疗:使用高能射线或其他粒子束来杀死癌细胞或抑制其生长的治疗方式。对于结直肠癌,放射治疗通常与手术联合使用,以提高手术切除后的局部控制和生存率,可在手术前(新辅助放疗)或手术后(辅助放疗)进行,用于结直肠癌的保肛手术或减少肿瘤复发的风险。

(3)化疗:是使用抗癌药物来杀死或抑制癌细胞生长的治疗方式。对于结直肠癌,通常在手术前(新辅助化疗)或手术后(辅助化疗)进行,以减小肿瘤的体积、控制病情或预防复发。常用的化疗药物包括氟尿嘧啶、奥沙利铂等。本方法也可作为晚期或转移性结直肠癌的全身治疗手段,旨在延长患者的生存期并缓解症状。

(4)靶向治疗:是一种针对癌细胞特定分子靶点的治疗方法。对于某些结直肠癌患者,特定的靶向药物可以用于治疗。例如,抗表皮生长因子受体(EGFR)抑制剂可用于 KRAS 野生型的转移性结直肠癌患者,抗血管内皮生长因子(VEGF)抑制剂可用于晚期结直肠癌的治疗。

(5)免疫治疗:是一种利用激活患者自身免疫系统来抵抗癌症的治疗方法。对于一些结直肠癌患者,免疫检查点抑制剂(如 PD-1 抑制剂和 CTLA-4 抑制剂)可以用于治疗转移性或复发性的微卫星不稳定(MSI-H)结直肠癌。

七、随访

随访计划应根据患者的分期、治疗方案和个体化需求进行制定。

(1)随访频率和时间:一般来说,在手术后的第 1 年内,每 3~6 个月进行一次随访。手术后的第 2~5 年,每 6 个月进行一次随访。手术后的第 5 年后,每年进行一次随访。

(2)进展评估:医生会进行全面的体格检查,包括检查手术切口、淋巴结、腹部以及其他相关部位,询问患者是否有任何新的症状或不适(如腹痛、消化不良、体重变化等)。

(3)随访方法:通过实验室检查、影像学检查、结直肠镜检查等方式评估患者相关器官功能、肿瘤标志物水平和其他相关指标、肿瘤负荷和病变转移情况。此外,根据患者的具体情况,可能需要进行结肠镜检查或直肠镜检查。

(4)随访建议:随访期间,医生应向患者提供相关的教育和信息,帮助他们了解病情、治疗后的日常生活和可能的并发症。医生还应鼓励患者参与患者团体,以获取更多的支持和信息。医生还应提供心理支持和生活方式指导,帮助患者应对治疗后的身体和心理变化,这可能包括饮食建议、体育锻炼、戒烟和减少饮酒等。

八、预后

结直肠癌的预后取决于多种因素,包括患者的分期、肿瘤特征、治疗方法和个体化因素。

(1)分期系统:是预测预后的重要指标之一,常用的包括 AJCC 的 TNM 分期系统和 Dukes

分期系统。前者基于肿瘤的大小、淋巴结转移以及远处转移情况，而后者则侧重于肿瘤的侵袭深度和转移情况。根据这些分期系统，肿瘤的不同阶段（如 TNM 的 0 至 Ⅳ 期或 Dukes 的 A 至 C 期）能帮助医生评估患者的预后，并据此制订个体化的治疗策略。早期的肿瘤通常预后较好，而晚期肿瘤由于转移和浸润性强，预后相对较差。

（2）淋巴结转移：淋巴结转移的存在和数量通常意味着肿瘤的进展和预后的恶化，与患者的生存率密切相关。一项针对结直肠癌患者的研究发现，淋巴结转移阳性的患者相比淋巴结阴性的患者，其 5 年生存率显著降低。

（3）分子标志物：近年来的研究中发现，一些分子标志物与结直肠癌的预后相关。其中，微卫星不稳定性是一种常见的分子异常，与较好的预后相关。微卫星不稳定性是由 DNA 修复系统缺陷引起的一种遗传变异，它导致了肿瘤基因组中微卫星序列的不稳定性。微卫星不稳定性高的结直肠癌患者相比微卫星不稳定性低的患者，其生存率更高。另外，*KRAS* 和 *BRAF* 基因突变也与结直肠癌的预后相关。*KRAS* 和 *BRAF* 基因突变阳性的患者相比阴性的患者，其生存率较低。这些分子标志物的检测可以为患者的预后评估和治疗选择提供重要信息。

（4）年龄和身体状况：老年患者可能由于整体健康状况较差、免疫功能下降等因素，导致手术切除后的恢复较慢，容易出现并发症，从而影响预后。身体状况较差的患者（如有严重的心肺疾病、肝功能不全等）其预后较差。

预后评估是一个复杂的过程，需要综合考虑多个因素，并且每个患者的情况都是独特的。因此，建议患者与医生密切合作，根据个体化情况进行预后评估和治疗决策。

知识拓展

腺癌与非腺癌的病理类型与预后

1. 腺癌病理类型与预后

腺癌是结直肠癌中最常见的病理类型，根据组织学特征和分子标志物的不同，腺癌可以分为多个亚型。

（1）管状腺癌：是最常见的腺癌亚型，其特征是肿瘤细胞形成管状结构。根据腺管结构的分化程度可分为：低分化腺癌、中分化腺癌、高分化腺癌，较低的分化通常与较差的预后相关，而较高的分化则与较好的预后相关。

（2）黏液腺癌：是一种特殊类型的腺癌，其特征是肿瘤细胞产生大量的黏液。黏液腺癌通常具有较好的预后，但在某些情况下可能会呈现侵袭性生长。黏液腺癌的分级和黏液的分泌量与预后密切相关。

（3）海绵状腺癌：是一种罕见的腺癌亚型，其特征是肿瘤细胞形成海绵状结构。海绵状腺癌通常具有较好的预后。

（4）其他腺癌亚型：如乳头状囊腺癌、黏液分泌性腺癌等。这些亚型的特征和预后可能会有所不同，但关于这些亚型的预后评估的研究相对较少，需要进一步的研究来明确其预后意义。

2. 非腺癌病理类型与预后

尽管腺癌是结直肠癌中最常见的病理类型，但也存在一些非腺癌类型，其预后评估具有一定的挑战性。

(1) 髓样癌：是一种罕见但具有侵袭性的非腺癌类型，其细胞形态类似于骨髓细胞，通常具有较差的预后，并且对传统的化疗方法不敏感。

(2) 未分化癌：是一种高度恶性的非腺癌类型，其特征是肿瘤细胞缺乏分化，通常具有较差的预后，并且对治疗反应较差。

(3) 其他非腺癌亚型：其他一些非腺癌亚型（如肉瘤等）的特征和预后可能会有所不同。

结直肠癌的病理类型对于个体化治疗方案的制订具有重要意义，不同的病理类型可能对治疗药物的敏感性和治疗反应产生影响，如腺管癌和黏液腺癌对化疗药物5-氟尿嘧啶(5-FU)的敏感性不同。因此，在选择治疗方案时，需要考虑病理类型的影响。

第二章　结直肠癌的疾病特点

CHAPTER2

近年来,我国结直肠癌的发病率和病死率呈逐年上升的趋势,且其发病年龄呈年轻化趋势。据2020年中国癌症统计报告显示,结直肠癌新发病例55.5万例,死亡病例28.6万例,其发病率和死亡率均呈上升趋势。预计到2030年,我国50岁以下结肠癌和直肠癌患者人数将分别占所有结直肠癌患者的10.9%和22.9%。鉴于结直肠癌的高发病率,疾病初期具有隐匿性,本章节我们将分别描述结肠癌及直肠癌的临床特点。

第一节　结直肠癌的临床特点

一、结肠癌的临床表现

1. 排便习惯及大便性状改变

排便习惯及大便性状改变主要表现为排便规律改变、大便次数增多、大便不成形,甚至有慢性腹泻等。临床中最常见的急、慢性胃肠炎也会出现排便习惯及大便性状改变,但其改变时间通常较短,且经过短暂的治疗后即能好转甚至可能自愈。而结肠癌的排便习惯及性状改变一旦出现则很难好转,即使采用规范的抗感染治疗后,仍会发生进行性加重。所以当患者出现了排便习惯及大便性状改变,且持续时间较长或经历过内科治疗后依然加重,应该引起高度重视。

知识拓展

便秘、痔疮与结直肠癌

便秘与结直肠癌的发生是否存在相关性仍不明确,但痔疮与结直肠癌的发生并无直接关系,三者在症状和治疗方式上有所区别。

(1)症状:便秘通常是表现为大便少、干结、排便困难等,结直肠癌则会出现排便次数增多、排便习惯改变、里急后重等,还会伴随体重下降、腹痛、疲劳乏力、贫血、脓血便等,其便血多为暗红色,呈黏液脓血便,脓血和大便混在一起。痔疮便血通常在大便干结或食用辛辣刺激性食物后出现，多是大便表面带血，血色鲜艳，鲜血覆盖于大便表面或呈喷射状射出，或表现为先血后便，没有黏液，不会出现短期内体重明显下降、排便习惯改变等全身症状。

(2)治疗方式：便秘可通过调整饮食习惯等缓解症状；结直肠癌则需要手术切除病灶，配合放疗、化疗等方式进行治疗。

出现以下情况时，需要引起警惕，尽快就医检查：①饮食和生活方式没有明显改变，突然发生便秘或便秘突然加重；②便秘和腹泻交替发生；③便秘伴有便血、腹痛、肛门胀痛；④便秘伴有腹部肿块或贫血、消瘦、乏力等。

2. 腹痛

由于结肠癌在疾病的中早期阶段时未侵犯腹膜，患者腹痛通常表现为轻度疼痛或不典型的轻度腹部不适。结肠癌导致的肠梗阻也可出现腹痛，通常表现为胀痛伴有停止排气排便等。

3. 腹部包块

腹部包块通常见于右侧结肠癌，包括升结肠癌、结肠肝曲癌及右侧横结肠癌，常在右腹或右侧中上腹可扪及包块，在左侧结肠癌中并不多见。在临床工作中，如扪及右侧腹部包块，同时伴有轻度腹痛、乏力、贫血等症状，则应高度怀疑为结肠癌。

4. 肠梗阻

肠梗阻也是结肠癌的常见症状之一。所有部位的结肠癌均可导致肠梗阻，尤以左侧结肠，特别是结肠脾区、降结肠癌和乙状结肠癌最为多见，甚至一些较小的结肠癌都可能导致完全性肠梗阻。结肠癌所致的肠梗阻通常是慢性过程，最开始为排便不畅或困难，逐渐发展至腹部明显绞痛，肛门停止排气、排便，但也见少数患者以急性肠梗阻起病。在中老年患者中，肠梗阻多为机械性肠梗阻，因此在临床工作中，中老年肠梗阻患者最常伴随结肠癌诊断。

5. 全身症状

结肠癌的全身症状通常发生于中晚期，包括贫血、乏力、低热、消瘦、纳差等，但这些症状一般没有特异性，多见于各种中晚期恶性肿瘤及一些慢性消耗性良性疾病，包括结核、炎性肠病、慢性肝病等。

二、直肠癌的临床表现

1. 排便习惯及大便性状改变

直肠癌的排便习惯及大便性状改变包括排便规律改变、大便次数增多、大便不成形甚至有慢性腹泻等。大便变细亦常见于直肠癌或下段乙状结肠癌，这是由于直肠壁僵硬、肠腔狭窄所致。

2. 便血

便血是直肠癌的典型症状，中高位直肠癌便血时通常血色较暗，呈深红色或暗红色，且可能与大便混合，或表现为先便后血，需与内痔出血相鉴别，而低位直肠癌便血则有可能表现为先血后便。

3. 直肠刺激征

直肠刺激征也是直肠癌常见症状，主要是肛门肛管区、会阴区等出现的不适感，表现为肛门下坠感、胀痛、异物感以及频繁出现便意。出现直肠刺激征的原因有齿状线区受刺激、骶神经侵犯，甚至可见于自主神经功能紊乱等。由于直肠癌，特别是中下段直肠癌常侵犯齿状线区域神经，可能出现直肠刺激征，因此对于持续的直肠刺激征，临床医生应该加以重视。

4. 其他症状

当肿瘤侵及膀胱、阴道等器官时也可出现相应的症状，如侵及膀胱，可导致尿频、尿急、尿血、尿液混浊，尿中出现气体甚至粪便等。如侵犯阴道，可能出现阴道出血，阴道排气、排便等。

第二节　局部晚期结直肠癌与晚期结直肠癌

在前文结直肠癌的病理分期中并未涉及局部晚期结直肠癌和晚期结直肠癌，但我们仍然将其列入本节，便于青年医师更深刻地理解结直肠癌分期的意义。

一、局部晚期结直肠癌的特点

1. 局部晚期结直肠癌

局部晚期结直肠癌是指通过影像学检查发现结直肠肿瘤侵破肠壁浆膜层或固有肌层，并侵犯周围具有解剖名的脏器或结构，或伴有区域系膜内的淋巴结转移，同时不伴有远处转移。其并非指特定的临床分期，而是临床分期中的部分Ⅱ期或Ⅲ期。现有的临床指南对于结直肠癌的治疗方案推荐均是基于 TNM 临床分期。

与直肠癌不同，局部晚期结肠癌最受关注的是 T_{4b} 结肠癌。T_{4b} 是结肠癌复发的高危因素，治疗前应该对其进行根治性切除评估，如果局部能够完成根治性切除，可以进行直接切除或行新辅助化疗后再切除；如果局部评估为潜在可切除，则应进行转化治疗；如果局部为不可切除，则直接进入姑息治疗。局部晚期结肠癌由于侵犯周围脏器或结构，为提高 R0 切除（完整切除肿瘤）率，可能需要联合脏器切除术，如侵犯十二指肠，可考虑胰十二指肠切除术；侵犯膀胱，可选择膀胱全切除术等。虽然联合脏器切除术较易获得阴性切缘，有利于实现根治性切除，但由于联合脏器切除涉及邻近器官受损，手术难度大，建议在有较多经验的区域医疗中心进行。所有 T_{4b} 的患者均应进行规范的术后辅助化疗。N + 期的结肠癌属于局部晚期结肠癌，也是结肠癌复发和转移的高危因素，因此其根治性手术均应进行规范的区域淋巴结清扫，术后分期为 N + 的患者应进行规范的术后辅助化疗。

2. 局部晚期直肠癌

局部晚期直肠癌是指 T_3~T_4 和（或）N + 的直肠癌。由于肿瘤下缘距肛缘 10 cm 以上的直肠癌是参考结肠癌的治疗模式，因此我们所讨论的局部晚期直肠癌是指距肛缘 10 cm 以下的中低位直肠癌。相较于结肠癌，由于盆腔狭窄，周围脏器复杂，难以进行扩大根治术，因此术前放疗对于直肠癌患者较为重要，局部晚期直肠癌的标准治疗模式是术前同步放化疗 + 手术 +

术后辅助化疗，具体治疗方案在本书后文章节中将详细讨论。

整体来说，局部晚期结直肠癌是结直肠癌的特殊类型，具有预后较差、治疗困难等特点，建议通过多学科讨论制订治疗方案。

二、晚期结直肠癌的特点

晚期直肠癌是指有远处转移的结直肠癌，即Ⅳ期结直肠癌，其与局部晚期结直肠癌最大的区别即是否发生远处转移。晚期结直肠癌可转移至全身所有脏器，最常见的转移部位是肝、肺、腹膜、卵巢、骨、脑等，以肝转移最为多见。临床表现主要包括局部症状和转移灶所致症状，肝转移的症状主要取决于转移灶的大小及数量，如转移灶较小，多数无明显症状，通常为影像学检查所发现；转移灶持续进展，可能出现上腹痛、发热、乏力、黄疸、腹水等，但临床症状多不典型。

血清结直肠癌标志物是诊断晚期结直肠癌的重要指标。目前临床中的特异性肿瘤标志物较少，比较公认的是前列腺特异性抗原（prostate specific antigen，PSA）和甲胎蛋白（alpha－fetoprotein，AFP）。结直肠癌目前尚无特异性的肿瘤标志物，最为常用的则是癌胚抗原（carcinoembryonic antigen，CEA）。当发生恶性肿瘤时，血清 CEA 可明显升高，以结直肠癌及肝转移灶表现最为明显，对于肝转移灶，常可用于鉴别原发性肝癌。癌抗原 19－9（CA19－9）也是临床中常用的血清肿瘤标志物，其存在于多种细胞中，如胰腺细胞、胆管细胞、胃细胞、结直肠细胞等，因此，消化道恶性肿瘤大多数高表达 CA19－9。值得注意的是，CA19－9 并无肿瘤特异性及器官特异性，可用于多种消化道恶性肿瘤的诊断和预后评估。对于结直肠癌而言，CA19－9 是 CEA 后的次选肿瘤标志物。

晚期结直肠癌的诊断主要依赖于影像学诊断，CT 具有分辨率高、检查时间短、费用较低等的特点，被用于判断是否出现多种脏器转移。MRI 具有无创性、较高的软组织分辨率、多方位成像、扫描视野较大的特点，对于判断有无肝、腹膜、卵巢、骨、脑等转移灶具有明显优势。

第三节　淋巴结转移与大肠癌

结直肠黏膜层没有淋巴管，因此原位癌不发生淋巴结转移。然而，结直肠黏膜下层和黏膜肌层都存在网状分布的毛细淋巴管，所以当结直肠癌侵犯至黏膜下层时，就可能侵犯毛细淋巴管并出现淋巴结转移，转移率约为 5%。由于淋巴管网在黏膜下层汇合后，穿过固有肌层，与浆膜下层或外膜下层淋巴管网汇合，再次构成淋巴管网。因此结直肠壁内淋巴管网主要分布于黏膜下层与浆膜下层，形成结直肠壁的主要淋巴管丛。肌层淋巴管相对较少，故而局部分期为 $T_1 \sim T_2$ 的结直肠癌淋巴结转移率较低，预后相对较好。

肠外侧淋巴结是沿着终末动脉向中央集中分布，动脉血管逐级分支，也对应地形成了淋巴结引流区域。结直肠癌的淋巴结转移通常是沿着淋巴液的引流方向，由远及近向中央转移，也就形成了所谓的第一站淋巴结转移、第二站淋巴结转移与第三站淋巴结转移。但目前最常用的结直肠癌 TNM 分期中，N＋分期包括 N_1 和 N_2，N_1 和 N_2 的区分在于转移的淋巴结数量，而并非按照淋巴转移。结直肠癌根治性手术的切除范围是相应的肠管切除加区域淋巴结清扫术，由于结直肠的解剖特点，肠管和区域淋巴结是整体切除，规范的根治性切除范围均应包含第三站淋巴结，规范的根治手术淋巴结检出数量应大于 12 枚，所以结直肠癌的 N 分期以检出淋巴结阳性数量而定。

一、结肠癌的淋巴结转移

结肠黏膜下层淋巴管、肌层淋巴管和浆膜下层淋巴管汇合为结肠旁淋巴结，分布排列于结肠边缘动脉弓旁。结肠旁淋巴结输出管沿结肠主干血管（回结肠动脉、右结肠动脉、结肠中动脉、左结肠动脉与乙状结肠动脉）上行，最终汇入肠系膜上动脉及肠系膜下动脉淋巴结，这是结肠癌最主要的淋巴结转移途径。来自结肠肠段的癌细胞常沿结肠边缘动脉弓向远近侧播散，其播散距离可达到 8 cm 以上，因此结肠癌根治术要求切除范围为肿瘤远近端 10 cm 肠管及相对应的结肠系膜，以确保实现结肠旁淋巴结的完全切除。部分结肠癌还可向其他淋巴管道转移，如结肠肝曲癌可发生胃网膜右动脉旁或幽门下淋巴结转移，横结肠癌可发生幽门下淋巴结、胃大弯、脾区淋巴结转移，结肠脾曲癌可发生胃网膜左动脉旁或脾门淋巴结转移，以上途径转移的患者预后可能较差。

二、直肠癌的淋巴结转移

直肠与盆腔脏器相接触，并紧邻盆底肌肉结构，直肠和肛管的淋巴系统复杂，且各个器官的淋巴管道均有交通支，故直肠癌的淋巴结分布和淋巴结转移途径较多，也存在个体差异，总的来说有四条途径可发生转移。

1. 第一途径

直肠肛周淋巴结分布于直肠的两侧及后方，其输出管沿直肠上动脉上行，汇入直肠上动脉淋巴，之后沿肠系膜下动脉上行，汇入肠系膜下淋巴结。

2. 第二途径

下段直肠的部分淋巴结输出管沿直肠下动脉向两侧汇入臀下淋巴结，输出管进一步汇入髂内淋巴结或直接汇入髂总淋巴结。

3. 第三途径

直肠肛周部分淋巴结输出管汇入骶淋巴结，其输出管汇入主动脉下淋巴结及髂总淋巴结。

4. 第四途径

齿状线下方直肠周围部分淋巴结输出管沿肛门动脉汇入坐骨直肠窝淋巴结。

以上转移途径中，最主要的为第一条途径，因此，标准的直肠癌根治术均需清扫此区域淋巴结。后三条途径相对较少，一旦发生则视为区域外侧淋巴结，即进入直肠癌晚期，预后较差。

三、肛管癌和肛门癌的淋巴结转移

肛管周围的淋巴管经坐骨直肠窝和会阴皮下，汇入腹股沟浅淋巴结组，故肛管癌和肛门癌主要经此途径转移。

第四节　晚期结直肠癌治疗现状

晚期结直肠癌属于有远处转移的结直肠癌，其转移器官以肝转移最为多见。依据转移部位、数量、大小等不同，其治疗手段也有较大差别，应充分评估转移灶和原发灶的情况制订最佳治疗方案。

一、晚期结肠癌

1. 初始可切除转移性结肠癌的治疗

对于可切除的晚期结肠癌，应考虑切除原发灶和转移灶，但应保留一定体积的残余肝组织，同时能够实现 R0 切除。如肝转移数目大于 5 个，经肝胆外科评价后认为均可进行切除/射频治疗，应视为潜在可切除，建议先行转化治疗后再进一步评估。肺转移目前研究相对较少，在临床中主要参照肝转移的治疗原则。

对于原发灶无症状，且肝转移灶可切除，应首先进行复发风险评分（CRS）（表 2 - 1）。如属于低复发风险分层（CRS 0 ~ 2 分），则建议直接行手术切除原发灶 + 转移灶，术后进行辅助化疗。原发灶和转移灶可同期切除，也可分期切除，分期切除的顺序主要取决于对患者生存和生活质量影响最大的因素，以及对患者的耐受性和安全性考量。如转移灶是患者的主要影响因素，且患者难以耐受同期切除，则可先行原发灶切除。如原发灶局部症状较重，且有潜在的梗阻或穿孔的风险，则建议先切除原发灶，或原发灶与转移灶同期切除，术后辅助化疗方案采用奥沙利铂 + 氟尿嘧啶类药物的联合化疗。如果属于高复发风险分层（CRS 3 ~ 5 分），建议行新辅助化疗 + 原发灶切除 + 同期或分期肝转移灶切除/射频治疗 + 术后辅助化疗。新辅助化疗建议采用奥沙利铂 + 氟尿嘧啶类药物为基础的联合化疗方案，或伊立替康 + 氟尿嘧啶类药物的联合化疗方案。新辅助化疗时长通常为 2 ~ 3 个月，不建议联合贝伐珠单抗或西妥昔单抗。术后辅助化疗方案为奥沙利铂 + 氟尿嘧啶类药物的联合化疗方案。新辅助化疗和术后辅助化疗的总时长约为半年。

表 2 - 1　复发风险评分（CRS）

描述	评分
原发肿瘤淋巴结阳性	1 分
同时性转移或异时性转移距离原发灶手术时间 <12 个月	1 分
肝转移灶数量 >1 个	1 分
CEA 水平 >200 ng/mL	1 分
转移瘤最大直径 >5 cm	1 分

对于原发灶有症状，如肠梗阻、明显出血、肠穿孔等，且肝转移灶可切除者，亦应先进行 CRS 评分。如 CRS 0 ~ 2 分，则进行原发灶切除 + 同期或分期肝转移灶切除 + 术后辅助化疗。同期或分期肝转移灶切除主要取决于患者的耐受性和安全性，术后进行奥沙利铂 + 氟尿嘧啶类药物的辅助化疗。CRS 3 ~ 5 分，则进行原发灶切除 + 新辅助化疗 + 转移灶切除/射频 + 术

后辅助化疗。

2. 初始不可切除转移性结肠癌的治疗

对于初始不可切除的转移性结肠癌，应首先评估原发灶是否有症状。如无症状，则可进行系统治疗。如有肠梗阻，则应先解除肠梗阻，可采用原发灶切除、肠造瘘或肠道支架置入等，待肠梗阻缓解后进行系统性治疗。如原发灶有明显的出血或肠穿孔，则应先切除原发灶后再进行治疗。

对于接受系统治疗的患者，在治疗前均应进行多学科讨论评估，将患者分为潜在可切除组和姑息治疗组。

如患者属于潜在可切除组，应根据 KRAS 和 BRAF 状态、原发灶部位进行分层治疗。如患者 KRAS 和 BRAF 均为野生型且原发灶位于左侧结肠，建议采用奥沙利铂 + 氟尿嘧啶类药物或伊立替康 + 氟尿嘧啶类药物方案联合西妥昔单抗。如患者 KRAS 和 BRAF 均为野生型且原发灶位于右侧结肠，建议奥沙利铂 + 氟尿嘧啶类药物或伊立替康 + 氟尿嘧啶类药物方案联合贝伐珠单抗。如患者一般情况良好，能耐受强烈治疗，也可采用奥沙利铂 + 伊立替康 + 氟尿嘧啶类药物方案联合贝伐珠单抗。如患者为 KRAS 或 BRAF 突变型，建议首选奥沙利铂 + 氟尿嘧啶类药物或伊立替康 + 氟尿嘧啶类药物方案联合贝伐珠单抗。如患者能耐受强烈治疗，可采用奥沙利铂 + 伊立替康 + 氟尿嘧啶类药物方案联合贝伐珠单抗。对于潜在可切除组的患者，每 6 ~ 8 周应进行一次全面的影像学评估，如能实现切除或局部治疗，则应立即进行原发灶切除 + 转移灶切除/射频治疗。对于 MSI - H/dMMR 者，转化治疗方案可考虑使用免疫检查点抑制药物，临床试验表明，免疫抑制药物对于 MSI - H/dMMR 患者有更好的缩瘤效果，对于手术切除更为有利。

如患者属于姑息治疗组，应根据 KRAS 和 BRAF 状态、MSI - H/dMMR 状态选择治疗方案。

3. 术后转移性结肠癌的治疗

如转移灶可切除，且原发灶无症状，治疗参考原发灶无症状，且转移灶可切除的治疗方案。如转移灶不可切除，则直接进入姑息治疗阶段。

二、晚期直肠癌

1. 转移性直肠癌的治疗

除了评估转移灶的风险分层，还应评估原发灶的复发风险分层。原发灶可切除，属于低中度复发风险，转移灶可切除，治疗原则参考初始可切除转移性结肠癌的治疗原则。原发灶可切除，且属于低中度复发风险，转移灶不可切除，治疗原则参考初始不可切除转移性结肠癌的治疗原则。原发灶可切除，属于高度及极高度复发风险，转移灶可切除，建议进行同步放化疗 + 手术 + 术后辅助化疗，化疗方案参考结肠癌的化疗方案。原发灶可切除，属于高度或极高度复发风险，转移灶不可切除，建议先行系统治疗，再根据多学科讨论评估原发灶及转移灶的切除可能性。原发灶不可切除，转移灶可切除，建议先行系统治疗 + 同步放化疗，再根据多学科讨论评估转移灶的切除可能性。原发灶和转移灶均不可切除，则行系统治疗 + 局部放疗治疗。

2. 术后转移性直肠癌的治疗

参考初始转移性直肠癌的治疗原则。

第五节 结直肠癌的治疗效果

结直肠癌作为一种恶性肿瘤，其治疗效果是医生和患者都非常关心的问题。

一、早期结直肠癌的预后

早期结直肠癌的组织分化通常较好，且由于侵犯范围较少，决定了其治疗的效果远较进展期结直肠癌好。Tis 期结直肠癌的 5 年生存率为 100%，$T_1 \sim T_2$ 期结直肠癌的 5 年生存率为 90%。但应注意，早期结直肠癌仍应进行长期的随访，尤其对于经内镜下切除的病例更应密切随访，这是由于早期结直肠癌有较多的患者属于内镜下局部切除。内镜切除对于 Tis 期和 T_1 期结直肠癌具有良好的疗效且创伤极小，目前已经广泛应用于临床。但内镜切除要求在术前进行充分的评估，包括肿瘤浸润不应达到或超过肌层、区域无淋巴结转移、无远处转移等。手术过程尽量行内镜黏膜下剥离术整块切除。术后要求进行规范的病理分析。如以上条件无法完全满足，则局部切除后的复发或转移可能给患者带来灾难性的后果。同时，早期结直肠癌的患者出现多发癌或再发癌的概率较高，定期复查可对异时性多发结直肠癌做出及时诊断，提高远期疗效。

二、中晚期结直肠癌的预后

中晚期结肠癌的预后是与多个因素相关的，主要包括年龄、肿瘤的分化程度和分期、肠梗阻、肠穿孔等相关因素。

1. 肿瘤分化程度

组织学类型和预后有显著的相关性。低分化腺癌、黏液腺癌、印戒细胞癌和鳞癌等预后较差，高分化、中分化腺癌的预后较好。但应注意的是，结直肠癌细胞的多相性较为明显，同一患者的癌细胞中可能包含多种分化程度不同的癌细胞，因此，单点的病理取材不能全面反映肿瘤的分化特性。

2. 肿瘤的分期与转移

TNM 分期是临床应用最广泛的分期方法，它也是评价结直肠癌预后的最佳指标之一。目前认为，Ⅱ期结直肠癌的 5 年生存率为 50%～70%，Ⅲ期结直肠癌的 5 年生存为30%～50%。淋巴结转移是肿瘤预后的独立预测指标，预后和结直肠癌淋巴结转移的数量和站数有关。但应该注意的是，目前结直肠癌的 N 分期只能反映转移淋巴结的数量，无法反映转移的站数。远处转移是判定患者预后的最重要指标之一，一旦发生转移，则预后明显变差。结直肠癌转移最常见的部位中，肝转移的预后较差，肺转移由于发展缓慢，预后相对较好。

3. 肠梗阻

梗阻性结直肠癌的预后明显差于非梗阻性结直肠癌，这可能是由于梗阻性结直肠癌的局部分期通常较差，常见于T_3期以上的结直肠癌，加之肠梗阻时蠕动加强，可能导致肿瘤细胞的转移加速或并发肠穿孔，导致腹腔转移的概率升高。

4. 肠穿孔

肠穿孔患者与一般结直肠癌相比，手术风险较高，围手术期死亡率明显升高，但远期预后尚有争议。

5. 年龄

结直肠癌常见于中老年患者，青年人发病率低。目前国内外绝大多数研究者将青年结直肠癌的标准定为小于40岁。青年结直肠癌具有就诊时分期较晚的特点，这可能是由于青年患者重视程度不够，加之医源性或疾病本身的特点等导致，因此预后较差。同时青年结直肠的组织分化程度和中老年患者有明显差异，青年患者中，低分化腺癌、黏液腺癌和印戒细胞癌的比例明显高于老年患者，这也是预后较差的原因之一。

此外，若结直肠癌未得到及时、正确的治疗，将严重影响患者的预后。

三、结直肠癌的可能死因

事实上，恶性肿瘤的死因基本是相同的，但结直肠癌又有一定的特殊性。

1. 侵犯组织器官

结直肠癌发展到晚期时，可对相邻组织器官造成直接破坏，如升结肠癌侵犯十二指肠，胰腺、结肠脾区癌侵犯胰腺或脾，乙状结肠癌和直肠癌侵犯膀胱、阴道、子宫等。转移的淋巴结，尤其是系膜根部的转移淋巴结可能侵犯肠系膜血管、主动脉、下腔静脉等。远处脏器的转移可直接破坏转移脏器，导致脏器功能受损，尤其以肝、肺、脑、肾等脏器的受损甚至衰竭，最终导致死亡。

2. 肠穿孔、严重的出血

结直肠癌原发灶可因多种原因导致肠穿孔或严重的出血，其中肠穿孔可引起严重的腹腔感染或全身感染导致感染性休克，部分肠穿孔可并发严重的出血引发失血性休克，进而导致死亡。

3. 梗阻

肠梗阻见于中期或晚期结直肠癌。肠梗阻导致患者无法进食，不能获得足够的营养物质抵御消耗，加速病情恶化。如肠梗阻长期未得到缓解，可导致肠破裂、肠坏死、肠穿孔、感染性休克等，导致患者死亡；双侧输尿管梗阻可导致尿毒症死亡等。

第二篇

结直肠癌治疗方法与康复

第三章　结直肠癌的内镜诊疗与康复

CHAPTER3

第一节　结直肠癌内镜诊疗概述

结直肠位于人体消化道末段，经肛门与体腔外相通，天然提供了经肛门完成腔内检查和治疗的适宜条件。内镜下结直肠肿瘤诊疗是使用以电子纤维结肠镜为代表的内镜检查设备，经肛门置入结直肠及末段回肠，观察并发现结直肠病变，实施病变活检，对部分适合的病变进行标记定位、毁损或切除的一系列操作，具有直观、准确的优点。

一、常规诊疗方式

1. 结肠镜检查

结肠镜检查是常用的结直肠疾病的诊断措施，也是针对结直肠黏膜病变敏感性最高的检查方法。目前常用的检查方式是在患者接受静脉麻醉后，经肛门置入电子显微结肠镜，到达回肠末端或回盲部，之后缓慢将结肠镜退出，并在此过程中观察结肠全段内部情况。通过留取图像供专科医师进行诊断。

2. 结肠镜下活检

该检查是常用的获得结直肠病理诊断的有效手段，也可用于评估炎性肠病等结直肠良性疾病病变活跃程度、选择结直肠癌等恶性肿瘤治疗手段的必要方式。

3. 结肠镜下标记定位

在进行腹腔镜手术操作时，若肿瘤较小，无法在肉眼直视下准确定位肿瘤所在部位，或腹腔镜下无法直接接触对肿瘤定位时，可在术前经结肠镜定位染色标记。需注意的是，对染色剂（如美蓝、纳米碳等）过敏的患者不能采用该检查。

4. 结肠镜下息肉烧灼

当结肠镜下发现结肠内存在息肉样病变（通常为小于 0.5 mm 的炎性息肉），可在操作医师评估并与患者家属充分沟通后，选择行内镜下息肉烧灼。该方法通常使用高频电流作为能量来源，通过对组织的脱水、切割和烧灼达到治疗目的。部分有条件的医院还可使用氩气刀进行上述操作。由于该操作无法留取标本进行活检，因此仅对直径较小、形态规则的结肠息肉使用。

5. 结肠镜下息肉摘除

当结肠镜检查发现有蒂息肉者，可考虑进行结肠镜下息肉摘除。操作时，使用圈套器辅助，通过将圈套器套入息肉下方的蒂部，烧灼切割后取出标本。而对于相对较小的病变，可以选择使用热活检钳进行钳夹、电烧灼切割后取出标本。该类操作后的创面通常不需要使用额外的止血方式或材料进行处理。

6. 结肠镜下止血

当结肠镜检查发现病变部位出血，如肿瘤或息肉、放射性肠炎或炎症性肠病部位、血管畸形和肠壁憩室出血，以及内镜操作后，如活检、息肉摘除、内镜下黏膜切除术、内镜黏膜下剥离术，甚至手术后吻合口部位等出血时，可以通过内镜手段进行止血。根据出血原因、出血量和出血创面大小，选择不同的止血方式，如使用无水乙醇或高渗肾上腺素溶液进行局部注射，使用高频电刀、微波或氩气刀等能量器械进行局部烧灼，使用金属夹（钛夹、合成夹等）钳夹创面或创面暴露的出血血管，使用带膜金属支架对出血的肿瘤进行覆盖压迫止血。结肠镜下止血虽然是针对创伤面相对较小的止血手段，但若止血无效或反复止血效果不佳时，需要考虑通过外科手段进行干预，避免造成病情的延误。

7. 结肠镜下黏膜切除术

结肠镜下黏膜切除术即内镜下黏膜切除术，是一种在结肠镜下对结直肠黏膜下层注射填充剂（通常是生理盐水），再从黏膜下层抬举病变部位后对病灶进行切除的操作技术。这种治疗方法通常适用于直径小于 2 cm、基底较宽的息肉和腺瘤、浸润深度仅限于黏膜层的早期结直肠癌及局限于黏膜下层的其他直径小于 2 cm 的病变的诊断与治疗。在术前，内镜操作医生需要与患者及家属进行充分的沟通，告知治疗方式的并发症风险和远期影响并征得同意；治疗操作时，会使用特定染料染色、特殊内镜检查等方式确定病变范围；操作完成后，内镜需对创面进行止血、封闭等处理，术后通常需要一定时间观察患者有无特殊不适，对切取的标本按照特定要求进行展示、固定并送病理科进行后续检查，以确定病变的性质、侵犯深度、转移风险及后续治疗方式。

8. 结肠镜下黏膜下剥离

结肠镜下黏膜下剥离，即内镜黏膜下剥离术，是一种针对相对更大、基底侵犯更深的结直肠病变的内镜下切除技术。与 EMR 类似，治疗时同样需要在病变部位的黏膜下层局部注射生理盐水，但在切开时采取环绕病变边缘四周先行切开，沿黏膜下层逐渐剥离从而实现对病变完整切除。该治疗方式通常适用于直径大于 2 cm 的宽基底息肉或腺瘤，或直径大于 2 cm 的浸润深度仅限于黏膜层的早期结直肠癌，或局限于黏膜下层的其他直径大于 2 cm 的病变，或没有其他部位转移侵犯、深度没有达到肌肉层的神经内分泌肿瘤等。该操作流程与 EMR 类似，术后通常需要 3 天的观察时间，观察内容包括有无出血、穿肠孔等手术相关并发症的发生。由于采取该治疗方式的病变，尤其是肿瘤性病变，通常直径更大、在肠壁上的侵犯程度更深，因此尤要注意病变送检后的病理活检结果，注意有无肿瘤复发、转移的高危因素，在必要时进行补充的根治性手术，确保治疗效果。

9. **结肠镜下大肠狭窄扩张**

结肠良性疾病，如炎症性肠病、肠结核等引起肠道狭窄，或结直肠手术后吻合口瘢痕形成导致的吻合口狭窄，均可考虑通过内镜下扩张的方式进行非手术治疗。常用的扩张手段需借助球囊完成，一般使用结肠镜到达并观察病变狭窄部位后，将引导球囊的导丝和扩张球囊通过内镜送达狭窄处，通过注水逐步扩张球囊，以物理方式将狭窄部位撑开，从而达到治疗目的。受制于球囊直径和材质、狭窄严重程度和病变本身的特点，该方法可能单次无法达到理想治疗效果，需要重复进行操作。治疗过程中和结束后需要密切关注有无病变部分穿孔的发生。

10. **结肠镜下支架置入**

目前结肠镜下支架置入术多用于结直肠恶性肿瘤伴狭窄解除梗阻的急诊处置。该操作需先将结肠镜送至病变部位远端，在 X 线引导下或盲法将导丝穿过病变空隙处送至病变近端，之后送入球囊并扩张至适当宽度确保能将支架送入，再将带膜金属支架置于肿瘤病变处，确保其远、近端均超越肿瘤后，释放支架，撑开肠腔。完成手术操作后通常需进行多次腹部 X 线检查，评估支架所处部位、有无移位及扩张是否成功、梗阻是否解除。该技术可以在进行内镜这一有创操作的条件下，相对安全、高效地解除肿瘤引起的结直肠梗阻，可将部分需急诊外科干预的情况转变为平诊手术进行，提高肿瘤治疗效果、增加患者的围手术期安全性。但是该类操作需要在充分评估的条件下进行，若肿瘤部位与肛门距离小于 10 cm、肿瘤质脆、狭窄严重、肿瘤距肛缘位置较、远操作困难、肿瘤病变范围较长、支架无法覆盖者则需慎重考虑。

二、适应证与禁忌证

1. **适应证**

（1）持续大便隐血检查阳性，或便血但未明确病因。

（2）存在直肠肛门症状，且持续时间超过 3 周未见明显缓解，如腹泻（大便次数超过 3 次/天，伴有大便稀溏、不成形），便秘（大便间隔时间超过 3 天，且大便形状改变，伴有明显沟槽等）及大便习惯改变（里急后重等）。

（3）腹痛（隐痛、绞痛或胀痛）、腹胀及腹部包块诊断不明者；存在全身中毒症状，如不明原因的消瘦、无法用内科疾病解释的贫血及活动量下降者（如上下楼梯或平路行走后自觉劳累明显等）。

（4）临床考虑低位肠梗阻，不能排除结肠病者。

（5）已完成 X 线钡灌肠检查，怀疑末端回肠及结肠病变者。

（6）钡灌肠检查未见异常，但有明显肠道症状或高度怀疑存在恶性病变者。

（7）结直肠切除吻合术后，需复查吻合口状况者。

（8）结直肠癌、结直肠息肉术后及其他结直肠良性疾病须随访复查肠道情况者。

（9）常规结直肠癌筛查者。

2. **禁忌证**

（1）严重心肺功能不全、严重凝血功能障碍、休克、腹主动脉瘤、急性腹膜炎及肠穿孔者为绝对禁忌证。

(2)存在各种原因引起的肠道结构高度异常或肠道在腹腔内排布发生变化，如手术后导致的腹腔广泛严重粘连、大量腹水、先天性肠管解剖部位变异或各种恶性肿瘤或侵袭性良性疾病腹腔内广泛播散导致肠管迂曲变形者。

(3)肠腔内存在高度活动性炎症，或既往诊断炎症性肠病处于炎症活跃期及存在多发结肠憩室者。

(4)曾接受盆腔手术、曾患有腹膜炎或接受过腹盆腔放射治疗者。

(5)高龄、合并较多基础性疾病(如高血压、糖尿病、慢性阻塞性肺疾病等)或对静脉麻醉不能耐受者。

(6)直肠、肛门病变疼痛明显，包括但不限于肛裂、肛周脓肿、肛瘘及直肠－肛门恶性肿瘤等，导致无法耐受经肛门置入肠镜者。

(7)处于月经期或妊娠期的女性。

存在上述的相对禁忌证的患者在病情确有需要时，医生与患者及家属充分沟通检查必要性和相关风险并取得同意后，可以尝试接受结肠镜检查及治疗，但需要由经验丰富的医师完成，一旦存在并发症发生风险或征象，需立即停止检查。

第二节　结直肠癌内镜诊疗的分类

一、纤维电子结肠镜检查

纤维电子结肠镜(fiber electronic colonoscopy)是国内目前使用最为普遍的结肠镜方式，可通过镜头光源照射肠腔获得视野，观察肠道内侧病变。该类内镜镜身由柔性光纤构成，可顺利达到末端回肠部位，从而观察完整的结肠及直肠部位，检查过程中还可随操作者的控制调节镜头的观察方向，从而实现在充足的观察时间条件下充分检查腔内情况。随着技术发展，目前主流使用的纤维电子结肠镜通常设置了多个可供器械通过的管道，可实现在检查同时提供适当的治疗措施。由于采用电子成像，因此诊疗过程理论上可以全程录像保存，针对特定解剖部位、肠道病变均可拍照留存并在检查报告上展示，以便于外科及内科医生的后续诊疗参考。

二、乙状结肠镜检查

乙状结肠镜通常使用配备摄像头的硬质管型内镜经肛门进行检查，进镜部位仅到达乙状结肠中下段。由于检查范围有限，且较多在患者清醒状态下完成，因此作为筛查结直肠癌的手段，其效力相对有限，且患者的检查感受不佳，故而在国家卫生健康委员会制定的结直肠癌诊治指南和各个地方的结直肠癌筛查推荐意见中均不作为常规的推荐方式。但由于设备相对简单，操作培训难度较低，因此在针对末端大肠的病变检查或低位肠道吻合口的复查等具体临床场景中仍有一定的应用价值。

三、色素结肠镜检查

色素结肠镜检查是使用特殊染料将肠道疑似病变部位进行喷洒染色，通过对比观察不同区域黏膜微小变化，从而确定病变部位及性质、提高微小或早期病变阳性检出率的特殊方法。目前通常使用的染色方法包括靛胭脂染色（可以清晰显示黏膜微小变化、勾画病变周边轮廓、正常－病变边缘及病变表面不规则特征，提高病变在镜下观察的对比度）和亚甲蓝染色（因肠道吸收较快，单独使用较少，但可用于存在肠道炎症病变时反向染色对比观察肠道微细结果，如隐窝等的数量、形态均一性等的变化）。色素肠镜作为普通肠镜的补充，由于其操作相对简单、设备要求低，因此，广泛应用于鉴别结直肠息肉的性质、诊断早期结直肠癌、研判炎症性肠病的活跃度及严重性和 EMR/ESD 手术的边界判断等临床场景中。

四、放大结肠镜检查

该检查在使用增加了放大镜头的纤维电子结肠镜进行检查时，可调节镜头变焦倍数。通过光学放大或数字放大的方式增加特定视野内的放大倍数，可在检查中实时发现肠道黏膜的微小结构改变。如肠道腺管开口的形态变化或黏膜下血管走行变化，为判定病变性质提供可视化的组织学依据，增加疾病诊断的准确性，提高恶性疾病的早期诊出率。由于在普通光线下观察特定显微结构相对困难，通常放大结肠镜会配合色素结肠镜使用，以减少漏诊率。目前，放大结肠镜已应用于结直肠肿瘤的诊断、早期结直肠癌治疗方法的选择和溃疡性结肠炎等炎性疾病的诊断中。

五、窄带结肠镜检查

该检查利用了窄带成像（narrow band imaging，NBI）的光学技术，对黏膜血管及黏膜表面的显微结构进行有效的显示，有助于观察并发现肠道微小病变，并提供诊断肿瘤性质的有效信息。由于 NBI 内镜使用的蓝光光谱（峰值 415 nm）和绿光光谱（峰值 540 nm）可以被消化道黏膜中血管内的血红蛋白吸收，因此在该模式下能显著的将肠道黏膜内的血管分布充分显示；而朗伯产生的黏膜表面强反射可将其维系结构和病变的边缘更加清晰的进行显示，客观增加了图像信息的对比度。目前，NBI 结肠镜主要应用于早期结直肠癌的临床诊断。由于结直肠黏膜腺管开口的结构变化是判断病变性质的重要依据，因此能够清晰显示腺管开口间微血管结构（capillary pattern，CP）的 NBI 结肠镜检查能够为判断早期结直肠癌提供有效信息。目前较多使用日本的佐野 CP 分型（分为Ⅰ～Ⅲ型，其中Ⅲ型为癌）和田中分型（分为 A～C 型，C 型为癌，C 型中可细分为 C1～C3 型，分别对应不同的肿瘤侵犯深度），作为选择治疗方式的参考。

第三节　结直肠癌内镜诊疗的准备事项

一、心理准备

接受结肠镜诊疗前，主管医生或内镜操作医师应向患者简要介绍病情、结肠镜诊疗方式，重点交代诊疗的目的和可能存在的并发症风险。患者本人需要理解即将采取的诊疗措施的必要性，充分理解并发症发生的潜在危险性。医师需提示患者无须紧张，保持良好心态应对检查，配合完成治疗前相关准备，并在操作中配合内镜医师，保证检查治疗的顺利完成。

二、饮食准备

通常在结肠镜检查治疗前,医师会要求患者至少在 1 ~ 2 天前进食少渣、易消化的低脂半流质饮食,以减少患者在进行肠道准备时可能产生的不适感,改善准备效果。在开始进行肠道准备后,需要禁食,但可以饮水。对于糖尿病患者、一般情况不佳的老年人,或不耐受长时间饥饿的特殊人群,可以考虑补充电解质水、糖水、口服补液盐或能量饮料等改善机体耐受性。检查完成后,是否能恢复日常饮食需遵医嘱。若病变范围较广且进行了镜下切除,通常需延后进食恢复的时间;而在考虑配合后续手术治疗时,主管医师也会要求患者保持禁食,避免重复进行肠道准备。

三、肠道准备

结肠镜检查的肠道准备方式多样,此处仅介绍目前使用较多、安全性较高的常见方法。

1. 聚乙二醇法

聚乙二醇在肠道内无法水解和吸收,从而形成高渗环境,造成渗透性腹泻,完成肠道准备。该法通常于肠镜检查前 8 小时开始,需分 2 次饮用约 4000 mL 的液体。因其对肠道刺激性较小、较少引起电解质紊乱,整体口感相对温和,易于接受,在临床上应用最为广泛。

2. 磷酸钠盐法

该法类似于聚乙二醇法,同样是利用磷酸盐溶液在肠道内难以吸收的原理,形成肠道内高渗环境导致渗透性腹泻,从而完成肠道准备的方法。

3. 灌肠法

该法适用于仅观察远端结肠及直肠,或已行近端肠管造口、口服泻药无法完成全肠道准备的情况。可选择使用生理盐水、开塞露等药物进行,通常需要患者尽量忍受便意,建议在灌肠后 10 ~ 15 分钟再进行排便效果更好。针对有便秘史的患者,建议在肠镜检查前 3 天开始饮食控制,可同时配合使用乳果糖等缓泻剂或胃肠动力药促进肠道内积便排出。为保证治疗效果,减少肠道准备时肠腔内产生的泡沫覆盖肠壁黏膜影响观察效果,部分医院会要求患者在肠道准备完成后 0.5 ~ 1 小时内口服西甲硅油或二甲硅油等消泡剂,以提高肠镜检查效果。

四、药物准备

若患者存在基础疾病,需长期口服药物进行控制,则应在征求主管医师意见后进行调整或停用。如高血压患者通常需要常规维持药物使用以控制血压,而糖尿病患者由于饮食调整的原因可适当停药。

第四节　结直肠癌内镜诊疗的不良反应及康复

一、不良反应及康复

1. 腹胀

腹胀是肠镜检查后最为常见的不良反应。内镜检查时为保证进镜顺利、观察清晰,往往会在检查过程中不断向肠腔内充气，因此在检查过程中结直肠及末端结肠都处于扩张积气状态。检查结束后，内镜医师通常会使用肠镜吸取肠腔内积气，但仍难以避免有部分气体积存于肠腔内，导致检查后大多数患者因为肠道内积存气体而产生腹胀不适。为缓解上述症状，通常建议患者在检查完成、意识状态恢复后即开始活动，同时可适当顺时针按揉腹部，促进肠道内气体的排出和吸收。如患者接受的是内镜下肠道支架植入术，治疗完成、肠道支架安置后仍出现腹胀且无明显缓解，同时肛门未恢复明显排气、排便，需警惕支架未能充分扩张、梗阻未能缓解，需进一步完善检查，明确腹腔内情况后决定下一步诊疗，不可轻易恢复经口进食。

2. 腹痛

肠镜检查后有患者自觉腹部胀痛，但疼痛程度相对较轻，随时间发展疼痛会随腹胀缓解而消失，偶有患者描述疼痛为绞痛，持续发作至检查完成后 2 ~ 3 天。该症状同样为肠镜检查造成的肠道内积气引起，通常无须特殊治疗。但若疼痛剧烈且持续，伴有进行性加重的腹胀表现，需要高度警惕是否为肠镜检查治疗后的穿孔，尤其是对于接受内镜下病变切除治疗，如内镜黏膜下剥离术、EMR、肠道支架安置术后的患者。一旦通过临床表现和影像学检查明确为肠道穿孔，需立即联系内镜医师共同处置。可尝试内镜下钳夹封堵穿孔部位进行治疗，但若无法封堵或腹膜炎症状和体征急剧加重，需立即行手术治疗。

3. 便血

肠镜检查时若同时进行病变活检或切除后有便血表现者，可能是由于术中操作出血，也可能是术后创面的渗血或血管残端出血，还有可能是合并痔疮或肛裂等肛周疾病在检查后出现的继发性出血。一旦患者在肠镜检查后出现便血，首先应静卧休息，同时禁食，密切观察出血的变化情况，如果血量逐渐减少或没有新的出血，则无须进一步检查治疗；若便血量未见减少甚至逐渐增加、血色鲜红且合并心慌、乏力等表现，需立即就诊，避免延误病情。

4. 便秘

肠镜检查前的肠道准备，可导致肠内容物（尤其是固形物）减少，部分患者会在检查完成后的一段时间内出现排便规律和大便性状改变，通常为较长时间内无成形大便甚至无排便，少数患者表现为肛门解出肠液等。在此过程中若患者肛门排气通畅，无明显腹痛、腹胀，则无须特殊处理，正常饮食、活动即可。对于部分肿瘤巨大的恶性肿瘤患者，由于肠道准备和活检等操作导致病变区水肿加重，可能使肠腔狭窄进一步加重，检查后即出现肠梗阻，通常伴有的腹胀、腹痛的进行性加重，肛门排气减少或不排气，此时应进一步治疗。

第四章　结直肠癌的手术治疗及康复

CHAPTER4

第一节　结直肠癌常见手术方式

对于可能治愈的结直肠癌患者，选择合适的手术方式对于获得最佳的治疗效果和器官功能保护至关重要。在大多数情况下，手术包含原发肿瘤和区域淋巴结的整体切除。由于局部晚期（肿瘤外侵或淋巴结阳性）的直肠癌可能受益于新辅助放化疗，临床上对于局部进展期直肠癌通常采用术前放化疗进行治疗。侵犯邻近器官、小肠、子宫、阴道后部和膀胱的直肠癌可能需要整体切除，以获得阴性切缘。相反，早期直肠癌仅通过局部切除即可治愈。对于高度选择的中分化或高分化腺癌，仅局限于息肉头部且无任何淋巴、血管或周围神经浸润，可选择规范的内镜下息肉切除术。

手术在治疗局部复发性结直肠癌或孤立性转移性病灶中具有重要的作用。对于肝和肺切除术，即使是多发转移切除术后，也有约 33% 和 20% 的 5 年生存率。

一、局部切除手术

部分经选择的直肠良性、恶性肿瘤、低位直肠癌及大多数直肠腺瘤可以选择局部手术治疗。

在适当选择的早期低位直肠癌中，局部切除的总体效果可能与根治性切除的效果相当，其挑战在于准确的术前分期和患者选择。局部切除可作为“全活检”，有助于病理明确侵犯深度、淋巴血管和神经浸润、分化程度等，但不能明确肠周淋巴结转移情况。因此，术前直肠腔内超声和盆腔核磁共振成像等诊断措施可用于确定是否存在直肠周围淋巴结转移，准确率可达 80%。

1. 经肛门切除术

经肛门切除术是最常用于直肠癌局部切除的技术。然而，由于暴露的限制，该手术主要用于距离肛门 6 ~ 8 cm，直径小于 3 cm，病灶仅限于直肠周围一个象限的肿瘤。正确定位至关重要，截石位、俯卧位和侧卧位分别用于后部、前方和侧方病变。虽然 1 cm 的切缘是理想的，但距肿瘤边缘 5 mm 的黏膜切缘更为现实。进行直肠壁全层切除至直肠周围脂肪水平，重点是垂直解剖，以防止切缘破坏。如果可行，应包括直肠周围脂肪组织，以检测淋巴结情况。当标本固定在表面上时，可以保持标本的正确方向，以方便病理医生确定准确的边缘状态和浸润深度。术中应经常冲洗伤口，以降低癌细胞植入的风险。

2. 经肛门内镜显微手术

经肛门内镜显微手术（TEM）始于20世纪80年代，是一种利用专门冲洗吸引设备，改善直肠内病变切除的可及性、可视性和精确性的方法。TEM可以切除无法经肛门治疗的病变，但准确的术前评估仍然是预后最重要的预测因素。TEM最常见的适应证是切除大型经内镜无法切除的直肠息肉。在这种情况下，TEM可以避免患者进行开腹手术。体积较大且位于直肠近端的肿瘤会增加手术难度，但并非手术禁忌证。术前应进行直肠腔内超声或盆腔磁共振成像以确定浸润深度（T分期）和淋巴结状态（N分期）。可疑肠周淋巴结转移的患者应接受根治性切除，因为TEM无法评估和治疗区域淋巴结。T_1病变（局限于黏膜和黏膜下）是理想的适应证，但如果最终的病理结果显示淋巴血管侵犯或肿瘤分化差等高危因素，即使是T_1病变，术后辅助放疗也可降低复发率。在较大的病变中，全层切除和原位缝合可能导致术后直肠狭窄，特别是与盆腔放疗结合时。T_3分期病变不适合进行TEM治疗。

3. 内镜下黏膜切除术和内镜黏膜下剥离术

内镜下黏膜切除术和内镜黏膜下剥离术是两种常用的用于胃肠道病变的内窥镜切除术。与标准息肉切除术技术相比，内镜下黏膜切除术和内镜黏膜下剥离术提供了更宽、更深的切缘，并允许整体病灶切除，以获得更详细的病理学诊断，便于治愈早期胃肠道肿瘤。内镜下黏膜切除术用于切除仅限于胃肠道浅表黏膜的结肠息肉，对于局限于黏膜的非息肉样肿瘤，内镜下黏膜切除术在并发症、死亡率和5年生存率方面与手术切除相当。一般来说，内镜下黏膜切除术旨在作为切除局限于黏膜浅层或黏膜下层且不侵犯淋巴管和血管的早期病变的治疗措施。内镜黏膜下剥离术在整体切除胃肠道病变中起着重要作用，其优点是能够切除大病灶，保证切除深度和整体切除，为病理医生提供了具有准确方向标记的单件标本，目前已广泛用于直径大于20 mm的侧向发育型肿瘤（彩图1）。

直肠癌局部切除术的优点在于减少围手术期并发症，保留直肠功能、膀胱功能和性功能。已有研究表明，在遵守严格的选择标准时，局部切除可以提供可接受的肿瘤学结果。在这些系列研究中，几乎所有选择局部切除的病变都是T_1或T_2分期，局部复发率从0%～26%不等，总复发率为20%，总生存率为73%，大约一半的局部复发接受了挽救性手术。手术切缘阳性、组织学分化不良和侵犯全层（T_3）是局部复发的主要危险因素。经肛门切除具有病理高危因素的T_1或T_2肿瘤后，建议术后放疗。由于T_3肿瘤在局部切除和术后放疗后的局部复发率为24%，因此需要通过全直肠系膜切除术和低位前切除术或腹会阴切除术进行治疗。对于适当选择的患者（分化良好、仅限于黏膜下层的浅表病变），切除时呈阴性切缘，正确进行局部切除是一种安全的手术。但是对于复发风险高的病变（分期高于T_2、分化不良或有淋巴管浸润、血管浸润、神经浸润等），建议进行根治性切除。对于不能接受根治性切除的患者，建议在局部切除后进行辅助放化疗，以降低局部复发率。

二、根治性切除手术

70%～80%的直肠癌通过直接侵犯或淋巴转移表现为直肠壁以外的病变，因此大多数需要行根治性切除，其肿瘤疗效主要取决于局部控制率。盆腔是肿瘤复发最常见的部位，也是复发和死亡的主要原因。神经侵犯、会阴破溃、梗阻引起的疼痛及出血和瘘管的形成往往会严重影响患者生活质量。大多数情况下,晚期姑息性手术治疗作用有限。复发的主要危险因素包括区域淋巴结阳性数量、肿瘤浸润程度和肿瘤分化程度等。然而,一些研究结果表明,手术切除不充分是盆腔复发的主要原因。手术切缘阳性与随后的局部复发密切相关,常规切除手术中约25%的病例存在阳性切缘,其中约80%的患者会出现局部复发。

1. 全直肠系膜切除术

有学者主张将全直肠系膜切除术(TME)与低位前切除术(LAR)或腹会阴切除术(APR)联合作为直肠癌的最佳手术治疗。该技术涉及切除整个直肠系膜,包括完整切除肿瘤远端的系膜。与传统的钝性解剖技术相比,全直肠系膜切除术有助于神经保护,减少术中出血,并强调术中精细操作,以避免破坏直肠系膜光滑的外表面。在一项研究中,Heald报告了直肠癌接受全直肠系膜切除术治疗的患者在不接受放疗的情况下局部复发率为5%。该结果归因于更彻底的切缘状态、清除了肠系膜中可能存在的癌病灶及降低肠系膜中断导致肿瘤细胞溢出的风险。目前,越来越多的证据支持全直肠系膜切除术改善局部控制的结论。此外,全直肠系膜切除术已被证实在93%的切除标本中实现了切缘阴性。一项前瞻性研究显示,全直肠系膜切除术后局部复发率为7%,而既往报道为23%。

2. 低位直肠切除直肠肛管吻合术

自1970年消化道圆形吻合问世以来,器械吻合技术已经发展得相当成熟。Knight和Griffen在1980年开发的双钉技术最常用于在低位直肠切除术后重建吻合口。使用吻合器的直肠重建术后的吻合口瘘和死亡率较低,保肛率明显增加,对临时性肠造口的需求也减少。在许多低位直肠癌患者中,手工缝合或器械低位结直肠吻合术是可行的,但永久性结肠造口术有时仍难以避免。由于不到5%的直肠癌显示肿瘤远端肠壁浸润,仅有2.5%的直肠癌有组织学病理证据显示远端肠壁扩散超过2 cm,因此肿瘤远端肠管不再需要5 cm的切缘。在大多数低位直肠癌中,1 cm的远切缘已被证明是足够的,但肿瘤分化差或体积较大的病变除外。此外,远端切缘超过2 cm似乎并不能降低断端或局部复发的风险。据估计,5%~10%的低位直肠癌患者通过结肠肛管吻合术可以达到保留肛门的目的。在这种情况下,低位直肠癌可通过全直肠系膜切除术得到根治。由于盆腔解剖结构的限制(通常由于男性骨盆狭窄或前列腺肥大等),盆腔内吻合术风险较大或技术上存在困难,因此可通过肛管直肠吻合术完成重建。

术前放射治疗已被证实可以降低原发肿瘤的分期,使外科医生能够将计划的手术从腹-会阴切除术改为低位前切除术和肛管直肠吻合术。排便功能可通过低位结直肠吻合术、结肠肛管吻合术得以保留,但频繁的排便和便意仍对患者生活质量产生严重的不良影响。随着时间的延长和饮食习惯的调整,控便功能可能得到一定的改善。在手术后的6个月内,可能会出现频繁的排便、失禁等,严重者即使在适应一年后仍然存在部分问题。

3. 直肠手术中的神经保护

传统的直肠癌手术与术后性功能障碍、排尿功能障碍的发生率显著相关,这可能是医源性交感神经或副交感神经损伤的结果。在充分了解盆腔自主神经解剖基础上,可降低性功能障碍和膀胱功能障碍风险,同时确保最佳的局部控制和治愈率。在结扎和离断肠系膜下动脉后,输尿管内侧约2 cm的骶岬处显示下腹神经。该神经损伤会导致膀胱张力增加,膀胱容量减少,射精功能受损等。在骶骨水平,位于主动脉和上腹下丛分叉处的下方,可显示直肠后间隙,有一个无血管的、疏松的平面,前方为内脏筋膜,后方为壁层筋膜。壁层筋膜包裹着骨盆侧壁肌肉组织(包括梨状肌、尾骨肌和肛提肌)及骶骨和尾骨的前表面。内脏筋膜包裹直肠系膜。双侧下腹神经的识别和保护需持续到外侧韧带近端。在解剖后方直肠系膜时,内脏神经通常黏附在直肠系膜上,极易被误损伤(图 4 - 1)。

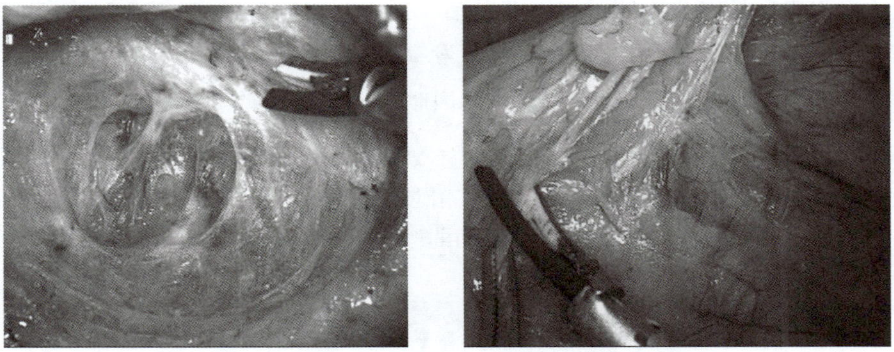

图 4 - 1　直肠癌手术中的神经保护

三、腹腔镜手术

自从胆囊切除术引入腹腔镜技术后,腹腔镜在外科许多领域得到迅速推广。Jacobs 等人于 1991 年报道了首例腹腔镜辅助结肠切除术。此后,大量研究表明,与开放手术相比,腹腔镜结直肠手术的术后疼痛较轻、肠道功能恢复更快、住院时间更短。有人认为,腹腔镜手术的短期优势与炎症反应减少有关。然而,与胆囊切除术、阑尾切除术相比,腹腔镜结直肠手术是一项更具挑战性的手术,因为它通常涉及多个腹部象限、血管结构的识别和离断、肠管的游离和切除、手术标本的取出和吻合,以及手术复杂性较高、手术时间长、学习曲线长,使得该手术经过几年才成为一种流行的技术。

1. 腹腔镜结肠手术

腹腔镜手术对长期肿瘤学结局的影响多年来一直是有争议的话题,特别是因为穿刺孔部位转移和对切除淋巴结数量减少的担忧,这是影响其在结直肠手术中开展的另一个因素。传统上,开放手术后胃肠道肿瘤的切口种植被认为是一种罕见的并发症,发生率不到 1%。在 20 世纪 90 年代发表的第一批关于腹腔镜手术系列研究中,描述了大量的腹壁转移,尤其是腹腔穿刺孔的转移,一些研究甚至报道了 10% ~ 20% 的患者出现穿刺孔部位转移和腹膜播散。

实验研究探讨了腹腔镜技术(气腹)与肿瘤(操作、分化程度、分期)和宿主(免疫和炎症因子)相关的不同因素之间的关系。所谓“烟囱效应”是指建立气腹时,腹腔内的二氧化碳气流吹入,产生不同的压力梯度及静电等因素,使二氧化碳气体在戳卡孔处形成湍流,使肿瘤细胞漂移于此处,是导致肿瘤种植转移的重要原因。基于这些结果,提出了一些减少或避免穿刺孔种植的策略,包括避免直接接触肿瘤防止肿瘤细胞脱落,通过穿刺套管释放二氧化碳,使用切口保护装置,并关闭所有穿刺孔等。

目前,腹腔镜结直肠癌切除术在世界范围内已被广泛接受。尽管最初对腹腔镜操作的安全性存在疑问，但前瞻性随机多中心试验表明，与开放手术相比，该手术伤口转移率没有明显差异，且Ⅲ期结肠癌患者的复发率更低、生存率更高。

腹腔镜全结肠系膜切除术联合 D3 淋巴结清扫在结肠癌手术中已经得到广泛认可。全结肠系膜切除术有三个基本组成部分：切除肠系膜平面和壁筋膜之间的间隙，切除肠系膜筋膜和内脏腹膜内的完整包膜（其中包含所有引流肿瘤区域的淋巴结、中央血管结扎），以及切除足够长度的肠管以纵向切除受累的肠周围淋巴结。有研究表明，全结肠系膜完全切除术可增加结直肠癌患者的淋巴结清扫数目，减少局部复发率，提高无病生存率。

在接受腹腔镜右结肠切除术的患者中，体内吻合术与体外吻合术的优势是一个有争议的问题。全腹腔镜右结肠切除术、体内功能性端－端吻合术已被证明在短期和长期结果以及肿瘤根治性方面是可行且有效的，但该技术仍由相对较少的外科医生进行。某些研究认为，与体外吻合技术相比，体内吻合术后具有肠功能恢复更早、住院时间更短、并发症更少的优点（图 4－2）。

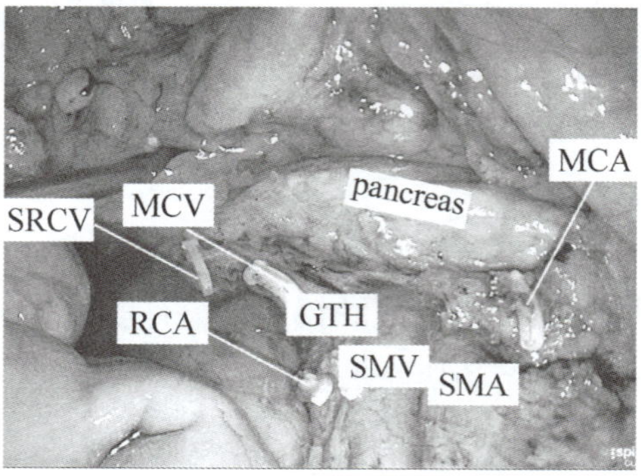

SRCV：副右结肠静脉；MCV：结肠中静脉；RCA：右结肠动脉；GTH：胃结干；pancreas：胰腺；MCA：结肠中动脉；SMV：肠系膜上静脉；SMA：肠系膜上动脉。

图 4－2　腹腔镜右半结肠切除术（D3 清扫）术野

2. 腹腔镜直肠手术

虽然腹腔镜结肠切除术（图 4－3）在治疗直肠癌的可行性、短期益处和肿瘤学安全性多年前就已得到证实并被广泛接受，但腹腔镜手术需要在深而窄的骨盆中进行全直肠系膜切除术，增加了手术复杂性和肿瘤播散的风险，引发了人们对其安全性和有效性的质疑。

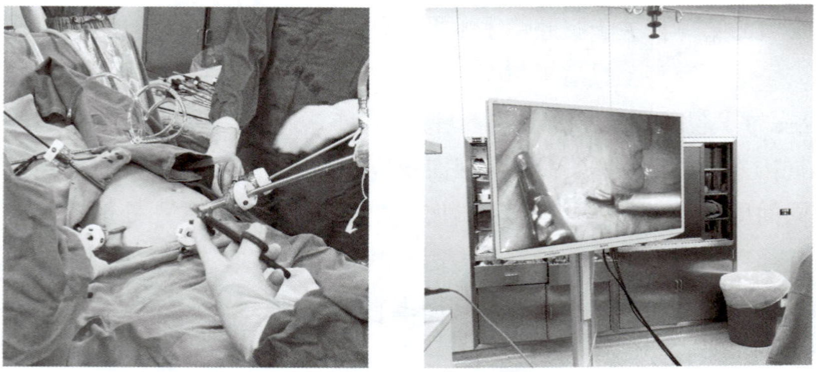

图 4－3　腹腔镜直肠手术

一项针对开放手术与腹腔镜手术的对比试验(CLASSIC 研究)研究表明,两种术式的局部复发率、无病生存率、总体生存率没有差异。腹腔镜手术的平均住院时间比开放手术短 2 天,但腹腔镜切除成功的患者住院时间比中转组患者短 3 天。腹腔镜手术组环周切缘阳性率高于开放手术组,但差异无统计学意义。另一方面,与开放手术或腹腔镜手术组相比,中转组的手术相关并发症和死亡率最高,这引发了人们对直肠癌患者腹腔镜手术适应证选择的担忧。

3. 单孔腹腔镜手术

在过去的 20 余年里,腹腔镜技术在治疗结直肠疾病方面取得了长足进步的同时,也出现了各种新的技术。在单孔腹腔镜手术(SILS)中,常使用位于脐部或计划造口的部位作为端口。这种方法主要是为了实现两个主要目标,一方面是将穿刺套管相关并发症的潜在风险降至最低,另一方面是减少对手术创伤的炎症反应。SILS 中器械的筷子效应会降低医生的操作范围及灵活度,所以一些外科医生认为与传统腹腔镜技术相比,SILS 会给医生带来更多的体力劳动。目前已有一些技术可以优化 SILS 中的操作,如使用磁性镊子,可以更好地对仪器进行三角测量,以及用缝合线将结肠悬挂到腹壁等。

SILS 于 1992 年由 Pelosi 等人首次报道,经脐部入路完成阑尾切除术,之后 Navarra 描述了经脐单孔胆囊切除术,但是首例 SILS 的结肠切除手术直到 10 年后才发表。SILS 的早期并发症(如术后出血、伤口并发症、淋巴结清扫数目和死亡率)与传统腹腔镜手术相似。

单孔腹腔镜结直肠手术的开展依赖于腹腔镜装置和手术设备的开发。目前使用较广泛的有几种单孔腹腔镜操作平台。SILS Port 有 1 个气腹孔及 3 个操作通道,这种单孔腹腔镜装置存在较好的柔韧性,是使用最广泛的一种。但该种装置的内、外缘间距较小,因此不适于肥胖和腹壁相对较厚的患者。Gelpoint 和 Triport 包含单孔腹腔镜操作平台以及切口保护套,适合在肥胖、腹壁比较薄的患者中应用。自助手套设备是外科医生发明的简易单孔操作设备,使用十分便捷,价格相对便宜,是由切口保护套以及无菌手套共同构成的,借助手套的不同手指,放入 3 ~ 5 个套管针作为操作通道,同时可以借助手套的柔软性,来减少体外的碰撞。

在一项对超过 500 例患者的病案分析中发现,接受 SILS 的患者住院时间更短,切口长度更短,美观性更好,失血量更少,清扫的淋巴结更多,术后并发症数量和手术时间相同。在 SILS 使用初期,手术成本更昂贵,但随着技术的不断进步,这两种技术在成本上已经趋于平衡。SILS 适用于特定的患者,如 BMI 低、肿瘤体积小,最好局限于右半结肠者,但其操作难度大,仍需进一步研究和发展。

四、腹腔镜机器人辅助手术

机器人技术在 20 世纪 70 年代被应用于军事环境下的手术中。而第一个进入手术室的机器人是在 1985 年设计的,从那时起,多个远程操纵设备就开始得到应用,达芬奇机器人手术系统的推出更是彻底改变了这一领域。这种新设备提供了三维图像,减少了外科医生细微的震颤,提供了更灵巧的操作,与更短的学习曲线,并为器械提供类似人类手腕的运动,提供了在至关重要的狭窄空间中进行操作高精度操作。如机器人手术被用于进入狭窄的盆腔,进行精确解剖,能更安全地实现全直肠系膜切除,并保留泌尿功能和性功能(图 4 –4)。此外,有学者回顾了 32 项研究中 1776 例接受微创机器人手术的直肠癌患者情况，结果发现，虽然机器人手术和腹腔镜手术在总体并发症发生率和吻合口并发症方面没有差异，但是机器人手术在短期肿瘤学结果、清扫的淋巴结数量和切除边缘距离方面具有明显优势。

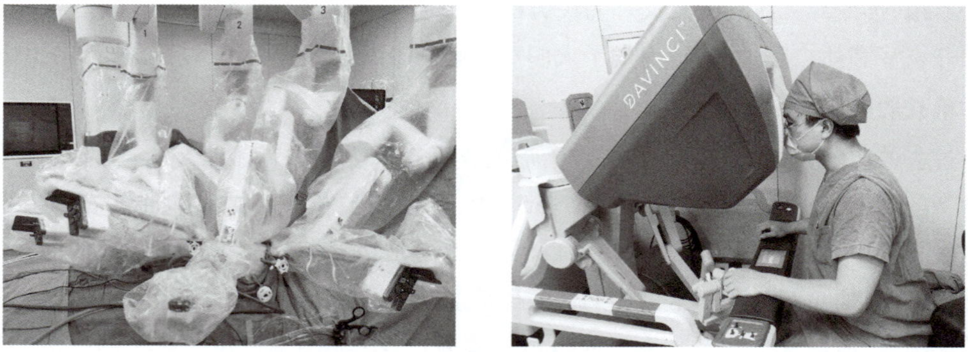

图 4－4　达芬奇机器人手术

五、经自然腔道手术

1. 经自然腔道内镜手术

经自然腔道内镜手术（NOTES）是指经过食管、胃、结直肠、阴道、膀胱等人体自然腔道，进入纵隔、胸腔或腹腔内开展疾病诊治的全新微创技术方式。2007 年，法国医生 Marescaux 带领的医疗小组为 1 例 30 岁女性完成了经阴道施行的胆囊切除术，这是人类第一例经自然腔道内镜手术。2010 年，我国学者开展了首例经阴道直肠肿瘤切除术。之后，国内外相继在结直肠手术中开展了该技术的运用。作为一种新兴的内镜下微创诊疗技术，NOTES 具有痛苦少、体表无瘢痕、创伤小、恢复快等优势，更加符合当代微创诊治理念。但是，NOTES 技术难度高、器械和设备依赖性强等问题制约了其发展。

2. 经自然腔道取标本手术

经自然腔道取标本手术（NOSES）是指通过腹腔镜、机器人、肛门内镜微创手术或软质内镜等辅助设施完成腹盆腔内各种手术操作（切除与重建），再经过人体的自然腔道提取标本的腹壁无辅助切口的手术。自 2013 年 NOSES 开始引入我国，已逐渐成为微创外科新的发展方向，可应用于结直肠、胃、小肠、肝胆、泌尿以及妇科等多种肿瘤的治疗。与传统术式比较，NOSES 的优势表现在：①术野暴露更清晰；②术后下床活动及排气时间缩短；③术后切口疼痛轻微；④腹壁美容效果良好；⑤腹壁功能障碍较少；⑥患者心理压力减轻等。

目前结直肠手术在取标本时主要通过肛门、阴道两种途径。经肛门取标本主要用于瘤体位于直肠或乙状结肠、直径较小、标本容易取出的患者；而阴道后穹隆延展性较强，扩张度好，无大血管及神经，经阴道取标本主要用于瘤体位于左半或右半结肠、直径较大、系膜肥厚、标本不易取出的女性患者。根据瘤体位置、取标本的途径，结直肠癌 NOSES 具体又可分为Ⅰ～Ⅷ种术式，每种术式有各自的适应范围。在取标本方面，NOSES 则弥补了 NOTES 的不足，其最明显的优势是避免了腹部切口，尤其是对于高龄、腹壁薄弱、腹部脂肪堆积多的患者，极大减少了切口疝、切口感染、切口液化、肠粘连等发生的风险。

但 NOSES 同样具有一定的风险，主要表现为：①在腹腔内进行肠道切开、肠吻合，或通过自然腔道将吻合器钉砧座置入腹腔的过程中可能增加腹腔感染的风险；②提取标本过程中挤压肠管使肠液外溢甚至撕破肠管，有造成肿瘤细胞医源性播散的可能；③过度牵拉标本对肛门括约肌或阴道功能造成影响。因此要求在开展 NOSES 过程中，术者需熟练掌握操作流程，减少腹腔感染、肿瘤种植、肛门功能损伤等风险。

2010 年，Sylla 报道了经肛全直肠系膜切除术（TaTME）。作为 NOSES 手术的一种，TaTME 取经肛入路，遵循自下而上逆行切除的方式，适用于中低位直肠癌，尤其是肥胖和骨盆狭窄的男性患者。与传统腔镜手术相比，该手术具有操作距离短、手术时间短，中转开腹率低的优势。但需注意该手术在开始时由于直肠横断而形成局部积液及继发细菌污染，导致骶前脓肿的发生率较高。与常规腹部入路相比，TaTME 可能会导致 10% 的患者发生尿道、骶前自主神经损伤。

六、复发性或转移性疾病的手术

据统计，15%～20% 的结直肠癌患者伴有同时性远处转移，30%～40% 的根治性切除术后患者出现复发，最常见的转移和复发部位是肝脏、腹腔、盆腔、腹膜后和肺。在大多数患者中，转移灶是多发的，需采用全身化疗及靶向治疗等进行姑息治疗，对于具有孤立转移部位或局部复发的特定患者可选择手术治疗。

肝转移可以通过肝切除术、射频消融、局部化疗或全身化疗进行治疗，未经治疗的肝转移预后很差。发生肝转移后行肝切除术的患者中位生存期为 20～40 个月，5 年生存率为 25%～48%。孤立性肺转移患者的切除选择基于转移灶的数量和位置，并且需要足够的肺储备和身体健康状况，完全切除术的 5 年生存率为 20%～44%。

结直肠癌盆腔复发预后较差，约 50% 的盆腔复发伴有远处转移，无法治愈。对于局限于盆腔的肿瘤，如果不进行治疗，晚期出现疼痛、肠梗阻、尿路梗阻、出血和感染的可能性很大。对合适的患者进行手术切除，可以缓解症状、预防并发症和获得长期生存的可能。盆腔复发手术通常需要进行包括全膀胱切除术、部分膀胱切除术、输尿管切除术、子宫切除术和骶骨切除术在内的盆腔廓清术。手术后的局部控制率为 40%～75%，3 年生存率达 18%～40%。对于切缘阳性的患者，术中放疗可提高局部控制率。

七、手术治疗结果

1. 手术治疗的肿瘤学结果

结直肠癌切除术后的生存率主要取决于手术时疾病分期。首选的分期系统是由美国癌症联合委员会（AJCC）和国际抗癌联盟（UICC）制定的 TNM 分类，它包括对原发肿瘤、区域淋巴结和远处转移进行独立描述。对于接受根治性切除术的结肠癌患者，总体 5 年生存率为 55%～75%。另有约 10% 的患者在手术后 5 年和 10 年死于相关疾病。对于仅接受手术治疗的淋巴结阴性患者，5 年生存率为 80%～90%。对于淋巴结阳性患者，5 年生存率为 27%～69%，总生存率为 40%～50%。其他预后因素包括 T 分期、肿瘤分化程度和就诊时合并肠梗阻或穿孔、微卫星状态等，结肠肿瘤部位、年龄和性别不是主要预后因素。大约 20% 的结肠癌患者在就诊时存在远处转移，对于合并出血、梗阻的患者通常建议进行姑息性结肠切除术，防止出血、梗阻和与局部器官侵犯相关的症状。来自一系列大型回顾性研究结果显示，在直肠癌广泛使用新辅助治疗之前使用常规前切除术或腹会阴联合直肠切除术者，5 年生存率约为 50%，局部复发率为 30%，骨盆是最常见的复发部位。目前多中心的经验表明，保留肛门括约肌的中低位直肠癌可提供与腹会阴联合切除相当的肿瘤学结果。因此，低位前切除术已逐步取代腹会阴联合切除术成为直肠癌的主要手术。

2. 手术治疗的功能结果

25% ~75% 的男性直肠癌的常规切除术会引起术后勃起障碍，这是由盆腔自主神经损伤引起的。沿 TEM 层面操作既保留了腹主动脉丛前的下腹神经，又保留了骶神经根的副交感神经干，可显著降低术后性功能障碍。此外，性功能障碍在接受腹会阴联合切除术的患者中更为常见。对于接受低位前切除术和结直肠或结肠肛门吻合术治疗患者的生理学研究表明，肛门括约肌张力、直肠扩张感和调节肛门括约肌张力的局部反射通常得以保留，大多数患者没有术后大便失禁。然而，由于直肠感觉、容量和顺应性短暂丧失，术后第一年便急、频繁和不规则的排便很常见。随着直肠容量的逐渐改善，症状有一定的改善。长期排便功能受损与吻合口位置、吻合口瘘或狭窄以及盆腔放疗有关，使用结肠“J”型储袋进行直肠重建以增加新直肠的容量，可在术后第一年提供较好的功能。

第二节　结直肠癌手术麻醉

一、术前麻醉访视

目前，手术仍是结直肠癌最重要的治疗手段。麻醉和手术会对患者产生多方面的影响，甚至会影响患者的预后。腹腔镜手术耗时长、体位改变大、气腹压力高等因素可能会对患者产生不利的影响，因此腹腔镜手术对麻醉提出了更高的要求。

（1）结直肠癌患者的免疫力和代偿能力低下，麻醉风险显著增加，尤其是并发高血压、冠心病、糖尿病等疾病，使手术及麻醉趋于复杂化，若处理失当，不但达不到缓解病情的目的，甚至可能会威胁患者生命。术前应积极评估患者各器官功能，将血压、血糖等控制在理想水平，了解患者的用药史。另外，应询问患者吸烟史、上呼吸道感染史等情况。

（2）结直肠癌患者常发生贫血、营养不良、低蛋白血症等，术前应积极给予输血、营养支持治疗、补充清蛋白等处理措施，尽可能使血红蛋白大于 100 mol/L，血清总蛋白大于 60 mol/L，尽最大可能提高患者对麻醉的耐受性，减少术后并发症的发生。

（3）结直肠癌患者常伴有呕吐、腹泻、肠梗阻等，加上术前需进行胃肠道准备，患者极易发生水、电解质和酸碱平衡紊乱，要特别注意血容量和血钾的变化。术前应适当补充水和电解质，纠正酸碱平衡失调，保证围术期患者内环境的平稳；应复查血钾，并密切监测心电图的变化。

（4）结直肠癌手术患者术前应常规安置鼻胃管进行胃肠减压治疗，以防止围术期发生呕吐、反流、误吸等，也有利于术后胃肠道功能的恢复。

（5）全面了解患者术前抗生素的使用情况，对于术前有链霉素、新霉素、卡那霉素等药物使用史的患者，应警惕肌松药与抗生素之间的协同作用。

（6）不推荐常规使用抗焦虑药物。麻醉前用药需根据患者具体的年龄、并发症、手术及麻醉方式而定，但是对于饱胃及肠梗阻等患者应保留患者的保护性反射及意识，避免术前用药量过大。另外，有效的术前沟通和教育可以缓解患者术前焦虑。

（7）对于拟行择期手术的成人患者，建议透明液体术前禁饮 2 小时，固体食物术前禁食 6 小时。但是目前认为在麻醉诱导前 2 小时适量饮用透明液体（如含有高浓度麦芽糊精的饮品）是安全的，不会增加反流误吸的风险，但是不建议用于胃排空延迟（如肠梗阻）的患者。

二、麻醉方式与操作流程

结直肠癌手术的麻醉方式可根据手术方式、手术部位以及患者的具体情况而定。

1. 结肠癌手术

部分结肠癌手术患者可选用硬膜外阻滞。右半结肠切除术可选用经 T11 ~ 12 间隙穿刺，向头侧置管，阻滞平面控制在 T6 ~ L2 节段，不超过 T4 节段，以保证呼吸循环功能的稳定；左半结肠可选用 T12 ~ L1 间隙进行穿刺，并向头侧置管，阻滞平面控制在 T6 ~ S4，不超过 T4 平面。为消除术中的内脏牵拉反射，可予以适当的镇静镇痛药，或采用局部麻醉药行肠系膜等部位的神经阻滞。虽然已有很多病例是在硬膜外阻滞下完成腹腔镜手术，但对有体位要求、手术时间长的结肠癌手术，气管内插管全身麻醉或全身麻醉联合硬膜外阻滞仍然是较好的麻醉方式，尤其适用于创伤面积大或病情较重的患者。

2. 直肠癌手术

直肠癌手术患者需取截石位，经腹会阴联合切口。当选用硬膜外阻滞时，应选用双管法。第一个点选择 T12 ~ L1 间隙穿刺，向头侧置管；第二个点选择 L3 ~ 4 间隙穿刺，向尾侧置管。注药时，先经低位管给局部麻醉药，可使骶神经阻滞，再经高位管给局部麻醉药，使阻滞平面达 T6 ~ S4，不超过 T4 平面，以免影响呼吸循环功能。麻醉中可适当给予镇静镇痛药物辅助，以达到满意的肌松及镇痛效果。当前全身麻醉仍是直肠癌根治术最佳的麻醉方法，既可以保证应有的镇痛和肌松作用，减轻患者术中焦虑，又可以控制伤害性刺激的传导，防止患者的生命体征发生剧烈的波动、减少术中并发症的发生。宜选择起效快、肌松完全、苏醒快、不良反应少的麻醉药物。在硬膜外阻滞麻醉基础上应用全身麻醉可以加强前期麻醉的镇痛、肌松、镇静作用，并能够保证患者呼吸通气功能、心血管功能的平稳。尤其是对于老年患者，多项研究证明了采用全身麻醉复合硬膜外阻滞麻醉具有减少对患者生理功能的干扰，减轻应激反应和并发症，促进快速康复等优点。

三、麻醉的风险及管理

结直肠癌手术患者的术中麻醉管理旨在提供足够深度的麻醉、满意的肌松和完善的镇痛，维持器官灌注和氧合，促进术后早期喂养和下床运动。结直肠癌如果并发结肠穿孔、肠梗阻、肠缺血、出血和吻合口瘘等，则需要行急诊手术治疗，患者常出现脱水、低血容量和电解质紊乱、腹膜炎等，应在麻醉诱导前维持供氧和血流动力学稳定。建议在麻醉诱导前置入桡动脉和中心静脉导管，安置鼻胃管进行胃肠减压，在预充氧和环状软骨压迫下行快速顺序性气管插管，术中减少麻醉药物的用量，避免出现低血压，在血气分析、中心静脉压等指导下合理补液，必要时输注血液制品以及使用血管活性药物。由于患者常合并严重感染和凝血功能障碍，因此不推荐使用硬膜外麻醉和区域阻滞辅助镇痛。

1. 常规监测

麻醉时除了常规监测心电图、血压、呼气末二氧化碳等生命体征外，还可根据患者具体病情及手术方式等对患者进行有创动脉压、中心静脉压、血气分析、尿量、体温、麻醉深度等监测。

2. 呼吸管理

术中低潮气量（VT：6～8 mL/kg）和适当的呼气末正压（PEEP）（5～10 mmH_2O）可减少患者术后呼吸并发症，缩短住院时间。术中应根据氧饱和度、动脉氧分压（PaO_2/FiO_2 比值）和血清乳酸水平，调整患者的呼吸参数，以确保最佳组织氧合。另外，麻醉过程中还应注意体位对患者呼吸和循环的影响，在手术者游离乙状结肠时通常需要患者取头低位，便于充分暴露盆腔，我们应该密切监测患者的通气状况，及时调整，防止气道压力过高及通气不足等。在腹腔镜手术建立人工气腹后，患者的呼气末二氧化碳、心率、血压及气道阻力等均会出现不同程度的升高，导致这一现象的主要原因有机械因素和非机械因素两类。①机械因素：人工气腹会使患者的腹内压显著增高，增高的腹内压压迫腹腔脏器血管及主动脉；②非机械因素：人工气腹会刺激肾上腺素、血浆多巴胺、血管紧张素、肾素、去甲肾上腺素等分泌增加，可能导致外周小动脉收缩。因此，在进行腹腔镜手术时，应尽可能降低气腹压力，不可因追求手术条件而一味增加气腹压。此外，对使用气腹时间较长者应定时复查血气，积极调整患者的内环境状态，并根据 $PaCO_2$ 调节呼吸参数。β－受体阻滞剂可减轻因气腹引起的急性交感神经反应。此外，它还具有抗分解代谢的作用。

3. 肌松药的使用

短效或中效肌松药均可推荐用于结直肠癌手术的患者，阿曲库铵和顺式阿曲库铵可应用于肝肾功能受损的患者。术中行神经肌肉监测，可避免术后药物残余以及苏醒延迟等。气管拔管前 15～20min 使用抗胆碱酯酶药物可促进早期气管拔管，减少因肌松药残留导致的呼吸暂停等并发症。

4. 镇痛方式的选择

结直肠癌手术的镇痛方式取决于手术的方式、切口的位置、手术类型和患者的自身情况。充分镇痛可为患者提供最佳的术中和术后疼痛控制，尽量将药物的不良反应降低到最低限度，以促进早期经胃肠道喂养和术后康复。胸段硬膜外镇痛（TEA）可以减少镇静药物、阿片类药物和神经肌肉阻滞药物的用量，并减弱手术操作引起的应激反应。术中建议使用短效阿片类药物，如芬太尼和瑞芬太尼。

5. 术中预防低体温

术中及术后均应监测体温。由于低温主要是由麻醉引起的，延长了麻醉苏醒的时间，因此术中应使用加温装置维持正常体温，同时术后积极处理寒战和低体温，可降低伤口感染、失血、心肌缺血等的发生，尤其适用于高危患者，如老年人和营养不良患者。预防低体温还可以降低儿茶酚胺的分泌，减少术后并发症。

6. 维持器官灌注

维持最佳的器官灌注对预防器官功能障碍和保护肠吻合具有重要意义。结肠自身不能调节血流量的变化，其灌注主要依赖于平均动脉压，而非心排血量。静脉液体输入过量或内脏灌注不足均会增加术后并发症的风险，延迟胃肠道功能的恢复。术中监测心排血量、脉搏变异度、中心静脉压等有助于指导输液治疗。当静脉输液足够，且低剂量血管加压药不损害结肠氧合时，针对全身麻醉或硬膜外镇痛引起的动脉低血压，应使用血管活性药进行治疗。对于预估手术出血量少，术前不合并贫血的患者，应使用晶体溶液代替细胞外损失；存在低血容量时，可以使用胶体溶液或血液制品，应优先使用晶体等渗平衡溶液。需注意的是，大量使用生理盐水会引起高氯血症、肾功能不全，延长住院时间和增加 30 天死亡率。

7. 术后镇痛

术后根据手术方式以及患者的病情，建议采用多模式镇痛方法，使用阿片类药物、非甾体类抗炎药物以及硬膜外镇痛，并在必要时结合区域镇痛技术，以提供最佳的镇痛效果，减少阿片类药物的不良反应。

8. 有效控制血糖

围手术期血糖过高与并发症的发病率及死亡率的增加密切相关。通常来说，术前糖化血红蛋白水平（>6.0%）可识别患者在围手术期发生高血糖的可能性，并预测术后并发症的发生率。减少术前禁食时间，使用硬膜外麻醉，充分镇痛均可有效地控制血糖。虽然目前对于围术期最佳的血糖水平没有统一的标准，但建议将随机血糖控制在 10 mmol/L 以下。

四、麻醉复苏

（1）手术结束后，麻醉医生视患者的情况决定将患者送入 ICU、麻醉恢复室或病房。危重患者送入 ICU 密切监护；一般状况良好的全身麻醉患者，应由一名熟知病情的麻醉医生和一名手术医生一起将患者转入麻醉恢复室（PACU）；意识清醒、生命体征平稳的椎管内麻醉患者可送回病房。

（2）转运时，应使用可以调节患者头位的推床。对于血容量不足的患者可采用头低位，呼吸功能或心功能不全的患者可采用头高位或半坐位；有呕吐或上呼吸道出血风险的患者应采用侧卧位；病情不稳定的患者应保留气管导管，并监测生命体征。

（3）在患者尚未完全清醒或生命体征不平稳的状态下，麻醉医生应该密切关注患者的呼吸、血压、中心静脉压、心率、尿量、体温、血气分析结果等，并予以相应的处理，维持患者呼吸、循环和内环境的稳定。

（4）对于择期手术患者，复苏时应严格掌握拔管指征，加强呼吸道管理，给予充分氧疗，维持血流动力学稳定,避免出现术后低氧血症。急诊手术的患者通常为饱胃状态,术后应在患者意识完全清醒、无肌松药残余、通气状况恢复良好的状态下拔除气管导管。拔管前用吸引器吸引鼻胃管,尽量排空胃内容物。条件许可时拔管体位宜采用左侧卧位,并在整个苏醒期保持该体位,并密切监护。

(5)苏醒期尽量消除不必要的伤害性刺激。疼痛是苏醒期躁动最常见的诱因,不应用疼痛刺激患者使其清醒。另外,充分镇痛、去除不必要的引流管、采取舒适体位等措施也可降低苏醒期躁动的发生率。当发生苏醒期躁动时,应积极去除病因和诱发因素,及时对症处理,防止不良事件发生。

(6)由于结直肠癌患者大多为老年患者且全身情况差,所以易出现术后苏醒延迟。此时应根据患者的具体病情,给予相应的处理措施。应在保证充分通气的同时,补充血容量,维持酸碱及电解质平衡;及时复查动脉血氧分压、血常规、尿常规等,并采取相应的治疗。若是麻醉镇静药物过量,可待其自然苏醒,切勿盲目使用呼吸兴奋剂;若存在镇痛药物或肌松药物过量,则可采用相应的拮抗剂,但是要注意拮抗剂的用量和用药时机,避免出现术后躁动。病情严重时,应及时请相关科室会诊治疗。

(7)预防术后恶心呕吐(PONY):预防术后恶心呕吐有利于早期恢复经胃肠道喂养和加速患者的康复。可通过减少术前禁食时间、预防性使用止吐药物、多模式镇痛策略以避免阿片类药物和阿片类药物不良反应、使用区域镇痛技术等方法来减少术后恶心呕吐的发生风险。对于未采用预防措施或预防性用药失败者,在排除药物因素和机械因素,如阿片类药物、血液反流入咽喉、肠梗阻等前提下,应使用小剂量 5 - HT 受体拮抗剂、氟哌利多等进行抗呕吐治疗。

(8)急性术后高血压是术后常见的并发症,一旦发生应及时采取干预措施,防止出现器官功能损害。应参考患者术前血压控制情况,在密切监护下逐步使用血管活性药物,避免血压急剧下降,积极处理疼痛、寒战、肌松残余等。

第三节　结肠癌的手术与康复

一、适应证与禁忌证

1. 适应证

(1)全身状态和各脏器功能可耐受手术者。

(2)肿瘤局限于肠壁或侵犯周围器官,但可以整块切除,区域淋巴结能完整清扫者。

(3)已有远处转移,如肝转移、卵巢转移、肺转移等,但可以全部切除,可酌情同期或分期切除转移灶者。

(4)广泛侵袭或远处转移,但伴有梗阻、大出血、穿孔等病症应选择姑息性手术者。

2. 禁忌证

(1)全身状态和各脏器功能不能耐受手术和麻醉者。

(2)广泛远处转移和外侵,无法完整切除,无梗阻、穿孔、大出血等严重并发症者。

二、不同术式的手术步骤

（一）右半结肠切除术

右半结肠系膜解剖复杂，血管变异较大，毗邻器官较多。基于全结肠系膜切除术（complete mesocolic excision，CME）、D3 根治术、不接触原则，可采用传统开腹或腹腔镜技术，目前多采用腹腔镜技术施行右半结肠切除术。

1. 切除范围

右半结肠切除术适用于盲肠、升结肠、结肠肝曲癌。按照 CEM 原则（沿着结肠胚胎发育过程中形成的脏层筋膜和壁层筋膜间隙进行锐性分离解剖，将“信封样”的结肠系膜切除及彻底清扫相应的区域淋巴结）切除右半横结肠、升结肠、盲肠以及长 15～20 cm 的末段回肠，做横结肠与回肠的端－端吻合、端－侧吻合或侧－侧吻合。为保证淋巴结完整清扫，推荐右半结肠癌 CME。手术中淋巴结清扫的边界为彻底清扫外科干表面的淋巴结，显露胰颈下缘，裸化外科干，分离胃结肠干和中结肠动脉，在肠系膜上静脉（SMV）左侧缘离断起自肠系膜上动脉（SMA）主干的各结肠供血动脉根部，以达到 D3 淋巴结清扫（图 4－5）。由于结肠肝曲癌常会发生幽门下淋巴结转移，因此需切除横结肠和胃网膜右动脉组的淋巴结。

2. 穿刺套管的布局

先在脐下行长 1 cm 的切口，将穿刺管插入，气腹后再将腹腔镜置入，主操作孔在脐左侧的腹直肌外缘处，而辅操作孔分别在脐两侧的左、右麦氏点和腹直肌外缘处（图 4－6）。仔细探查腹腔，了解腹盆腔有无种植转移、肝脏有无转移及肿瘤局部情况。

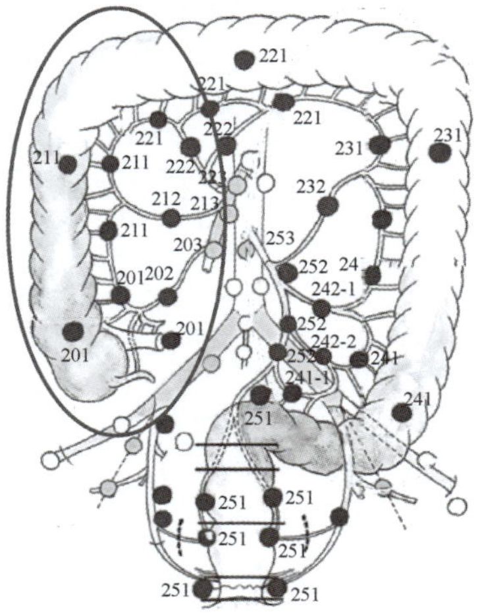

图 4－5　右半结肠切除范围

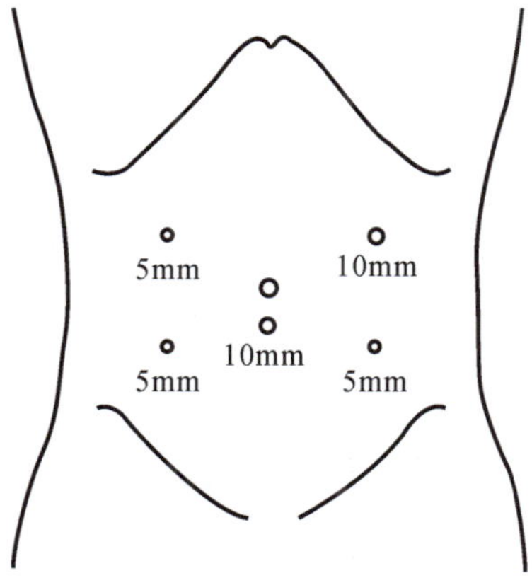

图 4－6　右半结肠的穿刺套管分布位置

3. 右半结肠的游离及淋巴结清扫

从回结肠血管起始点投影处切开后腹膜，寻找并确认肠系膜上血管，以肠系膜上血管为主线分离解剖血管，同时清扫血管周围淋巴组织。中间入路采用融合筋膜间隙（Toldt 间隙）作为外科平面，将肠系膜上静脉作为标记，起始于肠系膜和回结肠血管的夹角，沿着肠系膜上静脉向头侧将结肠系膜切开，分离出肠系膜上静脉的主干，并将回肠血管结扎离断，提起结肠系膜，分离出 Toldt 间隙，进入到筋膜间隙，良好显露十二指肠、胰腺钩突、胃结肠干、右结肠静脉（RVC）、胃网膜右静脉（RGEV）、中结肠静脉（MCV），保留胃网膜右静脉（RGEV）者需在汇合部位将右结肠静脉离断，并切断结肠中血管的右支。结肠肝曲癌患者需从根部游离，将胃网膜右动脉及中结肠动脉（MCA）切断，施行胃网膜右动脉组的淋巴结和结肠中动脉根部淋巴结清扫。之后沿着 Toldt 间隙游离右侧结肠，取下腹部5 cm 辅助切口进行消化道重建及肿瘤切除（图 4 –7）。

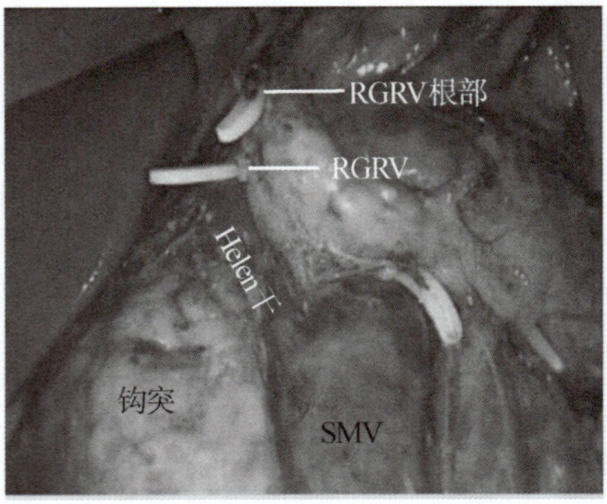

图 4 –7　右半结肠的 D3 淋巴结清扫

（二）左半结肠切除术

1. 切除范围

左半结肠切除术适用于结肠脾曲癌和降结肠癌。切除范围包括横结肠左半、降结肠，并根据结肠癌位置的高低切除部分或全部乙状结肠，然后做横结肠与乙状结肠，或横结肠与直肠的吻合。同样基于 CME、D3 根治术、不接触原则，可采用传统开腹或腹腔镜技术，目前以腹腔镜技术使用较广泛（图 4 –8）。

2. 穿刺套管的布局

先在脐下行长 1 cm 的切口，将穿刺管插入，气腹后再将腹腔镜置入，分别于左、右上腹及下腹部做 5 mm 及 10 mm 切口，进行套管穿刺。腹腔镜显示器位于患者头侧，术者位于患者右侧，主操作孔为 10 mm 穿刺套管，位于右下腹。仔细探查腹腔，了解腹盆腔有无种植转移、肝脏有无转移以及肿瘤局部情况（图 4 –9）。

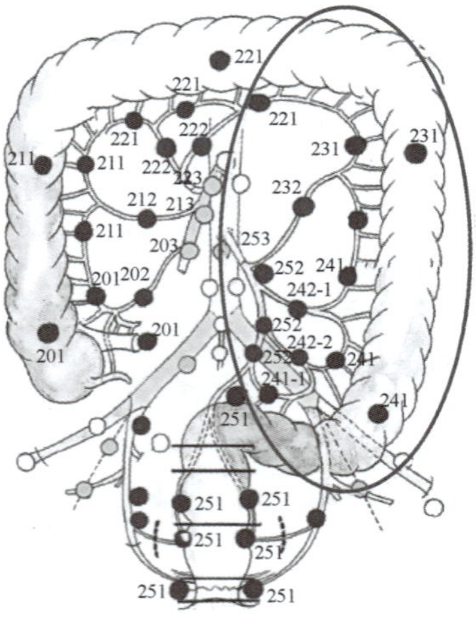

图 4 –8　左半结肠的切除范围

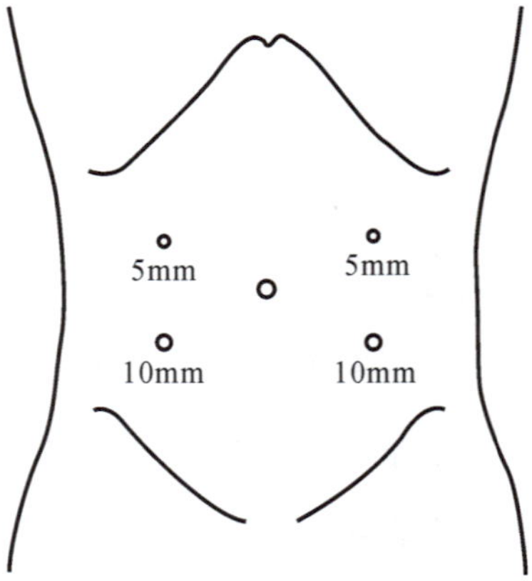

图 4 –9　左半结肠的穿刺套管位置分布

3. **左半结肠的游离及淋巴结清扫**

沿乙状结肠系膜、小肠系膜间的膜桥切开，进入左下 Toldt 间隙，游离肠系膜下动脉(inferior mesenteric artery，IMA)至根部，清扫 253 组淋巴结，切断左结肠动脉(LCA)及乙状结肠动脉(SA)第一支，保留直肠上动脉(SRA)，充分拓展使左侧 Toldt 间隙贯通，下方为完整的左半结肠系膜床。继而切开乙状结肠及降结肠外侧腹膜至脾脏，在胰腺下缘结扎切断肠系膜下动脉，继续向外侧、尾侧及头侧拓展。转向头侧操作，于横结肠中段切开胃结肠韧带，进入小网膜囊，向脾曲游离，分离胃网膜左系膜与结肠脾曲系膜，继而将脾曲完全游离。取左下腹经腹直肌切口，对横结肠 - 乙状结肠行体外端 - 侧吻合，完成消化道重建(彩图 2)。

(三) 乙状结肠切除术

要根据乙状结肠的长度和肿瘤所在的部位，分别采用切除整个乙状结肠或部分降结肠和部分直肠，做结肠直肠吻合术。手术原则包括肠系膜下动脉根部淋巴结清扫和全乙状结肠系膜的切除，可采用传统开腹或腹腔镜技术，目前多采用腹腔镜技术施行乙状结肠切除术(图 4 - 10)。

1. **穿刺套管的布局**

患者取截石位，右下肢稍放低以便于肠系膜下动脉根部游离操作。采用五孔法建立气腹及操作通道：脐上置 10 mm 戳卡为观察孔、右下腹麦氏点处置 12 mm 戳卡为主操作孔，右锁骨中线平脐、左锁骨中线平脐、左下腹反麦氏点处内侧分别置入 5 mm 戳卡作辅操作孔，首先仔细探查腹腔，了解腹盆腔有无种植转移、肝脏有无转移以及肿瘤局部情况(图 4 - 11)。

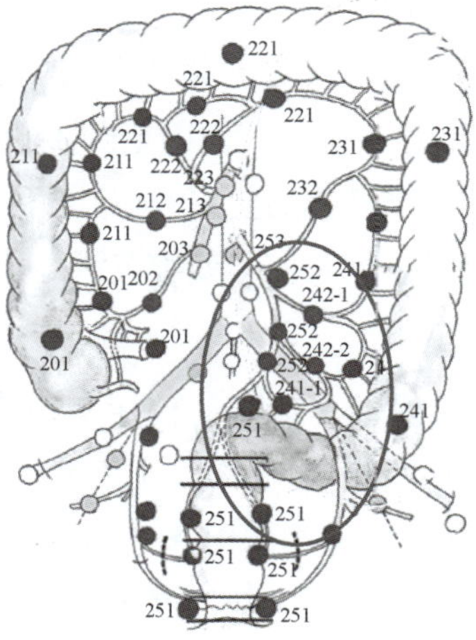

图 4 - 10 乙状结肠癌切除范围

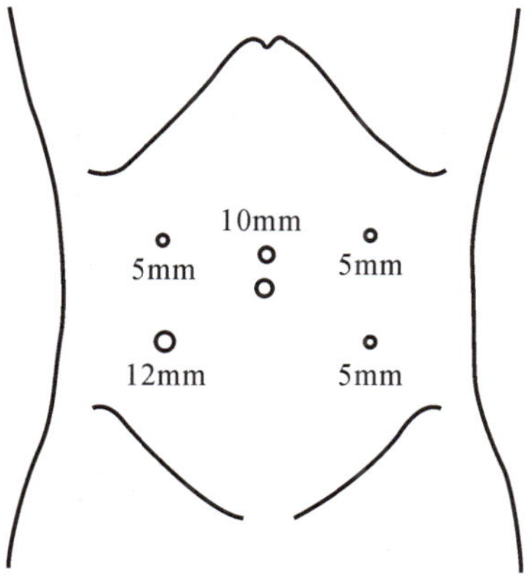

图 4 - 11 乙状结肠的穿刺套管分布

2. **乙状结肠的游离及淋巴结清扫**

采取中间入路打开乙状结肠根部系膜，进入左侧 Toldt 间隙。在接近肠系膜下动脉根部时，不过度向根部游离，而是自肠系膜下动脉根部上方向头侧游离，进入腹主动脉前方的神经裸区，以更好地保护肠系膜下动脉根部的神经丛，并且更完整地清扫血管根部淋巴结。在根部离断肠系膜下动脉，并在水平位置离断肠系膜下动脉。如肿瘤位于乙状结肠上段，需按照CME原则游离左半结肠，如肿瘤位于乙状结肠下段，需游离直肠上段。取左下腹经腹直肌切口，行体外结肠－直肠端侧吻合，完成消化道重建(彩图3)。

三、术后康复要点

1. 鼻胃管

择期结直肠手术中避免常规留置鼻胃管，有助于降低发热、咽炎、肺不张、肺炎、恶心、呕吐的发生率，且不会导致吻合口瘘的发生率增加。有胃肠胀气者，可临时留置鼻胃管减压，并在术后尽早拔出。对于有消化道梗阻的患者，需留置鼻胃管行胃肠减压。

2. 腹腔或盆腔引流管的管理

择期结直肠手术后患者无须常规留置腹腔引流管，且不会导致术后感染及吻合口瘘等并发症发生率增加。但对于直肠手术尤其是低位直肠癌行保肛手术者，吻合口瘘发生率较高，术中可视腹腔及吻合口状况选择性留置腹腔引流管。术后排除吻合口瘘、腹腔出血、感染等并发症及肠功能恢复后，可尽早拔除引流管。

3. 导尿管

导尿管留置超过2天，可显著增加尿路感染的发生率。行择期结肠手术者术后不常规留置导尿管，尿潴留发生率为9.0%，尿路感染发生率为1.5%；结直肠术后早期(术后24小时)拔除导尿管并口服α受体阻滞剂可较好地预防术后尿潴留的发生。对于行直肠手术者，可根据术中盆腔自主神经保护情况酌情延长导尿管留置时间。

4. 预防术后肠麻痹

术后肠麻痹是术后延迟患者出院的重要原因之一，目前尚无有效防止术后肠麻痹的药物，仅能采取一些应对措施，如明确肠麻痹病因并采取针对性治疗措施；不使用或早期拔除鼻胃管；提倡联合超声引导的周围神经阻滞、硬膜外镇痛；减少阿片类药物的使用；避免围手术期液体负荷过重；提倡行腹腔镜手术；尽早恢复经口进食；可咀嚼口香糖及使用爱维莫潘等药物。

5. 非甾体抗炎药

非甾体抗炎药(NSAID)是多模式镇痛的重要措施之一。术后早期短时使用NSAID可以改善结直肠手术后肠功能恢复，减少阿片类药物的用量，降低并发症发生率。无论是选择性还是非选择性NSAID，均不会使结直肠手术术后吻合口瘘的风险增加。使用NSAID时，应警惕出血、溃疡、肾功能损害等潜在风险。术前使用COX－2特异性NSAID进行疼痛预康复治疗，也可有效减少术后阿片药物用量，促进患者术后康复。

6. 营养状态评估及治疗

术前应对结直肠手术患者进行饮食管理宣教。在麻醉恢复期间，无呛咳、恶心呕吐、腹胀和头晕，即可试饮水，观察不良反应，并根据患者需求逐渐增量，术后2小时即可正常饮水。结直肠手术术后早期(24小时内)经口进食或肠内营养均不会导致感染或延迟胃肠功能恢复，术后早期开放饮食可为患者提供能量、蛋白质，并减少因禁食导致的胰岛素抵抗。与流质饮食比较，少渣饮食可以减少恶心，促进肠道功能恢复而不会增加其他并发症的发生率。对于术后不能尽早开始经口进食，或能量摄入不足（<60%的必需热量）持续超过7天且有管饲指征者，可在术后24小时内开始管饲，需要注意的是管饲速率应较缓慢（10～20 mL/h）。对于术后存在严重营养不良的患者，应及时开始营养支持治疗。

7. 术后早期活动与康复训练

手术患者应早期下床活动和康复训练，有助于快速康复外科治疗（ERAS）的实施。影响早期活动与康复训练的因素有：日常生活习惯、疼痛、营养状况、留置管道、合并症等。术后早期活动有助于减少肺部并发症及胰岛素抵抗，预防心血管事件发生，促进器官功能恢复。为了提高患者术后早期活动的依从性，术前应对患者进行宣教。麻醉复苏后，即可卧床进行康复训练，做好下床适应性准备。术后第1天在陪护下站立、移步并行走，逐渐增加运动量，每天坚持训练，但须警惕运动时跌倒。康复训练应延伸至术后日常生活中。

四、并发症及其处理

（一）切口感染及裂开

传统开腹手术，由于手术切口大，术中操作切口污染、术后切口感染及裂开的发生率较高，目前多采用腹腔镜技术甚至腹部无切口手术（NOSES），使切口感染和裂开的发生率明显下降。但仍然有一部分高危患者出现切口感染及裂开，常见原因是营养不良、贫血、低蛋白血症、皮下脂肪厚等。该并发症多发生于术后5～9天，感染切口常有红、肿、热、痛表现。腹壁的切口皮下感染，应早期切开引流，清创换药，保持创口清洁，促进愈合，并将切口脓液送检行细菌培养，选择敏感的抗生素。目前，合并慢性阻塞性肺疾病（COPD）的患者在剧烈咳嗽时多发生切口裂开，一旦裂开多有粉红色液体渗出或肠管膨出。此时应消除患者恐惧心理，以无菌敷料敷盖伤口，防止肠管进一步大量膨出，立即将患者送往手术室。在适当麻醉下对腹壁皮肤及外露肠管进行消毒，将肠管还纳腹腔，以减张缝线全层缝合腹壁，并用腹带加压包扎。术后，应根据患者状况，加强营养支持并予以雾化、排痰，避免患者剧烈咳嗽。

（二）吻合口瘘

吻合口瘘（anastomotic leakage，AL）是结肠癌术后严重的并发症之一，如不及时处理，病死率极高。吻合口瘘可导致患者住院天数延长，手术部位感染概率增加，或需再次造口，或发生危及生命的败血症等。有研究显示，结肠癌术后吻合口瘘发生率分别为6.4%（$n=9333$）、8.7%（$n=3193$）、7.6%（$n=2515$）。结肠癌患者以中老年人居多，因其肠道梗阻和功能紊乱导致全身营养状况差、消瘦、低蛋白血症及多种营养物质缺乏，直接影响组织的修复功能和机体的免疫功能，某些并发症（如糖尿病、肝硬化）亦影响吻合口愈合。另外，合并肠梗阻的结肠癌患者，在肿瘤切除后行肠吻合，术后一般肠壁组织愈合不良，易发生吻合口瘘。结肠吻合口瘘常发生于术后4～9天，左半侧结肠切除多见，一旦出现，腹腔内往往污染重，腹痛、腹肌紧张等腹膜炎症突出，并出现引流袋引流出粪性引流液及气体逸出，此外还有心率加快、血压下降等感染性休克表现。应及时再次探查，做近端肠造口术，以双管造口较好，可使转流充分并可通过远端进行冲洗，清洁瘘口促进愈合。如患者情况差，病情不允许同时处理吻合口病变时，应待瘘口部感染局限后再做二期处理。需要注意的是,良好的血供是保证吻合口正常愈合的重要因素。

(三)肠梗阻

结肠癌术后肠梗阻多由肠粘连引起,尤其是既往有腹部手术史者,对于粘连性肠梗阻,以保守治疗为主。嘱患者早期下床活动或采用“膝胸位”,避免小肠坠入盆底形成致密粘连。一旦保守治疗无效或肠梗阻反复可行剖腹探查。另外,肠梗阻亦可发生于肠系膜关闭不全,小肠进入孔隙形成内疝。左半结肠切除后出现左侧系膜裂空,小肠极易疝入左上腹与周围粘连可形成梗阻。因此,术中应注意缝合肠系膜空隙以防小肠突入。如经影像学评估后患者有典型机械性肠梗阻表现,应及时手术探查,防止肠坏死的发生。

(四)术后出血

结肠癌术后出血分为腹腔内出血和吻合口出血。前者常见于结扎血管脱落或电凝止血后血管活动性出血和系膜及手术创面渗血;血管活动性出血可出现失血性休克及腹腔引流管内短时有大量鲜红色血液溢出,血红蛋白明显下降,应积极行再次探查止血;系膜及手术创面渗血表现为慢性失血,血红蛋白下降缓慢,血浆引流呈暗红色,应首选止血药、输注血浆补充凝血因子等对症治疗。吻合口出血者表现为术后短时间内反复出现鲜血便且量大,予以止血药后症状缓解不明显,治疗时一般首选内镜下止血,可发现活动性出血点,通过电凝止血或血管夹夹闭出血点。

第四节　直肠癌的手术与康复

一、适应证与禁忌证

1. 适应证

(1)直肠癌早期($cT_{1\sim2}N_0$)者。

(2)局部切除后病理上存在追加手术必要者。

(3)直肠癌局部切除后复发者。

(4)新辅助治疗后达到间歇期的局部晚期直肠癌者。

(5)新辅助治疗后达到临床完全缓解,等待观察过程中出现肿瘤局部复发者。

(6)各种原因导致不适合或拒绝行新辅助治疗的局部晚期直肠癌者。

(7)转移病灶及原发病灶初始可切除,经多学科讨论后认为无须行新辅助治疗的晚期直肠癌者。

(8)转移病灶及原发病灶初始可切除,经多学科讨论后认为须行新辅助治疗后的晚期直肠癌者。

(9)转移病灶及原发病灶初始可切除,经多学科讨论后认为须优先切除原发灶的晚期直肠癌者。

(10)转移病灶及原发病灶初始不可切除,经转化治疗且多学科讨论后认为有原发灶切除必要的晚期直肠癌者。

(11)转移病灶不可切除,但原发灶存在出血、梗阻、穿孔等风险或症状,且经多学科讨论认为有必要切除原发灶的晚期直肠癌者。

2. 禁忌证

(1)存在各种器官功能障碍,不能耐受全身麻醉或大型手术者。

(2)经多学科讨论后认为行联合组织脏器切除仍无法达到根治性切除的局部晚期直肠癌者。

(3)经多学科讨论后认为无原发灶切除必要的晚期直肠癌者。

二、并发症及处理

(一)出血

术后出血是直肠癌术后早期较为常见的并发症之一,包括切口出血、腹腔内出血、吻合口出血。随着手术器械及可视化技术的发展,切口出血及术后腹腔内大出血已较为少见。切口出血主要表现为切口敷料血染,更换后反复血染,或更换时可见切口不断有鲜血渗出,以及切口疼痛加剧,尤其是切口下方形成“包块”。彩超显示切口液性暗区,往往提示切口或切口下方出血,通常出血量不大,不伴有明显生命体征变化。排除凝血功能障碍者,可予以药物止血,局部加压包扎,绝大部分切口出血可自行停止。观察 2 小时左右,若出血仍未停止,同时伴有生命体征变化及血红蛋白显著下降,则考虑可能存在肌间大动脉出血,需行手术探查、清创止血。

1. 术后腹腔内出血

术后腹腔内出血主要表现为:①引流管引流出大量新鲜血液,超过 100 mL/h,持续 4 小时以上无减少趋势;②予以积极对症处理后,血压及血红蛋白不能维持正常或持续下降;③出现失血性休克表现;④辅助检查提示盆腹腔内大量液性暗区,若无引流管或引流管未引出,而诊断性穿刺未抽出凝血。具有以上任意一项表现,则需考虑腹腔内大出血可能,积极对症止血、补液、输血等处理的同时,排除凝血功能障碍后,应考虑再次手术探查。

2. 吻合口出血

吻合口出血在直肠癌术后出血中相对常见,在使用管型吻合器情况下,吻合口出血的发生率约为 3.4% ,直肠癌占其中的 50% 以上,且通常发生在术后 72 小时内。

(1)吻合口少量出血:发生率更高,大多数不需要特殊处理,仅通过观察及药物处理就能自行停止。

(2)吻合口大出血:主要表现为术后短期内经肛门排出大量鲜红色血液或血凝块,伴或不伴明显生命体征变化,血常规提示血红蛋白持续下降,直肠指检可触及肠腔内血凝块。目前吻合口大出血,通常需要积极的内镜下检查及处理,即内镜下使用 1∶10000 去甲肾上腺素生理盐水稀释液冲洗、高频电凝止血和钛夹夹闭出血点,选取其中一种或三种方法组合应用。值得注意的是，内镜不能处理的吻合口大出血及较晚发生的吻合口大出血，大多伴随吻合口瘘的可能，应高度警惕，同时积极外科干预。

（二）吻合口瘘

吻合口瘘是直肠癌手术常见的严重并发症，其发生率为2.4%~15.9%，发生后的病死率高达16%。2010年，直肠手术吻合口瘘由国际直肠癌研究组（International Study Group of Rectal Cancer，ISREC）定义为：在结肠－直肠或结肠－肛管吻合部位的肠壁完整性的中断、缺损，使得腔内、外间室连通及于吻合部位旁出现盆腔脓肿。根据吻合口瘘发生的时间分为早期漏（术后30天内）和迟发漏（术后30天后）。根据临床表现严重程度不同又分为3个等级，即A级亚临床吻合口瘘，也称影像学吻合口瘘，无临床症状；B级表现为腹痛、发热，脓性或粪渣样引流物自肛门、引流管或阴道流出（直肠阴道瘘），白细胞及C反应蛋白升高；C级表现为腹膜炎、脓毒血症及其他B级吻合口瘘的临床表现。临床工作中，发现患者出现上述症状，应积极完善相关检查，按症状及辅助检查结果进行临床分级。

2019版《中国直肠癌手术吻合口瘘诊断、预防及处理专家共识》（以下简称《共识》）中建议对吻合口瘘进行分级处理。A级无须特殊外科干预，在通畅引流的前提下，采取全身营养支持和强有力的抗感染治疗。B级可先采取介入方法充分冲洗、引流，同时内镜下予以覆膜支架封闭漏口，但覆膜支架对肛门刺激强烈，且容易移位，患者耐受性往往较差；对于吻合口瘘直径超过1 cm者，覆膜支架难以达到促进愈合的目的；对考虑愈合时间较长或治疗无效的B级吻合口瘘患者，应积极考虑手术干预。C级首选手术治疗，术中充分冲洗，尽可能清除腹腔内污染物，术后充分引流。

建议分级处理的同时，《共识》也强调治疗的个体化原则，比如对于接受新辅助放疗及术后需要接受辅助治疗的吻合口瘘患者，建议采取更为积极的干预措施。在治疗过程中严密监测患者病情变化，同时治疗需要建立在与患者及家属充分沟通、知情的情况下进行。对于B级患者，若患者身体状况较差、高龄及患者和家属对于再次手术或造瘘持积极态度等，需要更多地考虑外科干预。

（三）吻合口狭窄

吻合口狭窄发生率为5.3%~13.8%，其诊断主要包括三个方面：①肠镜提示瘢痕狭窄长度超过1 cm且直径为12 mm的结肠镜不能通过的吻合口；②常伴有排气、排粪时左侧腹部胀痛、排便次数增多、粪便变细和排便困难等症状；③直肠指检时示指不能顺利通过、经肛门造影和直肠磁共振等提示吻合口狭窄。

对于吻合口狭窄的治疗，目前临床采用的方式主要有经肛门手指扩张吻合口、经内镜扩张吻合口、经腹手术切除狭窄肠段及结肠造口等。①对于直肠指检可触及的吻合口，且狭窄程度较轻的患者，可通过定期经肛门指检扩张。②对于直肠指检不触及的吻合口狭窄，可使用内镜下球囊扩张（需注意的是，虽然单纯使用内镜下球囊扩张成功率高达85.4%，但存在一定穿孔的风险）；内镜电灼切开术（endoscopic electrocautery incision，EECI）是另一种内镜治疗方法，该方法可单独使用或联合内镜下球囊扩张术等使用。与内镜下球囊扩张治疗相比，EECI具有成功率高、狭窄复发率低、并发症发生率低的优点，成为短时间非炎性狭窄的首选。③对于内镜下无法处理或内镜下处理失败的患者，手术治疗可能是最后的选择。手术包括经肛手术（经肛狭窄环切除、经肛放射状切开狭窄环）和经腹手术。但由于既往手术、辅助放疗以及既往出现的腹腔感染等，使得手术治疗难度及风险明显增加。

（四）低位直肠前切除综合征

《国际低位直肠前切除综合征共识》将低位直肠前切除综合征（low anterior resection syndrome，LARS）定义为直肠癌患者行直肠前切除术后，出现大便排空障碍、大便急迫、大便失禁、大便性状改变、大便遗漏、反复排便时，或排便后疼痛、里急后重以及其他难以预测的肠功能改变八项症状中的至少一项，并对患者的情绪、精神、社交、人际关系、日常生活、工作等多个方面中的一项或多项造成负面影响，从而导致患者术后生活质量下降的综合征。临床工作中，我们发现几乎所有直肠患者术后都会出现或轻或重的 LARS 表现。

1. LARS 评分

LARS 评分是目前国际较为通用的评分工具，共 5 个条目，即排气失禁、稀便失禁、每日排便次数、里急后重感和排便急迫感。5 个条目总分为 42 分，0 ~ 20 分为无 LARS，21 ~ 29 分为轻度 LARS，30 ~ 42 分为重度 LARS。此外，还有纪念斯隆 - 凯特琳癌症中心肠道功能量表（The Memorial Sloan - Kettering Cancer Center Bowel Function Instrument，MSKCC BFI），该量表包含了 18 个与 LARS 相关的问题，相比于 LARS 评分更加全面、严谨，适合临床专业人员使用。另有克利夫兰诊所 FI 量表（又称 St Mark 失禁评分），包括固体大便失禁、液体大便失禁、排气失禁、使用卫生垫和因失禁而影响生活 5 个项目，总分为 20 分，0 分为正常，20 分为完全失禁，分数越高则表示患者失禁程度越严重。

2. LARS 的治疗方法

LARS 的治疗方法主要包括饮食治疗、药物治疗和物理 - 生理治疗。根据上述评分量表评估 LARS 的严重程度，确定严重程度后，从最基本的饮食治疗开始，包括增加膳食纤维及益生菌的摄入，避免生冷、辛辣等刺激性食物摄入。药物治疗常用的药物有止泻药（如洛哌丁胺）、解痉药（如山莨菪碱）及 5 - 羟色胺受体拮抗剂（如雷莫司琼）。物理 - 生理治疗主要包括肛门灌洗、顺行灌肠、盆底康复治疗、骶神经刺激和经皮胫骨神经刺激。

三、康复治疗

盆底康复治疗包括盆底肌肉训练、生物反馈训练和直肠球囊训练，通过这些训练可恢复肛门括约肌的收缩力量、时间及肛提肌的协调性，增强患者感知直肠扩张的能力，从而减轻或消除 LARS。①盆底肌肉训练又称凯格尔锻炼，是盆底康复治疗的基础，可以通过专业盆底康复治疗师或标准网络视频进行学习。对于训练的量和时间，目前没有确切的标准，建议取卧、立、跪以及两腿分开端坐四个不同体位进行力量训练，目标是保持每次肌肉收缩 6 ~ 8 秒，然后增加 3 或 4 个快速收缩，休息约 6 秒，每个体位共完成 8 ~ 12 次，并鼓励最大的收缩努力。②生物反馈训练需要借助肛门测压设备的生物反馈训练进行系统治疗。③直肠球囊训练是通过经肛塞入带有牵拉线的球囊，向球囊注入不同量的空气或水，球囊扩张后，反复牵拉扩张刺激直肠、肛门，同时嘱患者做10～15min排便动作。

骶神经刺激（sacral nerve stimulation，SNS）和经皮胫骨神经刺激（percutaneous tibial nerve stimulation，PTNS）均是有创或微创治疗，主要用于治疗失禁。SNS治疗分为效果评估阶段和刺激器永久置入阶段，其治疗机制可能是骶神经的刺激增加了结肠的逆行性运动、减弱了结肠的顺行性运动，同时刺激肛管括约肌收缩，增加肠管静息压，使残余控便能力增强，从而改变排便失禁的症状。PTNS机制与SNS相同，只是通过胫骨神经逆行刺激盆腔神经达到治疗目的。

第五节　全盆腔脏器切除手术与康复

一、适应证与禁忌证

约10%的原发性直肠癌在确诊时已发生周围组织器官浸润，但尚未发生远处转移，属局部晚期病变。在接受TME后仍有5%～10%患者出现盆腔内的局部复发。对于这类局部晚期肿瘤患者，手术难度大大增加。1948年，Brunschwing首次提出盆腔脏器联合切除术（PE），将其作为复发宫颈癌的姑息治疗，并在1950年至20世纪60年代逐渐扩展到其他妇科恶性肿瘤、泌尿系肿瘤及直肠肿瘤的治疗，后用于晚期盆腔恶性肿瘤的姑息性治疗。1981年，Wanebo等人将骶骨切除术与盆腔脏器联合切除术结合处理骶骨受累的直肠癌。1992年，Maetani等人报道了全盆腔脏器联合骨盆、骶骨切除术。随着手术技术的进步，盆腔脏器联合切除术现已发展成为局部晚期直肠癌、泌尿系肿瘤、妇科肿瘤的根治性治疗手段。但其手术范围大，术后并发症风险高，导致联合脏器切除手术的开展一直受到很大争议。

因此，行盆腔脏器联合切除术前需进行全面的检查，包括患者一般情况、血红蛋白（HGB）、白蛋白（ALB）、血清肿瘤标志物CEA、CA19－9水平测定，肠镜、膀胱镜、穿刺组织活检等方式明确肿瘤组织病理类型，结合CT、MRI、PET－CT、直肠腔内超声等影像学检查明确局部肿瘤位置、大小、盆腔脏器累及情况以及远处转移灶的情况。

1. 适应证

（1）术前病理证实为结直肠恶性肿瘤者。

（2）术前影像学检查未发现不可切除的远处转移病灶者。

（3）术前经多学科讨论确定有手术指征者。

（4）无严重心、肺疾病等手术禁忌者。

（5）合并盆腔外可切除的转移灶，可谨慎开展联合切除者。

2. 禁忌证

（1）有不可切除远处转移者。

（2）因严重心、肺疾病等不能耐受手术者。

（3）其他相对禁忌证包括：①侵犯骶2及骶2水平以上者；②侧盆壁或重要结构（如坐骨神经、髂外血管或骨性骨盆）受侵者；③肿瘤进展迅速，预期寿命少于3个月者等。

二、手术详解

1. 术前评估

盆腔复发分为中央型复发和周围型复发。中央型复发指复发肿瘤主要位于盆腔的中线，如阴道或阴道残端，宫颈、宫体、宫旁、膀胱和直肠等，未累及盆壁。周围型复发指复发肿瘤病灶侵犯盆壁肌肉或血管。对于无远处转移的原发或复发局部晚期结直肠癌，联合脏器切除是首选的治疗方案，但手术范围广、手术难度大、围手术期并发症风险高，术前需胃肠外科、妇科、泌尿外科等多学科协作，充分评估以选择可能获益的病例。大部分复发患者之前已接受过手术、放疗、化疗，术前需充分评估患者的全身营养状况及体力状况，对于重度贫血、低蛋白血症等患者，术前需进行纠正。

在影像学评估方面，术前应进行全面检查了解有无远处转移。术前 PET - CT 可以辅助诊断局部复发或转移，并可发现盆腔外转移的病灶，对治疗决策的制订有重要作用。研究报道，40 例复发妇科恶性肿瘤患者行 PET - CT 检查后，有 15 例改变手术决策。PET - MRI 诊断直肠癌复发的灵敏度为 94%，特异度为 94%，阳性预测值为 97%，阴性预测值为 90%，较 MRI 高。高分辨盆腔 MRI 对于评估局部肿瘤大小、邻近组织受侵程度及盆壁受侵情况方面更有意义。对于可疑直肠、膀胱受侵患者，术前可行肠镜、膀胱镜检查以准确评估肿瘤侵犯情况。大部分患者术前已接受过手术、放疗，盆壁纤维化、粘连重，术中对于输尿管的辨别、游离存在困难，术前或术中可考虑在膀胱镜下行输尿管支架置入，以便于对输尿管的保护。

2. 切除范围和手术方式

盆腔脏器联合切除术切除范围较广，涉及肠道（可能包括小肠、乙状结肠、直肠、肛门）、泌尿生殖系统（男性包括膀胱、精囊腺、前列腺、输尿管等，女性包括子宫、附件、阴道、尿道、外阴等），如病变累及骶骨，还需行骶尾骨切除术。《超全直肠系膜切除层面的原发性直肠癌和局部复发直肠癌盆腔脏器联合切除中国专家共识（2023 版）》依据复发灶位置、受侵脏器、潜在 R0 切除率及相对预后的不同，总结出局部复发直肠癌中国分型，将复发直肠癌分为轴向型、前向型、侧向型、后向型（骶骨型）、侧盆壁型及混合型。依据切除范围而有多种不同的术式，其中经典的有全盆腔脏器切除术（TPE）、前盆腔脏器切除术（APE）和后盆腔脏器切除术（PPE）。

（1）全盆腔脏器切除术：切除范围包括直肠、肛门、膀胱、前列腺、输尿管下段及盆腔淋巴结，女性患者还包括子宫、阴道和（或）外生殖器（图 4 - 13、彩图 4）。

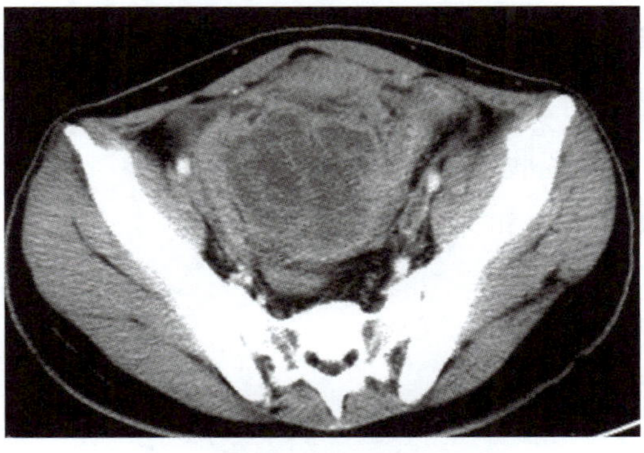

图 4 - 13　直肠癌侵犯膀胱、盆腔 CT

(2)前盆腔脏器切除术:切除范围包括膀胱、输尿管、尿道,女性患者生殖系统包括子宫、阴道和(或)外生殖器。

(3)后盆腔脏器切除术:适用于女性患者,保留膀胱(可部分切除),切除范围包括直肠(或肛门)、子宫、阴道和盆腔淋巴结。近年来,部分学者将直肠癌侵犯骶前筋膜和骶骨时行直肠联合骶骨切除称为后盆腔脏器联合骶骨切除术(图 4-14、彩图 5)。

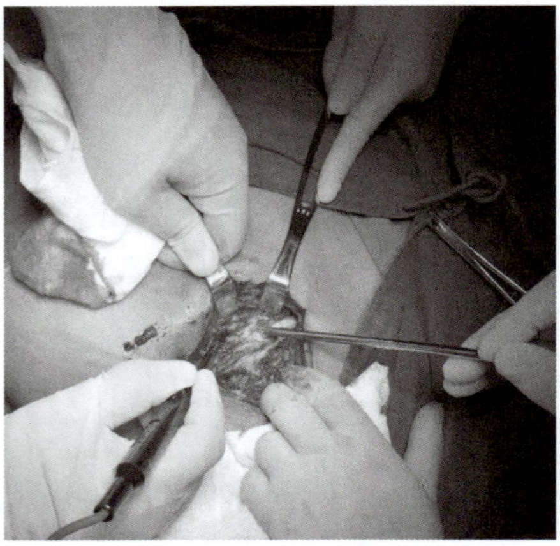

图 4-14　俯卧位经骶切口显露骶骨

(4)保留肛门的全盆腔脏器联合切除术(SPTPE):也称前盆腔脏器切除术,主要适用于保留肛门和(或)部分直肠且需行膀胱全切的患者,切除范围包括上段直肠、膀胱、前列腺、输尿管下段和盆腔淋巴结,女性患者还包括子宫和阴道。在离断尿道后在肿瘤下缘 2 cm 处以闭合器离断直肠,用消化道管型吻合器行结肠-直肠/肛管端-端吻合(彩图 6)。

3. **造口方式及泌尿系重建**

盆腔脏器联合切除术造口方式包括乙状结肠永久性造口(对于切除肛门者),或回肠-结肠双腔造口。泌尿系的重建根据膀胱输尿管受侵的部位、残余膀胱的体积以及残余膀胱是否有收缩功能等,综合判断泌尿系重建的方式。肿瘤侵犯部分输尿管,可行输尿管部分切除端-端吻合;下段输尿管部分切除者可行输尿管膀胱再植或膀胱瓣输尿管吻合;长段缺损可考虑输尿管断端与对侧输尿管吻合,或直接行输尿管皮肤造口术、肾造瘘术。对于肿瘤侵犯膀胱底,可考虑行膀胱部分切除修补术;一侧膀胱三角处受侵,可行输尿管膀胱部分切除、膀胱修补术及输尿管再植术;膀胱容量不足时,可酌情行膀胱扩大术。对于膀胱三角或前列腺受侵行全膀胱切除者,可考虑行 Bricker 回肠膀胱术,或输尿管皮肤造口术,还有旷置结肠代膀胱或原位新膀胱术。对于高位骶骨切除等导致支配排尿的神经损伤、膀胱收缩功能不良、切除后尿道狭窄且保留膀胱的患者可考虑行膀胱造瘘术(图 4-15)。

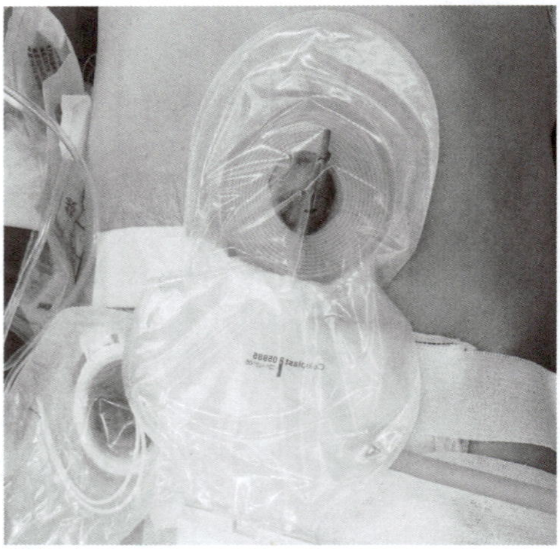

图 4-15　回肠代膀胱、横结肠双腔造口

4. **术中放疗**

对于术中可疑切缘阳性或术前多学科讨论认为需要的患者联合术中放疗。运用移动式术中放疗加速器行术中放疗,在切除肿瘤后,利用限光筒精确设定照射区域,针对瘤床行精确定

位放疗(照射剂量 15～20 Gy)①,之后再行肠道吻合(图 4－16)。

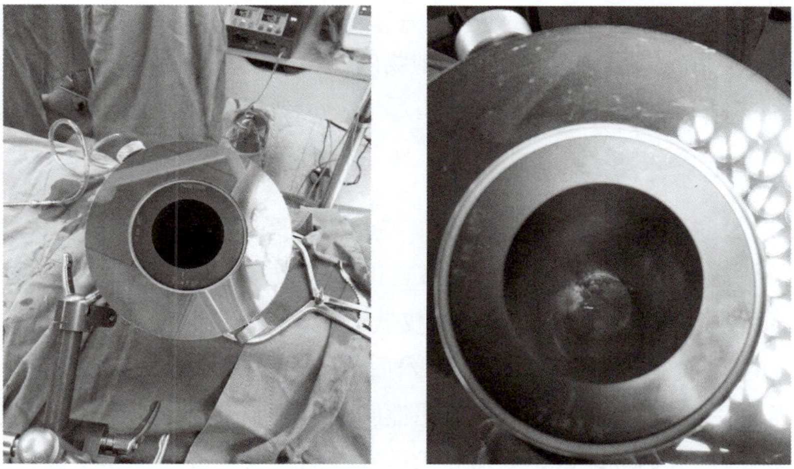

图 4－16　术中放疗

5. 腹腔镜

目前已有多例腹腔镜辅助盆腔脏器联合切除术的报道。越来越多的医疗机构针对开展了微创盆腔脏器联合切除。部分回顾性研究显示,微创直肠癌盆腔脏器联合切除术较开放手术可减少术中出血量,降低外科部位感染率,缩短住院时间。对于既往无盆腔手术史、肿瘤未侵及盆壁的盆腔肿瘤行腹腔镜脏器联合切除是可行的。

三、围手术期护理

1. 术前护理

行全盆腔脏器切除术患者,可能面临术后肠道和尿道双造口,会严重影响患者术后生活质量、社交等,对患者心理影响较大。因此术前应充分告知造口的重要性、造口位置、造口功能及造口术后的生理变化,帮助患者克服悲观、自卑的心理,正确面对。

术前选择恰当的造口位置对造口者是非常重要的,特别是行双造口的患者。如果造口位置不当,可能导致术后护理困难,容易出现粪便或尿液渗漏。选择造口位置的标准有:①造口应在患者可以看见的位置,便于护理。②造口尽量选择通过腹直肌,在腹部平坦处,远离瘢痕、皮肤凹陷、骨突处、腰围处,便于佩戴造口袋。

2. 术后护理

术后应密切观察患者的生命体征,定时更换体位,鼓励患者深呼吸、咳嗽、咳痰,预防肺部感染;鼓励患者早期活动,预防下肢静脉血栓;保持腹腔引流管的通畅,观察各引流液的性状。密切观察造口的血供、功能及其他情况,指导患者和家属掌握造口袋的护理知识和方法。在饮食方面,指导患者术后进食应先流质饮食,少量多餐,逐步过渡到半流食,软食;饮食宜多样化,

① Gy 简称“戈”,是物理量电离辐射能量吸收剂量的标准单位,即任何类型的辐射在 1 kg 任何物质中被吸收的能量,1 Gy＝1 J/kg,在医学领域用于描述放疗以及核医学中使用的辐射剂量单位。

营养均衡,注意饮食卫生。

3. 出院指导

出院指导包括生活的指导、观察造口及排泄物的性状。若造口出血或腹泻,应及时就医;避免负重,预防并发症的发生(如造口脱垂、造口旁疝)。鼓励患者积极参加社会活动,促进心理康复。

四、并发症观察及处理

盆腔脏器联合切除术的术后并发症发生率为32%~86%,与尿路重建相关(输尿管吻合口瘘、输尿管穿孔、输尿管狭窄、缺血、支架堵塞),以切口裂开和腹腔脓肿最常见。目前全盆腔脏器切除术泌尿系统重建方式主要为输尿管皮肤造口术及回肠代膀胱术等。

1962年,Clark首次对盆腔脏器联合切除术后出现的会阴部肠瘘及尿瘘进行了报道,并提出空盆腔综合征。之后,有更多直肠及妇科恶性肿瘤行盆腔脏器联合切除术后出现盆腔相关并发症的报道被发表,人们逐渐认识到盆腔术后残存的巨大空腔可能是引起此类并发症的重要诱因。

目前,空盆腔综合征的定义可概括为:盆腔脏器联合切除后,在盆腔残留的空腔内形成脓肿、血肿及淋巴囊肿,进而引起会阴部创面迁延不愈、会阴疝形成、窦道形成、反复出现肠梗阻、肠瘘、尿瘘等一系列症状。对于盆腔脏器切除术后盆腔的残腔,可以考虑进行盆腔填充处理以降低术后空盆腔综合征的发生。全盆腔脏器切除术后盆底缺损大,直接关闭盆腹膜困难。盆底重建有带蒂大网膜填塞盆腔,带蒂肌肉皮瓣填塞修补会阴及盆腔缺损,人工可吸收材料修补等。故可采用生物补片关闭盆腹膜,选用合适大小的补片与残留腹膜缝合关闭腹膜腔重建盆底,减少小肠坠入盆腔致粘连性梗阻、盆底疝等并发症的出现(图4-17)。随着手术技术及吻合器械的发展,盆腔脏器联合切除术术中保肛概率增加,避免了结肠永久性造口,提高了患者的生活质量。目前直肠前切除术后常见并发症为吻合口瘘,术前放疗会增加术后吻合口瘘风险。若在术中行保护性造口,可降低这一风险。保留肛门的全盆腔脏器联合切除术术中保留了肛门及部分直肠、阴道、尿道等盆底组织,并可完成乙状结肠-直肠吻合,减少术后盆腔残腔。此外,充分的盆腔引流、抗感染、纠正低蛋白血症等有助于降低空盆腔综合征的发生。

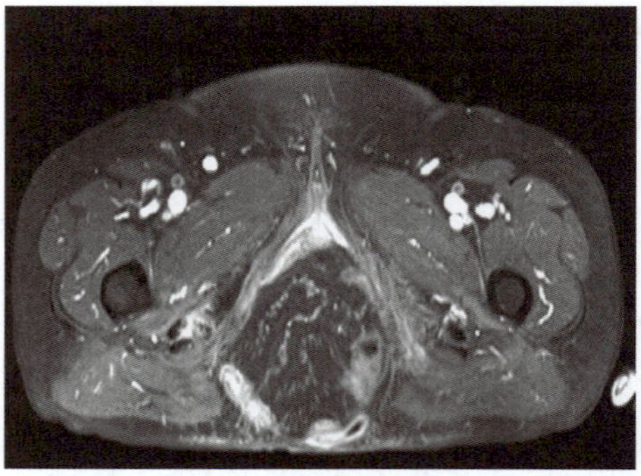

图4-17 小肠盆底疝盆腔MRI图像

经典案例

肖某某,68岁,已婚,有一子,家庭支持良好。1991年6月,患者出现大便习惯的改变,但并未在意,多次入院接受手术、化疗、免疫等治疗30余年。

【治疗经过】

1991 年 11 月 28 日，患者因直肠癌行“剖腹探查 + 直肠切除术 + 横结肠癌根治术 + 乙状结肠腺瘤切除术”。术中见直肠肿物占位，术后病理：（结肠、直肠包块）中分化黏液腺癌，侵及全层，淋巴结（2/27）查见癌转移。后行术后辅助化疗 1 个周期。

1993 年 4 月 2 日，患者因“直肠吻合口狭窄、吻合口肿瘤复发”行剖腹探查横结肠造口术。术后于 2004 年 1—3 月行 2 周期 FOLFOX 方案化疗。因化疗不良反应大，未行后续治疗。

2012 年 3 月，患者因“造瘘口间断流血”行肠镜检查，病理提示：（距远端造瘘口 2 cm）符合直肠癌复发；遂于 2012 年 3 月 19 日，行“剖腹探查横结肠肠段切除 + 横结肠造口术”。

2016 年 7 月，患者因“直肠残端癌复发”行剖腹探查及“膀胱镜输尿管支架管置入 + 经皮输尿管内置管 + 肠吻合 + 腹腔置管引流术”。

2020 年 11 月，患者复查盆腔核磁共振，发现距肛 2 cm 直肠黏膜不均匀增厚，长约 6.8 cm，厚 1.4 cm，考虑直肠癌复发。患者后续行 2 年免疫治疗。

2023 年 2 月，患者复查肠镜提示：复发，后续行靶向治疗。完善术前检查后，于 2023 年 8 月全身麻醉下行“腹会阴联合直肠切除 + 左侧输尿管松解 + 左输尿管膀胱再植 + 膀胱修补 + 腹腔恶性肿瘤特殊治疗术”。

【案例评价】

该患者经济状况一般，医疗支付方式为市社保，目前照顾者是妻子和儿子，二人对其都很耐心、细致，家庭氛围良好。患者诉说平时比较注重自身形象，自得知患癌后，时常唉声叹气、消极抑郁，在家人和医务人员的支持引导下，逐渐调整心态，且在长时间的“造口生活中”，仍然保持积极的情绪。虽然多次复发，依然对生活充满信心，且在戴造口期间，和朋友开了饲料加工厂，家庭经济条件得到改善。他调侃：“没有了肛门以后大便只需要放就可以了，不用蹲厕所方便多了”，态度十分乐观。

案例中，患者面对疾病的挑战，始终不服输，所展现出的与疾病做斗争的顽强精神值得我们学习。生活总是充满未知的挑战和困难，无论未来遇到什么样的困境，希望大家都能坚信生命奇迹，奋勇前行，活出最美丽的自己。

第六节 结直肠癌术后常见伤口与康复

一、不同切口拆线时间及注意事项

1. 拆线时间

切口拆线的时间需根据患者切口的部位、切口张力、缝合方式及患者的年龄、基础情况等因素来决定，一般来说，头面部切口术后 4～5 天，颈部切口术后 5～6 天，会阴部、下腹部切口术后 6～7 天，上腹部、胸部、背部切口术后 7～9 天，四肢切口术后 10～12 天，减张切口术后 14 天可进行拆线。如果切口发生感染，应提前拆线引流并加强伤口换药。年老体弱、严重贫血、消瘦、恶病质、糖尿病、慢性咳嗽者等均需适当延长拆线时间。

2. 拆线注意事项

①剪线时应使用镊子提起线结，将线结下方缝线剪断，不应在缝合线的中间或线结的对侧剪线，否则拉出线头时势必将暴露在皮肤外面的、可能被细菌污染的部分缝合线拉过皮下，增加感染机会。②拆线时需注意轻柔牵拉，用剪刀尖剪断缝线，以避免过分牵拉导致的疼痛和缝线移动致发生局部感染。③拆线后若发现切口愈合不良或有切口裂开的可能，可用蝶形胶布牵拉保护。

二、影响伤口愈合的相关因素及常规护理

伤口愈合指由于致伤因子的作用造成组织损伤后，局部组织通过再生增殖，对损伤和缺损的组织进行充填、连接或替代的一系列修复过程。上皮从创缘开始，通过有丝分裂和细胞移行，形成新生上皮细胞覆盖伤口，标志着伤口愈合过程的完成。

（一）影响伤口愈合的因素

在伤口愈合过程中，会受到很多因素的影响，这些因素可分为全身因素和局部因素，在临床工作中可以利用有利因素，避免不利因素，促进创面早期愈合。

1. 全身因素

（1）年龄：年龄是影响伤口愈合的重要因素。随着人的衰老，组织的再生能力逐渐减退，加之血管硬化导致局部组织的血液供应减少；衰老还会使成纤维细胞的分裂增殖周期明显延长，使伤口的愈合过程延迟，甚至迁延不愈。

（2）全身性疾病：如糖尿病、恶性肿瘤、自身免疫性疾病、肝肾功能衰竭等均能影响伤口愈合。

（3）身体营养状况：营养状况的好坏，也会影响伤口的愈合。蛋白质的缺乏，常导致组织细胞的再生不良、肉芽组织生成受阻。维生素 C 的缺乏，将使成纤维细胞合成胶原的功能发生障碍，影响成纤维细胞转化为纤维细胞；维生素 A、维生素 B_2 和维生素 B_6 等缺乏会导致纤维化不良。微量元素锌的缺乏，可使组织细胞的再生能力降低、再生速度减慢，伤口愈合延迟。

（4）循环系统功能状态：低血容量性休克患者的皮肤和软组织的血液供应代偿性会降低，以保证心脑的血液供应；严重贫血可使血红蛋白携氧能力降低，供氧同样不能满足组织的代谢需求；心力衰竭或动脉硬化也同样可使周围组织的血液供应障碍，从而影响创面愈合。

（5）肥胖：肥胖者常伴有内分泌失调，易引起糖尿病、高血压、动脉硬化、冠心病等疾病，而且脂肪组织的血液供应也会相对较少，从而间接影响伤口愈合。

（6）吸烟：香烟中的尼古丁可以兴奋交感神经，引起血管内膜的损害，并能收缩毛细血管，导致微循环血流障碍。

（7）用药情况：化疗药、类固醇药、抗感染药等均可抑制伤口愈合。

（8）放射性治疗：放射性治疗是恶性肿瘤的主要治疗手段之一，但射线在杀灭肿瘤细胞的同时，会不可避免地造成正常组织的损伤，影响术后伤口的愈合。

（9）心理状态：过度持续的焦虑、抑郁等精神状态多伴有躯体自主神经功能失调，也会使机体的免疫系统功能受损，间接影响伤口的正常愈合。

2. 局部因素

(1)感染:是伤口愈合缓慢的常见原因,轻度的细菌污染不会影响伤口愈合过程,但当伤口组织的细菌负荷加重、机体抵抗力下降时,严重感染会影响伤口的修复愈合。

(2)局部血液供应状态:伤口的愈合需要有良好的血液循环,一方面为同伤口区提供充足的氧和必要的营养物质,另一方面是将局部的代谢产物和毒性产物运出。无论是全身因素还是局部因素导致的供血不足或血液回流障碍,均会影响伤口的正常愈合。伤口周围组织的出血、水肿以及张力增加也是伤口局部血液循环障碍的主要原因之一。

(3)异物及坏死组织:伤口内异物是伤口愈合困难的常见原因,如外科缝线会刺激局部组织,加重炎症反应;坏死组织可以加重局部炎症反应,有利于细菌的大量繁殖,阻碍伤口肉芽组织的生长。因此,及时有效地清创才能促进伤口迅速愈合。

(4)血肿:首先,伤口的血肿有利于细菌的繁殖,增加伤口感染的可能性,是影响伤口局部血供的原因之一;其次,血肿会加大局部伤口间隙,直接影响伤口愈合;最后,血肿的存在会加重局部组织的炎症反应,从而对伤口愈合产生影响。

(5)伤口温度、湿度:伤口在湿性环境下愈合速度加快;同样,接近体温的伤口局部温度也有利于愈合,有研究表明,即使局部温度仅降低 2 ℃也会阻碍伤口的组织细胞生长。

(6)制动:良好的制动是伤口愈合的基本要求。过早、过度的活动均易加重伤口的渗出,加重局部肿胀,同时也易导致新生肉芽的损伤出血。

(7)伤口部位:不同部位的伤口愈合是有差别的,这与不同部位的血供丰富程度不同有关。部分结直肠患者术后有造口,手术切口与造口的位置关系也是影响伤口愈合的因素之一,如切口距造口较近,造口排泄物易污染伤口,进而影响伤口的愈合。

(二)术后伤口的常规处理

(1)手术切口感染一般发生在手术后 7 ~ 14 天内。手术后,应观察手术切口是否出现出血、渗出液、积液、积脓及红肿热痛等表现,发现问题及时处理。

(2)手术后常规使用无菌纱布或岛状敷料覆盖切口部位,若伤口敷料未见渗血、渗液,术后第一天不建议常规更换敷料,以免影响切口的正常愈合。手术后 48 小时后采用无菌技术更换敷料,并密切观察切口部位是否持续存在红、肿、热、痛或裂开等切口并发症发生。如果手术切口部位出现敷料被渗出液浸透、切口部位有出血迹象、患者感知到突然发生的切口部位疼痛,或闻到切口部位有异味等异常情况,应即刻报告医生,并全面评估切口,选择适合的敷料更换,同时做好记录。

(3)根据术后的时间及伤口的愈合情况适时进行拆线。

三、常见伤口并发症

(一)切口感染

切口感染是病原微生物通过伤口侵入机体,并在体内生长、繁殖,导致机体的正常功能、组织结构受到破坏,引起组织损伤性病变、切口延迟愈合的病理反应,是结直肠癌患者术后最常见的切口并发症(彩图 7)。

1. 原因

(1)患者因素:包括年龄(高龄或婴幼儿)、肥胖、营养不良、术前全身或局部存在感染灶、术前未做好手术区域的皮肤清洁、未做好肠道清洁等。

(2)术者因素:如手术人员无菌观念不强、切口保护不力,易导致切口受到污染;手术操作不熟练、手术时间延长、术中冲洗不彻底、流不通畅及切口缝合技术欠缺等因素会影响切口的愈合,增加术后切口感染的机会。

2. 临床表现

(1)切口有红、肿、热、痛,有脓性分泌物,伴随病原学诊断依据(如分泌物培养阳性),深部切口引流出脓液或穿刺抽出脓液。

(2)患者伴有发热和白细胞增加。

3. 处理方法

(1)拆除缝线引流,同时进行细菌培养,查找致病菌。

(2)采用棉球擦拭法或冲洗方法进行伤口清洁,再使用无菌生理盐水溶液冲洗干净。

(3)根据伤口具体情况选择合适的清创方法,彻底清除伤口中残留的腐肉、坏死组织、血块及残留缝线。

(4)选择合适的敷料填充引流。新型敷料品种很多,需根据切口的不同情况选择使用。如使用抗感染或抑菌敷料控制感染,使用吸收型敷料管理渗液,使用增殖期敷料促使肉芽增殖等。

(5)注意保护切口周围皮肤免受渗液浸渍。

(6)对于有窦道或潜行的伤口,可使用注射器加引流管冲洗方法清洁伤口。选择可以整条放入和取出的敷料填充窦道及潜行,如高渗盐敷料、纳米银敷料等。填充时务必将敷料填入窦道底部,填充物松紧适宜。选择性使用负压伤口治疗技术促进窦道或潜行闭合。

(二)切口脂肪液化

近年来,随着肥胖人群的增加和高频电刀的广泛应用,切口脂肪液化越来越多见。手术切口的脂肪液化实质是切口处脂肪细胞无菌性变性坏死过程中细胞破裂后的脂滴流出(彩图8)。切口脂肪液化是腹部手术创口愈合过程中较为常见的并发症,如处理不当,切口脂肪液化可转化为切口感染,使切口愈合困难,愈合时间延长。

1. 原因

(1)高频电刀可使支配脂肪的毛细血管由于热凝固作用而栓塞,导致本身血运差的脂肪组织血液供应进一步发生障碍。

(2)术中来回移动拉钩,牵拉、挤压脂肪组织,大块钳夹、结扎,止血不彻底,切口暴露时间长等均可能导致脂肪组织发生氧化分解反应。

(3)术中使用乙醇,使乙醇进入切口内,导致脂肪组织变性后坏死。

(4)术中操作不当,如脂肪层与肌鞘层过度分离、缝合过紧或缝线切割脂肪组织过多均会影响脂肪组织的血供,导致脂肪液化的发生。

(5)合并糖尿病、贫血、低蛋白血症的患者,若血糖控制不佳,贫血、低蛋白血症未得到较好的纠正，可导致血运较差的脂肪组织血供进一步发生障碍。

2. 临床表现

切口脂肪液化多发生在手术后4～14天，在更换敷料、拆线后当日或次日可见渗液从切口溢出，多为黄色或淡血性，液体中出现游离的脂肪滴。患者多数无切口疼痛主诉，切口不红或稍有红肿，按压时切口皮下渗液较多或有波动感。涂片镜检可见大量脂肪滴，少量炎性细胞，无脓细胞。渗液细菌培养结果常无细菌生长。

3. 处理方法

(1)评估伤口，判断脂肪液化的原因及影响因素。

(2)根据渗液量及位置尽早充分引流，保持引流通畅。

(3)渗液较多时，可以考虑使用负压伤口治疗促进引流及伤口愈合。

(4)密切观察是否有继发感染发生，及时取分泌物做细菌和药物敏感试验，根据培养结果遵医嘱使用抗生素。

(三)排线反应

排线反应指手术切口处的组织对手术缝线的排斥反应，属于Ⅳ型变态反应，即迟发性免疫反应，既可以发生在丝线缝合的伤口上，也可以发生在可吸收线缝合的伤口上。

1. 原因

排线反应的发生跟个人的体质有关，容易出现排斥反应的因素有吸烟、酗酒、糖尿病、肝肾功能不良、服用激素等。

2. 临床表现

排线反应可能在术后立刻出现，也可以出现于术后数月至数年不等，其在临床上表现如下。

(1)表皮缝合出现的排线反应，在针眼处出现红肿甚至渗液。

(2)皮下或肌肉的缝线出现排斥反应，线头会经伤口排出。

(3)大部分深部组织的排线反应看不到线头，在已经愈合的伤口上出现破溃、渗液、流脓等。

3. 处理方法

轻度的排线反应可在伤口表面能看到线头，但未出现红肿或化脓等症状。进行常规消毒后，拆除线头，保持创面的清洁卫生可防止感染。如果出现皮肤破溃、渗液等，需按时换药，充分引流，控制感染，促进伤口愈合。

(四)伤口出血

1. 原因

术中止血不完善、手术缝合技术不良、患者自身凝血功能障碍或术前服用抗凝药物，以及术前准备不充分等都会造成术后伤口出血。

2. 临床表现

伤口出血临床表现为伤口敷料被血液浸湿，血液从缝线内渗出。手术切口深部组织出血表现为引流管内引出大量血性渗出液。

3. 处理方法

发现伤口出血，应即刻打开敷料观察，明确出血的情况和原因。少量的出血，一般经更换切口敷料，加压包扎或全身使用止血药物即可止血。出血量大者，可给予无菌纱布、止血海绵或藻酸盐类敷料按压止血，同时应加快输液，必要时可输血或血浆，扩充血容量。如果按压20分钟仍出血不止，应做好再次手术止血的准备。

（五）瘢痕增生

1. 原因

在伤口愈合的过程中，由于纤维增生反应，可能会出现瘢痕增生。其组织病理改变主要以成纤维细胞大量增生、胶原蛋白过度沉积、微血管异常增生并伴有炎性细胞浸润为特征。

2. 临床表现

（1）局部组织增生，表面不平滑，有色素沉着或色素脱失。

（2）瘢痕局部常有痒、痛等自觉不适症状。

（3）若瘢痕经常受到牵拉、局部破溃，易形成慢性溃疡。

（4）瘢痕挛缩后对周围组织牵拉导致功能障碍。

3. 处理方法

（1）预防瘢痕增生。①在伤口愈合过程中应预防并控制感染，为创面愈合创造良好条件，防止瘢痕增生；②对创面较大、组织缺损较多的伤口，在创面修复早期，适时正确地使用物理因子处理创面，减少创面愈合时间并有效预防和减轻瘢痕增生。

（2）瘢痕增生的处理。①压力治疗，指通过对人体体表施加适当的压力，以预防或抑制皮肤瘢痕增生的治疗方法。绷带加压和压力衣加压法是目前公认的治疗瘢痕增生的有效方法之一。②药物疗法，包括外用涂抹贴敷和瘢痕注射两种。外用药物的主要成分以肝素类和硅凝胶为主，最佳的使用时间是在瘢痕增生半年以内，并且要坚持长期使用。瘢痕注射的药物有很多，如皮质激素类、多肽生长因子、抗自由基制剂、维A酸类、酶类、钙离子通道抑制剂等。③物理因子治疗，分为早期物理因子治疗和后期物理因子治疗。早期物理因子治疗，如氦－氖激光、超短波、紫外线治疗等，可促进创面愈合、消除水肿、预防创面感染、促进炎症吸收或防止炎症扩散，及时使创面愈合，减少瘢痕增生概率；后期物理因子治疗主要以缓解瘢痕并发症，如痒、痛、弹性差、色素沉着等为主要目的。

第五章　肠造口护理

CHAPTER5

第一节　造口护理用品特点与选择

肠造口术后造口肠道无括约肌，缺乏控便能力，需要使用造口用品收集粪便，避免粪便污染患者衣物。为实现有效收集粪便、提高患者生存质量的目的，造口护理用品应运而生，并不断改革，从带腰带的橡胶排放型造口袋发展到非粘贴型造口袋，再到现如今的粘贴型造口袋。尽管如此，仍有约76%的造口患者会发生不同程度的渗漏。导致渗漏的主要原因有造口用品选择不合适、与患者身体状态不符，所以对患者而言，选择正确的、合适的造口产品非常重要。

一、造口产品的分类

1. 按结构分类

(1)一件式造口袋：造口袋底盘和袋子连成一体，造口袋可直接贴于腹壁，方便一次性使用，底盘薄、柔软，与皮肤顺应性好，可用于各种造口(结肠、回肠、尿路)。

(2)两件式造口袋：包括底盘和袋子两部分，底盘贴于腹壁，造口袋可单独换下，可随意更换袋口方向及排气。较一件式造口袋隐蔽性、顺应性差，用于非骨隆突处造口。

2. 按底盘孔径分类

(1)预开孔底盘：出厂时已经预留一定尺寸的孔径，使用时依照造口的尺寸选择相应型号的底盘，无须裁剪，但对造口形状要求高。

(2)可裁剪底盘：出厂时预留一个小孔，背面可标有尺寸或指示线，使用时依据造口的大小尺寸和形态进行任意裁剪，需要操作者手眼灵活。

(3)可塑底盘：具有回弹记忆功能的复合材料粘胶底盘，使用时无须裁剪，只需要根据造口形状从预留开孔处将粘胶向内卷起，任意塑形，粘贴后粘胶回弹包裹造口，适应不同大小形状的造口。

3. 按功能分类

(1)开口袋：造口袋尾端有开口，便于排空，更换次数相对减少；可从开口处清洗，用于粪便较多、较稀的情形；适用于回肠造口、手术后患者及粪便较稀的结肠造口患者，也可用于术后引流液的收集。部分开口袋有除臭过滤碳片,可以吸附气体。

(2)闭口袋:造口袋尾端封闭,一次性使用,部分内置有除臭过滤炭片,每天更换1~2次,适用于粪便成形、结肠造口处于恢复期的患者。

4. 按颜色分类

(1)透明袋:便于观察造口和排泄物,适用于手术早期的造口患者和年纪大的患者。

(2)非透明袋:隐蔽,可增强患者的自信心和心理承受能力,适用于各种恢复期造口患者。

5. 按底盘平面分类

(1)平面底盘:适用于造口肠道凸出、周围皮肤平整无凹陷的患者。

(2)凸面底盘:底盘与造口周围皮肤交界处向外弯曲的部分突出,呈阶梯式侧面轮廓的外观,可分为硬凸面、软凸面两种类型,还可根据凸面的深度分为:浅凸面(2~3 mm)、中凸面(4~6 mm)、深凸面(>6 mm)。凸面的深度指从底盘底部到底盘弯曲部分顶部的测量值。对于凸面深度的具体数据,不同的学者观点有所差异。深凸底盘适用于造口出口低于皮肤(回缩)的患者;浅、中凸底盘适用于造口出口与皮肤平齐或造口肠道高于皮肤,但造口周围皮肤凹陷有皱褶的患者。

(3)凸面底盘选用需遵循以下基本原则:①凸面需要提供足够的压力来抬高造口黏膜,同时需要具备足够的顺应性来适应身体形态的变化;②根据排泄口最低黏膜的高度,选择凸面的深度;③浅凸的斜度从边缘开始逐渐加深加压;深凸的斜度突然增加,能够提供更大的压力,并且避免周围腹壁的变形;④使用凸面后,建议配合腰带使用,并根据患者的体型和体位调整腰带的松紧度,以佩戴好腰带后手指可自由穿过为宜;⑤腰带可以帮助加压,在3点和9点方向提供支撑,腰带扣和皮肤之间垫上纸巾、纱布或自制减压套,减少腰带对皮肤的摩擦,提高舒适度;⑥保证抬高足够黏膜高度的情况下,从尽量柔软的凸面开始用,使用失败时,才考虑用更深、更硬的凸面底盘(软凸底盘、浅凸底盘、深凸底盘的柔软程度依次减弱);⑦当需要柔软灵活的凸面时,可联合使用有防漏作用的附件(如防漏可塑贴环、防漏条、防漏膏),在保证一定支撑性的同时增加底盘的灵活性,提高患者的舒适度和依从性;⑧造口治疗师或从事造口护理的专业人士,应在每次更换凸面用品时评估压力性损伤、疼痛等情况,以决定是否继续使用。

二、理想造口用品的特点

理想的造口用品应具备以下特点:①具有皮肤保护功能;②具有隔臭功能;③便于造口观察;④佩戴舒适、方便;⑤费用经济。

对于粘贴性造口袋,除以上特点外,其粘胶还须具备以下五大特性。①黏着力:防止造口产品脱落,预防渗漏;②抗腐蚀性:保证底盘的完整,保证皮肤免受造口排泄物的侵蚀;③柔韧性:底盘粘胶贴合身体,防止造口用品脱落;④吸收性:吸收皮肤分泌的水分,防止皮肤浸渍,维持皮肤正常pH;⑤易揭除性:可整体揭除,无粘胶残留。

三、造口用品的选用原则

1. 造口袋的选择

(1)手术初期选择透明无过滤功能的造口袋,便于观察造口血运、肠道功能恢复和排泄物。

(2)造口黏膜水肿时选择较大直径底盘的造口袋,能够裁剪足够大的中心孔,防止底盘内沿摩擦肠黏膜。

(3)肠造口开口与皮肤齐平,甚至低于皮肤表面时,选择使用凸面底盘和腰带。

(4)排泄量较大者可以选择开口袋,方便排放;降结肠或乙状结肠造口宜选择开口袋或闭口袋。

(5)造口周围皮肤出现褶皱及凹陷时,可使用可塑贴环或防漏膏进行填充,或选用凸面底盘,佩戴腰带。

(6)造口旁疝和周围静脉曲张、造口脱垂、造口水肿者,可选择一件式大直径底盘造口袋。

(7)造口缺血和出血者,可选择两件式透明造口袋。

(8)康复期造口患者可根据个人喜好选择透明或非透明造口袋。

2. 造口附件

(1)粘胶剥离剂:硅基底成分,不含乙醇,温和无刺激,不经皮肤吸收代谢,可迅速干燥,不影响下一次粘贴;能有效去除粘胶残留,避免疼痛,预防皮肤损伤。适用于所有人群,特别适合皮肤敏感脆弱的人群,如老年人、婴幼儿、接受放化疗、重症患者,以及需长期使用医用粘胶者。

(2)造口护肤粉:主要成分为羧甲基纤维素钠,具有吸收能力,能快速吸收渗出物,保持皮肤干燥,促进皮炎及受损皮肤的愈合,减少感染和炎症发生。遇液体时,容易在皮肤上凝结成块,影响底盘粘贴。适用于造口周围皮肤并发症及潮湿相关性皮肤损伤者。

(3)皮肤保护剂:硅基底成分可快速成膜,在皮肤表面形成透气的皮肤保护层,保护皮肤免受外界刺激,适用于所有造口患者及造口皮肤问题患者。造口周围皮肤有破损者需使用不含乙醇的皮肤保护剂。

(4)防漏膏/环:可填充造口周围皮肤凹陷或褶皱,预防渗漏。以亲水胶体为基础,对皮肤亲和性更好;能保护暴露的皮肤,减少排泄物刺激,防止底盘溶胶,延长底盘粘贴时间,适用于所有造口患者,包括造口周围皮肤不平整、有凹陷、褶皱的造口者。

(5)腰带:其优点在于能固定造口底盘,增加底盘的牢固性和安全性;不含橡皮筋和橡胶,弹性好,长度可任意调节,使用舒适。使用凸面底盘者必须配合使用腰带,才能达到治疗造口凹陷的效果。

(6)弹力胶贴:为底盘固定提供加强保护,有效防止底盘翘边或移位。

第二节 造口常规护理流程与注意事项

一、造口评估

1. 评估造口的位置

常见造口位于右上腹、右下腹、左上腹、左下腹、上腹部、切口正中、脐部。

2. 评估造口的类型

造口按时间可分为永久造口和临时造口，按开口模式可分为单腔造口（end stoma）、双腔造口（double stoma）和袢式造口（loop stoma），按造口的部位可分为乙状结肠造口、回肠造口、横结肠造口、泌尿造口和输尿管皮肤造口。

3. 评估造口的大小

造口的大小用长度和宽度表示，可用量尺测量造口基底部的宽度。若造口为圆形应测量直径，造口为椭圆形宜测量最宽处和最窄处，不规则的可用图形来表示。

4. 评估造口的形状

常见的造口形状为圆形、椭圆形、不规则形、蘑菇形。

5. 评估造口的高度

造口的高度应与皮肤平齐、略突出皮肤或回缩皮肤表面之下，理想高度为 1～2 cm。若造口高度过于平坦或回缩，易引起潮湿相关性皮肤损伤；若突出或脱垂，会造成佩戴困难或造口黏膜出血等并发症。

6. 评估造口的血运情况

造口正常的颜色是鲜红色、粉红色、淡红色或肉红色，有光泽且湿润。手术后初期有轻微水肿，于术后约 6 周内逐渐减退。若造口颜色苍白，提示贫血；若造口颜色是紫红色，要留意造口的黏膜是否出血；若造口颜色是黑褐色或黑色，提示造口有坏死组织的情况出现。

7. 观察造口黏膜与皮肤缝合处

评估有无缝线松脱、分离、出血、增生等异常情况。

8. 观察造口周围皮肤

造口周围皮肤指造口周围的腹部皮肤，位于造口袋黏合部分下方。造口周围皮肤的评估应基于对健康造口周围皮肤特征的认识，采用标准化方法。正常造口周围皮肤颜色正常、完好无损，与相邻和对称部位皮肤的颜色和质地相似，无炎症（如持久性红斑、硬结和发热），敏感性没有改变（如瘙痒、灼热或疼痛）。若出现皮肤红、肿、破溃、水疱、皮疹等情况，应判断出现造口周围皮肤并发症的类型。

9. 评估造口周围身体形态

评估造口周围身体形态包括：评估造口周围的形态是平坦、内陷，还是隆起；评估底盘下造口周围的形态是均匀，还是不均匀；评估底盘下造口周围的腹部是柔软的还是坚实的；评估底盘下造口周围的皮肤是浅褶皱还是深褶皱。

10. 袢式造口支撑棒

袢式造口支撑棒用于袢式的回肠及结肠造口，一般于术后第 7～10 天拔除。泌尿造口通常有 2 条输尿管支架管，用以将尿液引流出来，输尿管支架管一般于术后第 10～14 天拔除。术后需评估支撑棒有无松脱、移位、压迫黏膜和皮肤。

11. 评估排泄物

一般术后48~72小时开始排泄,回肠造口最初为黏稠、黄绿色的黏液或水样便,排泄量约为1500 mL,逐渐过渡到褐色、糊样便、颜色、性状和气味等;结肠造口排泄物为褐色、糊状或软便。若排泄物含有血性液体或术后5天仍无排气、排便等均为异常。

12. 评估肠造口并发症的分类分型

肠造口并发症分型系统的构建,主要依据解剖学位置,以及造口手术-并发症的相关性。肠造口具有"腹壁新鲜切口+腹壁缺损+造口肠道(粪性污染源)"三位一体的属性,这3种因素间的交互作用,是发生各类并发症的根源。

根据上述评判标准,可将肠造口并发症归为5大类,即肠造口周围皮肤并发症、造口处腹壁切口并发症、腹壁造口隧道并发症、肠道及系膜并发症和肠功能紊乱并发症。

二、造口袋更换流程

1. 护理目标

(1)收集排泄物,观察其性质、量及颜色。

(2)清洗造口周围皮肤,减轻异味,提高患者的舒适感。

(3)保持造口周围皮肤健康。

(4)患者及其家属能掌握造口袋的更换方法。

(5)患者及其家属能理解和选择合适的造口用品。

2. 评估

(1)评估患者病情、合作程度、心理状况、经济状况、自理能力,评估家属的照护能力和学习能力。

(2)评估造口袋粘贴的稳固性。

(3)评估造口袋内排泄物的量、颜色、性质、气味等。

3. 告知

(1)向患者及其家属讲解更换造口袋的目的及步骤。

(2)做好健康教育及心理护理。

4. 准备

(1)环境准备:隐私保护,光线充足,环境安静,调节室温,避免受凉。

(2)物品准备:清水或温水(200~500 mL)、弯剪、造口测量尺子或尺子、按需准备一件式开口造口袋1只或两件式造口袋1套(底盘和造口袋)、便袋夹(必要时)、卫生纸、纱布或棉柔毛巾、小水盆、垃圾袋2只、护理垫单。

(3)患者体位:协助患者取舒适体位。

5. 更换造口袋程序

(1)充分暴露造口部位,造口侧铺护理垫单(必要时)。

(2)分离造口袋:术者戴手套,一手轻压皮肤,另一手由上至下(有伤口者从伤口远侧到近侧)缓慢轻柔揭除造口底盘(必要时使用粘胶去除剂),观察造口底盘皮肤是否健康,同时询问患者有无不适。若使用一件式造口袋,将揭除后的造口袋底盘对折后弃入垃圾袋中,将垃圾袋鹅颈式封紧;若使用两件式造口袋,应先将造口袋与造口底盘分离,造口袋清洗后可重复使用,造口底盘弃于垃圾袋中,将垃圾袋鹅颈式封紧。

(3)评估:造口的位置、类型、大小、形状、高度及血运等;造口周围皮肤和造口周围身体形态;观察造口周围皮肤是否正常,有无发红、破溃等;评估有无造口并发症(常见为造口狭窄、脱垂、回缩、坏死、水肿、造口旁疝等),若出现异常情况,报告医生,遵医嘱予以处理。

(4)清洗:如造口周围有较多排泄物附着,可先用柔软干纸巾将其擦拭后再进行皮肤清洁,使用纱布或棉柔毛巾用温水清洗造口及造口周围皮肤,遵循由外到内、环状擦洗的原则。清洁造口黏膜时动作需轻缓,以防黏膜出血。

(5)擦干:用干纱布或柔软的卫生纸从外到内抹干造口周围皮肤。

(6)测量造口的大小:①若形状为圆形、椭圆形造口,用量尺沿身体长轴平行测量为造口长度,沿与身体长轴垂直的方向测量为造口宽度;②若为不规则形造口,则用透明膜轻轻置于造口上描画出造口轮廓再行测量。

(7)裁剪造口底盘开口的大小:造口底盘的裁剪一般比造口根部大 1 ~ 2 mm,剪裁后用手指将底盘孔内边缘捋平。一件式造口袋在剪裁时应注意撑开造口袋,防止划破造口袋。可塑底盘可根据造口形状任意塑形,可塑自回弹功效,紧密贴合造口根部。

(8)必要时使用造口附件(如造口护肤粉、皮肤保护膜、防漏膏或防漏贴环等)。

(9)粘贴:脱手套,揭开造口底盘背衬保护纸,手勿触及底盘粘胶,粘贴一件式造口袋或两件式造口底盘和造口袋,方向自下而上。

(10)夹闭造口袋下方开口。

(11)清理用物。

(12)协助患者取舒适卧位,整理床单元。

6. 整理

整理用物,洗手,记录造口大小、形状、DET 评分、AIM 护理指导方案、是否存在并发症及处理方法等。

7. 术后指导

对患者或其家属进行饮食、运动、穿着、工作、性生活等日常生活健康教育指导。

8. 目标结果

(1)患者及其家属对专科护士、造口治疗师的宣教和指导能理解并满意。

(2)患者及其家属能掌握造口袋的更换方法、步骤,并掌握日常生活中的注意事项。

(3)造口及造口周围并发症得到及时发现和处理,并能对常见并发症的预防措施有所了解。

三、注意事项

(1)造口患者在术后早期或康复初期,排泄物较稀薄且不易控制,需要选用可排放式造口袋,方便及时排空和清洁。

(2)造口袋内容量1/3满时应及时排空,以免造口袋内容物过多引起底盘脱落。在一些特定时间段特别需要观察造口袋充盈的情况,如乘车或乘飞机登机前、外出前、睡前、饭前、运动前、淋浴前等时间段需及时排空造口袋内容物,避免发生渗漏等意外情况。在一些特定环境下(如乘飞机),尽量使用含碳片可自动排气的造口袋,避免发生胀袋等意外情况。

(3)认真观察造口及周围皮肤情况,若出现造口及周围皮肤并发症,需及时报告医生,遵医嘱给予处理。

(4)评估造口周围腹壁形态及周围皮肤皱褶时,患者采取仰卧位、坐位和站位进行评估,必须重点观察坐位。

(5)每次更换造口袋时均需测量造口大小,裁剪造口底盘的直径要比造口直径大1~2 mm。若孔径太大,会造成排泄物渗漏,发生造口周围皮肤并发症;若孔径太小,会摩擦刺激造口黏膜,引起出血及肉芽肿等并发症的发生;如造口轻度水肿,可放射状剪裁造口底盘,剪裁孔径比造口根部大3~6 mm,并观察水肿消退情况。

(6)粘贴造口底盘后,轻压造口底盘内侧约30秒,再由内向外轻轻加压,以确保造口底盘从中心到四周与皮肤完全粘贴。冬天可以适当用电吹风加热造口底盘10秒后使用。

(7)尿路造口患者粘贴造口袋时动作要迅速,换袋过程如有尿液排出,应及时擦干;也可用棉球或柔软卫生纸卷成烟卷状置于造口上,吸收渗出的尿液。

(8)开口袋的尾端朝向应根据患者的体位情况而定。手术早期患者仰卧位选择横向、半卧位选择斜向、自由活动选择垂直方向,或视患者个人习惯选择朝向;儿童佩戴造口袋时,新生儿一般选择斜向、能自由走动的患儿一般选择垂直方向。

(9)清洁造口袋:若为一件式造口袋,可用清水或无刺激的清洁液冲洗造口袋内壁,避免长时间浸泡导致底盘浸渍脱落,控干水分,用卫生纸擦干。若为两件式造口袋,可将造口袋取下后用清水或无刺激的清洁剂冲洗,勿揉搓,控干水分,放在阴凉处晾干,避免日光暴晒。

(10)根据排泄物黏稠度和性质选择清洁造口袋的频率,如排泄物堆积在造口黏膜上或粘贴在造口袋内,应每日清洗造口袋1次;如排泄物可顺利排空,造口袋较清洁干净无气味,可2~3天清洗造口袋1次。

(11)儿童因学习转身、爬行、坐立、行走,使造口袋渗漏的机会增加,要注意观察是否有渗漏的情况。

(12)若发生渗漏情况,应正确评估渗漏的部位和原因,根据自身情况选择合适的底盘。

(13)根据造口并发症的情况选择合适的底盘:如造口脱垂,可选择一件式造口袋等;造口缺血性坏死,可选择两件式透明造口袋;肠外瘘、高排血量造口、尿路造口、造口回缩等,可选择凸面底盘,同时配合腰带使用。

(14)凸面底盘规范使用禁忌:底盘下压力性损伤、造口周围坏死性脓皮病、造口旁疝者应谨慎使用;造口周围静脉曲张、不可还纳的造口脱垂者禁止使用。

四、健康宣教

(1)鼓励具备生活自理能力的患者自行更换造口袋,可用镜子来帮助观察造口情况。

(2)进食易消化的食物,对食物应进行彻底咀嚼,勿吞进太多空气。

(3)伤口愈合后佩戴造口袋或撕除造口袋后均可淋浴。佩戴造口袋进行淋浴时,要注意不能直接用水冲击造口底盘的边缘(必要时,边缘用防水胶带封贴)。

(4)肠造口袋中的粪便超过袋容量 1/3 ~ 1/2 时,需要及时排放或更换(一件式闭口袋)。

(5)造口袋常规 3 ~ 5 天更换 1 次,更换时间建议选择在空腹或餐后 2 小时,或根据患者排便习惯而定,如底盘下发生渗漏应立即更换。

(6)如造口袋无自动排气功能,应及时放气,以免发生胀袋。

(7)泌尿造口患者夜间床边接抗反流引流袋,防止尿液逆流影响粘贴的稳固性。

(8)合理运动锻炼。

五、造口袋更换操作质量标准

为了收集排泄物,观察排泄物性质、量及颜色,清洗造口周围皮肤,减轻异味以提高患者舒适度,保持造口周围皮肤的完整性,需要对造口袋及时进行更换,具体操作流程见表 5 - 1。

表 5 - 1 造口袋更换操作流程

项目	内容及标准	注意事项
评估	1. 患者的自理能力,如体力恢复情况、视力等	1. 患者不能自理,需要指导家属掌握方法; 2. 造口袋的稳固性与造口袋的选择、造口情况和粘贴技术有关
	2. 患者的学习能力	
	3. 患者手的灵活性	
	4. 造口袋粘贴的稳固性,造口的位置、类型、大小等	
	5. 排泄物的量、颜色、性质等	
告知	患者及其家属更换造口袋的目的、方法和步骤	—
准备	清水或温水(200 ~ 500 mL)、弯剪、造口测量尺子或尺子、按需准备一件式开口造口袋 1 只或两件式造口袋 1 套(底盘和造口袋)、便袋夹、卫生纸、纱布或棉柔毛巾、小水盆、垃圾袋 2 只、护理垫单	根据造口并发症的情况选择合适的底盘(平面底盘或凸面底盘)
操作步骤	1. 向患者及其家属讲解造口护理的目的、造口护理物品准备及造口袋正确使用的操作步骤	—
	2. 保护患者隐私,协助造口人取舒适姿势(仰卧位、半卧位、坐位),前提是保证造口周围皮肤平整	—
	3. 将所有物品摆放于方便易取的位置	—

续表

项目	内容及标准	注意事项
操作步骤	4. 揭开患者腹部衣物,露出造口及周围皮肤,在同侧铺上看护垫和治疗巾	—
	5. 去除旧的造口袋。 (1)两件式造口袋取袋方法如下。 ①解锁袋子:用手指向身体方向轻压小凸耳,即可打开锁环;②取下造口袋:左手拇指轻压住造口连接环底部,其余手指轻压造口底盘;右手向上向外提拉造口袋手柄,造口袋便被轻松摘除;③撕除底盘:用一只手按住皮肤,另一只手小心缓慢地自上而下将底盘揭掉,必要时可使用粘胶去除剂; (2)一件式造口袋取袋方法:同两件式造口袋取袋方法③	1. 取袋时动作要轻柔,以免用力过大造成撕脱性皮肤损伤; 2. 去除造口袋后,要观察造口周围皮肤状况及造口底盘浸渍情况; 3. 进行 DET 评分,根据 AIM 护理指南确定下一步造口护理方案
	6. 清洗:抹洗顺序应以从外到内、环状抹洗的原则用纱布或棉柔毛巾柔软蘸温水清洁造口及造口周围皮肤,并用干纸巾擦干造口及造口周围皮肤。术后伤口如已完全愈合,可进行淋浴	1. 避免所用纸巾过硬、过频,用力蘸、擦洗造口乳头及造口周围皮肤,以免造成造口出血,或造口黏膜、造口周围皮肤损伤; 2. 淋浴时勿对造口进行加压冲洗
	7. 根据具体情况在必要时选择造口附件(如造口护肤粉、皮肤保护膜、防漏膏或防漏贴环等)	粘贴底盘前要用卫生纸将造口护肤粉抹开,皮肤保护膜待干,以免影响底盘粘贴的稳固性
	8. 测量造口大小:使用造口卡尺、造口测量表测量造口大小或采用描摹方法	—
	9. 裁剪:根据测量好的造口大小进行裁剪,直径比造口根部大 1~2 mm;可塑底盘直接根据造口形态任意塑形	—
	10. 造口底盘粘贴及造口袋佩戴。 (1)两件式造口袋操作方法如下。 第一步:撕开造口底盘背衬保护纸,将造口底盘从下到上平整粘贴在皮肤上并用手轻压; 第二步:检查造口袋,用造口封口夹夹闭好造口袋开口处; 第三步:用四点法佩戴造口袋。①双手拿住造口袋;②将造口袋连接环与底盘连接,采用四点操作法。左手拇指压住造口袋连接环底部并保持不动,为第一点;右手向上提拉造口袋手柄并压向底盘,为第二点;左手示指分别按压造口袋连接环的左、右两点,此为第三点和第四点;③检查造口袋连接环是否扣合严密后,调整锁扣位置,锁住锁扣	1. 粘贴后环形轻压造口底盘内侧 30 秒,再由内向外轻轻加压排气,以保证底盘与皮肤完全粘贴; 2. 开口袋的尾端朝向,应根据患者的体位情况而定:手术早期患者仰卧位选择横向、半卧位选择斜向、自由活动选择垂直方向或视患者生活习惯选择朝向;儿童佩戴造口袋时,新生儿一般选择斜向,能自由走动的患儿一般选择垂直方向

续表

项目	内容及标准	注意事项
操作步骤	(2)一件式操作方法:撕开造口底盘背衬保护纸,将造口底盘从下到上平整粘贴在皮肤上并用手轻压	
	11. 整理:造口人周围环境及污物处理,协助患者穿好衣服或取舒适体位,洗手	—
记录	造口类型、大小、并发症类型、DET 评分、AIM 护理指导方案	—

第三节　肠造口并发症的概述及护理

一、肠造口并发症概述

早期并发症定义为造口术后 30 天内,包括造口出血、造口黏膜坏死、造口黏膜分离、造口回缩和造口旁脓肿等,其发生率为 3%~82%。晚期并发症定义为造口术后 10 周发生的并发症,包括造口旁疝、造口脱垂等。大多数晚期并发症发生在手术后的 6 个月~15 年,晚期并发症发生率为 6%~76%。造口周围皮肤并发症(peristomal skin complications,PSC)可在任何时间发生,但在造口术后前 5 年发病率最高,常见于回肠造口术患者。造口周围皮肤并发症的严重程度各不相同,可从轻微的红斑到侵蚀或严重溃疡的皮肤,包括粪便刺激性皮炎、机械性皮炎、过敏接触性皮炎以及较为罕见的毛囊炎、银屑病、坏疽性脓皮病等较为罕见的疾病等。

二、肠造口并发症的危险因素

目前,国内外几项研究已经确定了与肠造口并发症发生相关的一些危险因素,包括肥胖、性别、急诊手术、造口类型等。

1. 肥胖

肥胖是指身体质量指数(BMI)>30 kg/m^2。肥胖与造口旁疝、造口回缩及造口周围皮肤并发症的发生密切相关。

2. 性别

一些研究发现相比男性造口患者,女性造口患者更容易发生造口旁疝和造口回缩。

3. 急诊手术

由于急诊造瘘手术一般未进行术前造口定位,肠造口位置不便于术后管理,且术前缺乏充分时间与患者或其家属进行造瘘沟通与解释,从而导致术后造口护理的配合度和接受度受到影响,使造口并发症发生率的增加。

4. 肠造口黏膜高度

研究显示,当肠造口黏膜高度低于 10 mm 时,造口并发症出现的概率将会增加。

5. 既往史及并发症

若患者术前合并低蛋白血症或曾经有剖腹手术,可导致造口旁疝的发生率增加;若患者术前合并自身免疫性疾病、炎性肠病，则要警惕造口周围坏疽性脓皮病的发生。

三、肠造口周围皮肤并发症

肠造口周围皮肤并发症主要表现为肠造口周围皮肤受损，严重程度不一，包括造口周围潮湿相关性皮肤损伤、过敏、机械性损伤、溃疡、红斑、浸渍/侵蚀和坏疽性脓皮病等。肠造口周围皮肤并发症可造成患者舒适度改变、影响睡眠、感到受挫和压力、干扰正常居家生活、无法回归社会等，严重影响生活质量，还会增加社会经济负担。

（一）造口周围皮肤的生理改变

1. 正常的皮肤结构

皮肤是人体最大的器官，是人体防护的第一道屏障，包括皮脂膜、角质层、表皮层、真皮层、皮下组织等。

（1）皮脂膜主要包含三个构成部分，分别是水、油脂和天然保湿因子。其中天然保湿因子来源于表皮分泌，汗液则是由汗腺分泌，油脂是由皮脂腺分泌。皮脂膜就像是在皮肤的表面覆盖的一层油脂膜，能够支持角质层的完整性和水合作用，从而抵御病原体，这是皮肤屏障的最外层防护。一般皮脂膜呈酸性，pH 值为 4～7，最佳的 pH 值为 5.4。

（2）角质层是由脂质和角质细胞组成的类似砖墙的结构，维持皮肤屏障功能。角质层的功能与经皮水分丢失（transepidermal water loss，TEWL）密切相关。经皮水分丢失指水分从身体内部通过表皮进入周围大气的流失现象。当角质层的屏障功能破坏，可引起通过皮肤水分的流失增加，此时经皮水分丢失增大。经皮水分丢失受个体和环境因素的影响，如年龄、性别、种族、吸烟、身体解剖部位、皮肤温度、湿度等。研究表明，乳房部位皮肤的经皮水分丢失最低，为每小时 2.3 g/m^2，腋窝部位的经皮水分丢失最高，为每小时 44 g/m^2。与 18～64 岁人群相比，65 岁及以上人群的经皮水分丢失较低。有银屑病和特应性皮炎等皮肤损伤的患者的经皮水分丢失较高，而皮肤健康的成年人经皮水分丢失较低。

2. 肠造口周围皮肤改变的机制

造口患者为了管理排泄物，需要使用肠造口底盘等产品覆盖在造口周围皮肤。当造口底盘发生渗漏，可引起皮肤角质层的砖墙结构松散，排泄物中的有害物质和细菌通过角质层，会使皮肤促炎细胞因子增加。与此同时，潮湿可造成角质层过度水合和经皮水分丢失的升高，从而进一步引起皮肤角质层剥脱的发生发展，严重影响患者的生活质量。因此，提高造口患者对肠造口周围皮肤并发症相关风险因素的认识，有助于预防肠造口周围皮肤并发症的发生。

3. 肠造口周围皮肤并发症的危险因素

（1）造口手术相关因素：包括手术类型、造口部位标记、造口类型、手术时间等。急诊手术和术前造口部位未标记的患者发生造口周围皮肤并发症的风险高。回肠造口患者相比于结肠造口患者，造口周围皮肤并发症的发生率更高。

（2）个体因素：包括性别为女性、肥胖、年龄较大。高龄患者皮肤皱纹较多，角质层变薄，屏障功能下降，且老年人普遍存在自我管理缺陷。年龄超过 60 岁的患者肠造口周围潮湿相关性皮炎发生率高于年龄小于60岁者,应对该类人群的预防与管理进行高度关注。极度消瘦与高BMI患者的肠造口周围潮湿相关性皮炎发生率更高,这可能因为肥胖会导致出汗增加,影响造口底盘的黏附性引起渗漏;而极度消瘦的患者一般存在贫血、抵抗力低等情况,容易引起感染,且会造成造口袋粘贴困难,渗漏可能性增加。因此,应指导肠造口患者注意保持体形,防止身形变化过大,避免发生肠造口周围潮湿相关性皮炎的风险。

(3)疾病及治疗因素:包括合并糖尿病、接受术后化疗或(和)放疗。在造口护理过程中应体现整体护理的原则,不应只关注于造口本身,还应积极关注患者全身问题。

(二)肠造口周围皮肤并发症相关评估工具

为实现造口周围皮肤并发症的有效监测和专业评估,国内外学者对肠造口周围皮肤评估工具进行了研发。目前,已有多种造口周围皮肤评估工具在临床进行应用,但仍需得到世界广泛认可的统一评估工具。

1. 造口周围皮肤问题研究工具

造口周围皮肤问题研究(study on peristomal skin disorders,SACS)工具于2007年开发。当造口周围皮肤正常时,记为"完整";当造口周围皮肤有损伤时,可分为5类。

L1,皮肤发红,但没有破溃;

L2,皮肤有破损,但未透过真皮层;

L3,皮肤有破溃,且穿透真皮层;

L4,皮肤破溃,有坏死性病变;

L5,皮肤增生(肉芽肿、草酸结晶等)。

造口周围皮肤问题研究工具用T代表的象限来表示皮肤损伤的位置,即以造口为中心,将造口周围皮肤分为4个象限(彩图9)。

TⅠ:左上象限(12点到3点);

TⅡ:左下象限(3点到6点);

TⅢ:右下象限(6点到9点);

TⅣ:右上象限(9点到12点);

TⅤ:所有象限。

如彩图9所示,患者皮肤有部分破溃但未穿透真皮层,无失活组织,损伤位置为左、右下象限,且除右下象限外都有散在发红点,应表示为L2TⅡTⅢ、L1TⅠTⅡTⅣ。

造口周围皮肤问题研究工具是唯一对造口周围皮肤并发症发生位置进行描述的工具,但由于造口周围皮肤并发症可能跨越2个象限,用象限描述位置可能不是最佳方法,建议结合"钟点定位法"(即按顺时针方向,将造口周围皮肤分成12等份,用钟点所指向的定点位置表示皮肤损伤的位置)使用。造口周围皮肤问题研究工具以其简单、客观的特点得到广泛应用,但造口周围皮肤问题研究工具对造口周围皮肤并发症的分类标准过于专业,非专业造口护理人员需要接受专业知识的培训后方能使用。

2. 造口皮肤工具

造口皮肤工具(ostomy skin tool,OST)是由世界各地的12名造口治疗师和皮肤科医生联合开发的，包括 DET 评分及 AIM 护理指南两部分，其中 DET 评分主要是针对造口周围皮肤情况进行评估，包括对变色(discoloration，D)、侵蚀(erosion，E)、组织增生(tissue overgrowth，T)三个维度的面积和严重程度进行评价。其中皮肤损伤面积的百分比指造口周围皮肤损伤的面积/造口底盘所覆盖的造口周围皮肤面积。0% 计为 0 分，25% 以内计为 1 分，25%～50% 计为 2 分，50% 以上计为 3 分。皮肤损伤的严重程度用 1 分和2 分来表示。当皮肤损伤的面积为 0 时，则不用考虑其严重程度，得分为 0 分。3 种维度的皮肤评分相加即为 DET 总分。美国伤口造口失禁护理协会(Wound Ostomy and Continence Nurses Society，WOCN)和世界造口治疗师协会(World Council of Enterostomal Therapists，WCET)补充了 DET 得分的严重程度分级标准。DET 得分范围为 0～15 分，0 分为无异常，1～3 分为轻度损伤，4～6 分为中度损伤，7 分及以上为重度损伤。如彩图 10 所示，2 个绿色虚线圈内区域表示造口底盘覆盖皮肤，变色皮肤面积大于 50%，记为 3 分，严重程度记为 1 分，合计 4 分；侵蚀皮肤面积小于 25%，记为 1 分，严重程度记为 1 分，合计 2 分；组织增生面积为 0，记为 0 分。综上所述，造口周围皮肤损伤的 DET 评分为 D4E2T0 合计为 6 分，为造口周围皮肤中度损伤。相比于 SACS 工具，DET 评分更能反映造口周围皮肤损伤的程度，但是不能反映受损的部位，建议两者结合使用。

造口皮肤工具根据病因将造口周围皮肤并发症分为化学性刺激(如刺激性接触性皮炎、过敏性皮炎)、机械性损伤、与疾病有关、与感染有关等四类，每类均给予相应的护理指导，即 AIM 指南，包括评估(assessment，A)、干预(intervention，I)和监测(monitoring，M)三方面内容。

随着时间的推移，一项大型全球调查发现，88% 的造口人经历过造口周围皮肤并发症，其中有 75% 的人在没有皮肤变色的情况下也会出现一种或多种造口周围皮肤不舒适的感觉症状，如疼痛、瘙痒和灼热感等。然而，采用造口皮肤工具对造口周围皮肤没有变色的情况下进行评分，造口皮肤得分为 0 分，则判定为皮肤健康，这是不准确的。因此，在原有的造口皮肤工具基础上，专家们研发了造口皮肤 2.0 工具，以便系统化和标准化地捕捉造口周围皮肤的微小变化，及时识别、定期评估造口周围皮肤健康状况的变化。

造口皮肤 2.0 工具由一个决策树模型组成，包含基于患者自我报告结局(patient - reported outcome，PRO)的问卷数据，以及使用人工智能算法量化变色皮肤区域的自动图像分析技术(图5 -1)。该决策树模型将患者报告的结果问卷与客观结果相结合，并为每个造口人提供了造口周围皮肤并发症的总体严重程度。根据症状组合，该模型可将受试者分为四种不同程度：严重、中度、轻度和无须治疗(表 5 -2)。

表 5 -2 造口周围皮肤并发症的总体严重程度

症状	无须治疗(DT=0)	轻度造口周围皮肤并发症(DT=1)	中度造口周围皮肤并发症(DT=2)	重度造口周围皮肤并发症(DT=3)
溃疡				
出血				
渗出			PIB≥7	
疼痛、瘙痒、灼烧感(PIB)		PIB：1～3 分	PIB：4～6 分	PIB：7～10 分

续表

症状	无须治疗(DT=0)	轻度造口周围皮肤并发症(DT=1)	中度造口周围皮肤并发症(DT=2)	重度造口周围皮肤并发症(DT=3)
仅有皮肤变色	≤10 cm^2	>10 cm^2		
无造口周围皮肤并发症				

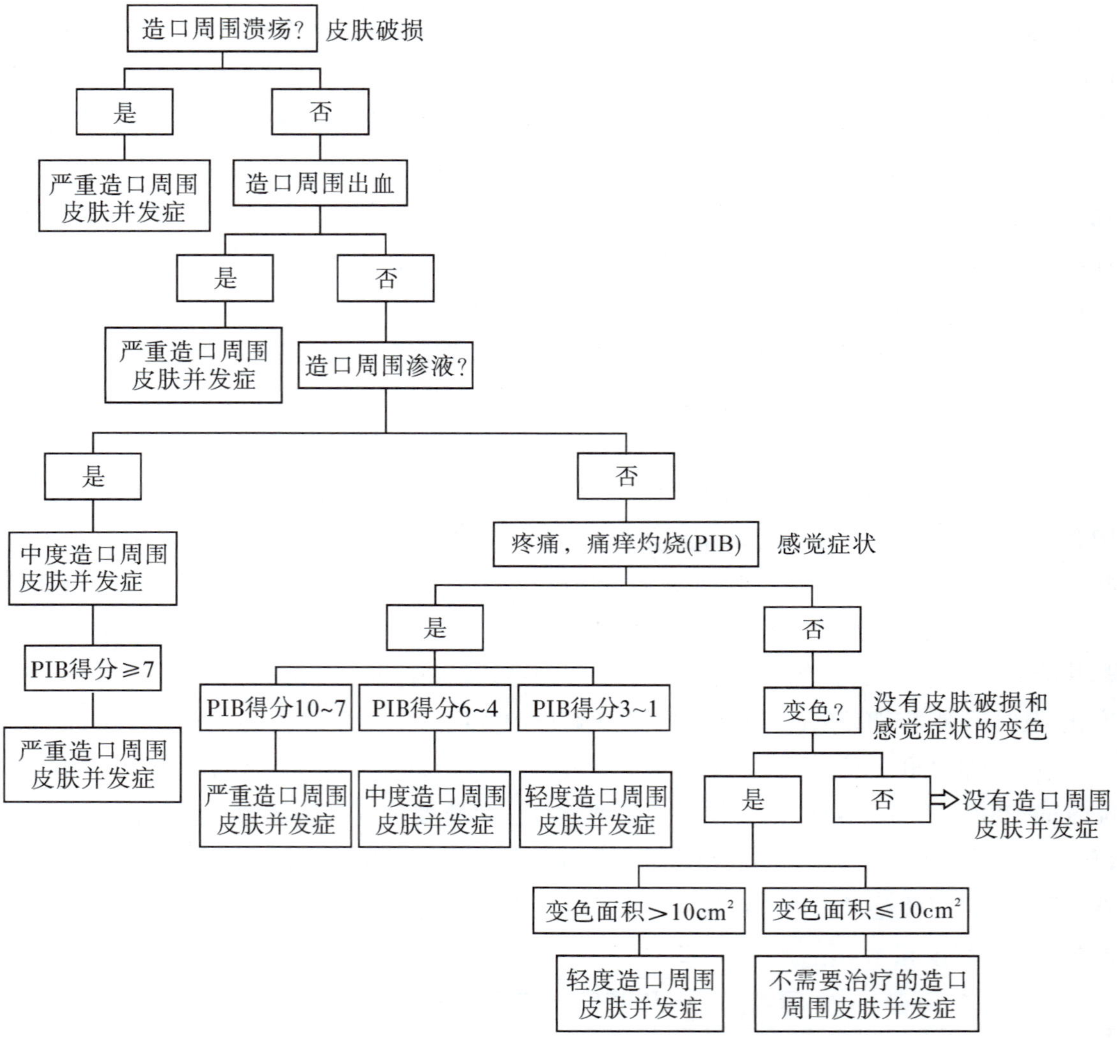

图5-1 决策树模型

3. ABCD **造口评估表**

ABCD造口评估表(ABCD-Stoma)将造口周围皮肤分为：相邻部，指从造口到造口底盘之间的部分(adjacent, A)；底盘部：指粘贴造口底盘的部位(barrier, B)；外部，指医用胶布、造口袋等附属用品接触的范围(circumscribing, C)3个部分，分别评估各部分的皮肤问题严重程度，同时评估A、B、C 3个区域的皮肤颜色变化，用D(discoloration, D)表示(图5-2、彩图11)。工具将造口周围皮肤问题分为急性损伤和慢性损伤，急性损伤包括3个等级：红斑、糜烂、水疱或脓疱，分别记1～3分；慢性损伤包括溃疡或组织增生，记15分；没有颜色改变记为0分，色素沉着记为P(pigmentation)，色素脱失记为H(hypopigmentation)。该工具的评分结果表示为：A_B_C_:_(A、B、C三个部分总分)：D_P_。如图5－5所示，患者A部位有红斑，记为1分；B部位有溃疡，记为15分；C部位无损伤，记为0分。A、B、C整个区域皮肤有颜色改变和色素沉着，分别记为1分；则该患者的评分结果为：A1 B15 C0:16 D1 P1。

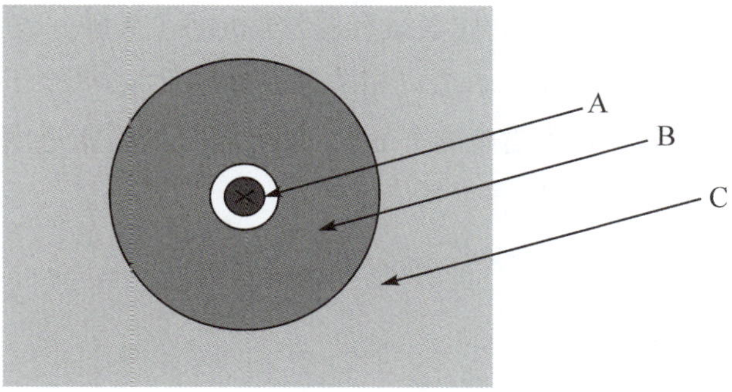

图5－2　ABCD造口评估表皮肤分区示图

4. LSD **评分**

LSD评分工具包括三方面内容：皮肤损害(lesion,L)，手术复杂程度(status of ostomy,S)和疾病(disease,D)。L包括正常皮肤(L0)、皮肤损伤但完整没有破坏(L1)、完整性破坏(L2)和局部感染(L3)；

S分为正常手术复杂程度(S0)、手术复杂程度增加(S1)、术后复杂程度高但不够有效(S2)；D分为无全身性疾病(D0)、与造口无关的全身性疾病(D1)、与造口相关的全身性疾病(D2)。其他仍有一些分类字母O、R、P、H、E、US描述造口本身的解剖病理情况：造口狭窄(ostomy stenosis,O)、造口回缩(retraction,R)，造口脱垂(prolapsus,P)、造口旁疝(hernia,H)、造口水肿(edema,E)和造口定位不佳(unfavorable site,US)。以往评估工具主要从局部的造口周围皮肤评估，忽视了患者的全身情况，LSD评分首次将造口术复杂程度和疾病纳入评估内容，同时还描述了造口并发症，进一步丰富了评估工具的内容。

5. SCORI **工具**

SCORI工具添加了对造口周围皮肤并发症严重程度的描述。该工具将造口周围皮肤分为正常和存在造口周围皮肤并发症两类。造口周围皮肤并发症包括过敏、溃疡、红斑、浸渍/侵蚀和刺激，严重程度被分为从轻度到重度5个级别。SCORI工具虽然对造口周围皮肤并发症类型的描述很全面，但对严重程度的分级不够明确，缺乏全面的信效度验证，因而临床应用并不广泛。

6. **造口评分表**

造口评分表是在DET评分和护理记录表格的基础上发展而来。该工具对造口周围皮肤并发症和造口狭窄、造口脱垂、造口旁疝、造口回缩、造口黏膜与皮肤分离等进行描述，并有相应的护理指导。造口周围皮肤并发症被分为表皮发红伴疼痛、表皮破溃、破溃面积≤底盘

50%、破溃面积>底盘50%、破溃表面有脓性分泌物或有组织增生5种表现，分别赋值1分，分数相加为总分。

7. OCSI

OCSI工具对造口周围皮肤并发症和造口并发症以及各自的严重程度进行了描述。造口周围皮肤并发症包括造口周围刺激性皮炎、造口黏膜皮肤分离、皮肤增生、渗漏；造口并发症包括造口疼痛、造口出血、造口坏死、造口狭窄、造口回缩。每个并发症的严重程度被分成轻度、中度和重度，赋值1分、2分、3分，0分代表没有并发症出现。9种并发症的得分相加即为总分，得分范围为0~27分，分数越高表示造口相关并发症越严重。OCSI工具可以用于确定造口护理的首要内容和评价造口护理措施的有效性，具有较好的临床适用性，但由于发展较晚，仍需在不同人群、不同环境中应用以评价其应用效果。

（三）造口周围皮肤相关并发症分类及护理

1. 造口周围刺激性皮炎

1）发生原因。

人体健康皮肤表层pH值在4.5~6.8时，可避免细菌感染。同时，皮脂能保持皮肤湿润，预防外界刺激。当皮肤暴露在潮湿环境中，如排泄物与皮肤接触时间过长时，皮肤会发红、有刺痛感或起泡，最后发展成皮炎。因长时间粘贴造口底盘及皮肤长时间暴露在排泄物浸渍的环境中，造口周围皮肤的弹性和质地会下降，容易造成皮肤受损。

（1）排泄物刺激。患者造口周围皮肤若长时间处于潮湿环境中，容易使皮肤pH值上升，当pH值接近7.1时会对皮肤造成损害，易引起皮炎。有些患者造口袋易渗漏，临床上发现渗漏问题常与造口位置不佳有关。排泄物的持续刺激会造成皮肤溃疡破损，患者疼痛感明显增强，严重影响患者生活质量。其中回肠造口因排泄量大，次数频繁，早期排泄物多为水样，分泌的消化液腐蚀性强，故一旦与皮肤接触时间稍长即可引起皮肤发红，甚至皮肤表面溃疡。

（2）造口周围皮肤清洗。造口周围皮肤若使用药液性清洗液或碱性清洗液清洗，均易刺激皮肤。若选用粗糙材质的物品擦洗造口周围皮肤，或擦洗时用力过度，也易损伤皮肤，因为擦洗时用力过度，会增加表皮摩擦力，易使皮肤破损，也易导致造口黏膜出血。若清洗造口周围皮肤水温过高，则容易造成皮肤干燥，甚至烫伤。另外，清洗皮肤后若未待皮肤干燥就粘贴造口底盘，易造成造口周围皮肤潮湿，不仅影响底盘粘贴效果，造成造口底盘渗漏，还会使皮肤浸渍在排泄物中，出现造口周围受损溃疡等问题。

（3）患者自身情况。部分老年人和营养状况较差的患者，皮下脂肪及皮肤弹性纤维减少，免疫力及皮肤弹性饱满度下降，当肠造口周围皮肤受损时，细菌易在皮肤损伤处繁殖，容易增加菌落生长及感染的机会。肥胖患者则易在皮肤皱褶处积存污垢。免疫力缺损、糖尿病患者造口周围皮肤受损也易增加细菌感染的风险。

（4）造口用品选择不当。各种肠造口产品材质不同，适用人群亦不同，若选用不恰当，则易造成造口周围皮肤出现并发症。

2）护理措施。

肠造口术重建了患者的排泄功能，延长了患者的生命，但许多患者的造口出现了并发症，需要长期和专业的护理。为了帮助患者减少并发症的困扰，早日回归正常生活，提高患者生活质量，减轻心理压力，使其积极面对生活，进行早期护理干预非常重要。

（1）术前造口定位：造口周围皮肤刺激性皮炎常见于造口位置选择不佳或腹部皮肤不平整，如造口紧邻手术切口、肚脐，造口底盘与皮肤粘贴的密合度较差，排泄物容易从造口底盘渗漏，刺激并浸渍周围皮肤，甚至污染切口，引起皮肤瘙痒、红肿、溃烂、疼痛及切口感染。术前需由专业的造口治疗师进行造口定位，以减少因造口位置不佳而发生周围皮肤并发症。计划行两个以上造口手术的患者，造口定位不宜位于同一条水平线，两个造口之间应相距 5 ~ 7 cm。另外，造口定位前应评估患者的种族、宗教信仰、职业特点、家族和社会支持及衣着习惯等。

（2）术前心理支持：术前帮助患者及其家属认知肠造口术的目的，增强患者对手术成功的信心和康复的勇气。鼓励患者说出自己的感受，耐心倾听。当患者出现拒绝谈论造口、躲避医护人员的关心、处于孤独状态等情况时，应报告主管医生，必要时联系心理医生，进行心理疏导。

（3）术后造口周围皮肤的评估：术后可运用造口周围皮肤评估工具 DET 评分进行周围皮肤的评估，推荐根据 AIM 造口周围皮肤护理指南制订护理策略（表 5 - 2）。

表 5 - 2　AIM 造口周围皮肤护理指南

皮肤问题诊断	可视症状	评估	干预
刺激性接触性皮肤炎	有发红或变色的皮肤； 和（或）表皮脱落； 和（或）皮肤表面湿润； 和（或）皮肤表面出血； 和（或）溃疡； 伤口涉及所有三种皮肤层	造口结构是否使造口周围皮肤接触到粪便； 造口底盘中心剪孔和造口是否尺寸不符，使造口皮肤接触到粪便； 移除底盘，粘胶是否被粪便、尿液或削弱了粘胶剂； 是否有其他分泌物侵蚀； 造口袋是否粘贴不正确，使皮肤接触到粪便、尿液或其他分泌物； 造口者是否使用肥皂、溶剂、黏胶清洁液或其他含有化学物质的产品处理造口周围皮肤； 造口者是否诉说局部皮肤有疼痛、发痒和（或）烧灼感	检查造口底盘中心剪孔是否合适； 考虑使用凸面底盘和附件产品，如防漏膏和腰带等； 结肠造口患者可考虑造口灌洗

（4）正确选择造口用品：对于无法做到造口术前定位的急诊手术患者，术后更换造口袋时应特别注意患者的体位、弯腰等姿态，指导患者及其家属评估腹部不平整的地方，针对腹部凹陷处，可利用防漏用品填补，如防漏膏或防漏贴环等，以预防造口底盘渗漏。由于造口黏膜突出皮肤高度不够或造口周围腹壁皮肤情况不够理想，用平面底盘达不到理想的效果，或达不到预期的佩戴时间时，可以选择使用凸面底盘。底盘的粘贴时间不宜过长，一般不超过 7 天。回肠高排出量造口一般 3 ~ 5 天更换一次底盘。

(5)皮肤创面的处理。①造口周围皮肤的清洗:用生理盐水冲洗或轻轻拍洗造口周围皮肤,避免擦拭皮肤增加摩擦力,导致造口周围受损皮肤疼痛。操作过程中注意动作轻柔,清洗皮肤后可用质地柔软的干纸巾轻轻吸干皮肤表面的水分。②隔离排泄物:在造口周围受损皮肤处均匀涂撒造口护肤粉,待护肤粉吸收一段时间后,使用不含乙醇等其他刺激性成分的皮肤保护膜,待成膜后,再使用防漏用品。对较为严重的刺激性皮炎,可重复以上步骤,再次使用造口护肤粉和皮肤保护膜。皮肤保护膜是一种多分子聚合物,使用后可形成透明薄膜,且透气性好,能防止皮肤受到黏胶及排泄物的刺激,对受损皮肤起到一定隔离功效,为皮肤创面愈合提供了一定条件。

(6)排泄物的收集。①填平造口周围皮肤:针对造口周围腹部皮肤凹凸不平、造口凹陷、低平的患者,可使用防漏用品填补造口周围皮肤的皱褶处,使造口周围皮肤表面趋于平坦,防止渗漏。②正确使用凸面底盘:注意正确测量造口大小及正确裁剪底盘,裁剪好后用手指将造口底盘内圈磨光滑,避免摩擦肠黏膜。凸面底盘应配腰带使用;当造口袋内排泄物达到容量的1/3~1/2时,及时排放,避免渗漏。

(7)疼痛护理:因肠道排泄物含有大量消化酶,易腐蚀造口周围皮肤,引起皮肤炎症刺激症状,所以疼痛通常也是造口周围皮肤刺激性皮炎患者反映最多的主观感觉。在处理过程中,护理人员应采用对皮肤刺激性最小的生理盐水清洗造口周围皮肤,不使用含乙醇等刺激性成分的物品,操作过程中动作轻柔。可建议患者放松心情,通过阅读、上网、听音乐等方式分散注意力,做一些自己爱好的事情,以此减少或忘记疼痛。另外,可指导家属多给予情感支持,鼓励患者正确面对造口皮肤并发症,帮助患者树立信心,尽快回归正常生活。

经典案例

患者,男,75岁,身高165 cm,因造口周围皮肤刺痛,于专科门诊就诊。该患者两周前因直肠癌行直肠癌根治术、回肠末端造口术,出院时使用一件式造口袋,每3天更换一次,造口周围皮肤完好,术后7天出院。术后10天,造口底盘出现频繁渗漏,每天渗漏3~6次,并伴有造口周围皮肤溃烂、刺痛,严重影响生活质量。

【全身评估】

患者就诊时精神一般,体重50 kg,食欲差,因造口底盘频繁渗漏,不敢进食。查体:腹部无压痛、反跳痛和肌紧张表现,大便呈黄色水样,造口周围皮肤溃烂。患者因造口周围皮肤问题出现焦虑、失眠。患者家庭经济状况一般,一直是子女陪伴和更换造口。

【局部评估】

肠造口呈圆形,直径约3 cm,黏膜红润,造口周边皮肤凹陷,使得造口黏膜低于皮肤平面,造口周围皮肤出现刺激性皮炎,表现为皮肤表皮脱落、潮红(彩图12),采用造口周围皮肤评估工具DET评分7分,疼痛NRS评分6分,营养PG-SGA评分8分。

【护理目标】

促进造口周围皮肤刺激性皮炎愈合,妥善收集造口排泄物;指导家属掌握正确的造口护理方法和技巧;缓解患者心理压力。

【处理过程】

(1)保护造口周围皮肤:用棉球蘸取生理盐水轻拍或冲洗造口周围皮肤,注意动作轻柔,不可反复擦拭皮肤,避免加重皮肤损伤。由于回肠造口排泄物较多,且患者造口排泄物呈水样便,最好选择患者空腹或进食4小时后更换造口袋。更换过程中可用干棉球轻盖住造口排泄口,避免排泄物大量涌出。清洗后待皮肤干燥,再均匀涂撒造口护肤粉,然后喷洒皮肤保护膜,待膜干,于肠黏膜边缘涂抹防漏膏,并利用防漏膏将周围凹陷部位填平。注意皮肤保护膜最好选择不含乙醇等其他刺激性成分的皮肤保护膜喷剂。

(2)妥善收集造口排泄物:选用两件式凸面底盘配腰带,裁剪好底盘后粘贴造口底盘,粘贴时应注意绷平皮肤后再粘贴,用手指指腹或棉签轻压底盘内圈,使其与皮肤紧密贴合,再轻压底盘外圈,使其与皮肤紧密贴合。必要时可二次固定底盘,将造口底盘外圈边缘封边固定,并让患者用手掌捂底盘5~10分钟,使底盘粘贴更牢固(图5-3)。

【健康教育】

(1)饮食指导:在病情允许的情况下,指导患者尽量摄入固体食物或可溶性纤维食物,使粪便成形,以减少粪水刺激。可告知患者加强营养,适当搭配肠内营养品,促进创面愈合。

(2)造口护理指导:指导家属清洗造口周围皮肤的正确方法和技巧,正确选择及使用造口用品。告知家属造口袋内排泄物最好不超过1/3,防止排泄物过多浸泡底盘,造成渗漏,加重皮炎。皮炎严重时,可每2天更换一次底盘,有渗漏及时更换;皮炎改善后可3~5天更换一次底盘。如果底盘黏胶发白部位距黏膜边缘<1 cm,则应及时更换。

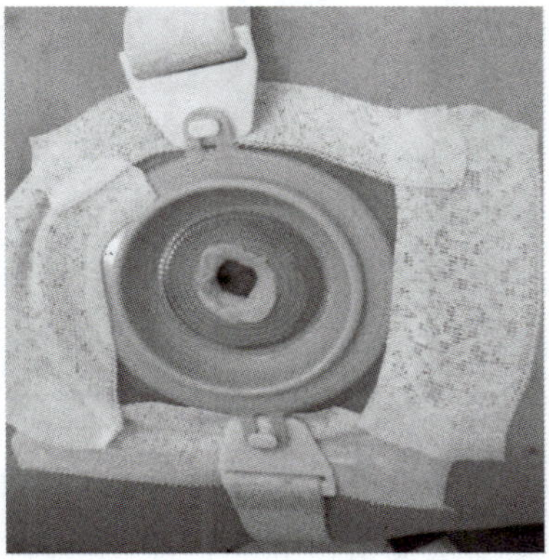

图5-3 造口袋固定

(3)心理护理:告知患者和家属通过护患双方努力,隔离排泄物对造口周围皮肤的刺激,造口底盘渗漏、周围皮肤疼痛等问题都可以解决,刺激性皮炎也会很快愈合,以增强患者治疗的信心,减少患者焦虑情绪。

【随访】

一周后患者随访,自诉造口周围刺激性皮炎处理后,疼痛感明显减轻,使用凸面底盘配腰带,造口底盘未再出现频繁渗漏,居家期间每3天更换一次底盘。口服水解乳清蛋白粉和水溶性膳食纤维后,粪便含水量减少。揭开造口底盘,皮炎愈合。

【护理重点】

(1)对于造口周围皮肤刺激性皮炎,有效隔离排泄物很重要。

(2)凸面底盘配腰带,能更好地使凹陷的造口黏膜突出,减少排泄物与皮肤的接触。

(3)教会患者和家属造口更换技巧,才能更好地促进皮炎愈合。

(4)正确的饮食指导,减少粪便含水量,增强营养,也是促进皮炎愈合的有效措施。

2. 造口周围过敏性皮炎

造口周围过敏性皮炎发病率约为0.6%,指由于肠造口周围皮肤对接触到的化学成分产生超敏反应而导致的皮肤炎症，表现为皮肤瘙痒，皮肤接触部位出现红斑、丘疹、水肿、脱皮或水疱，皮损范围与造口用品形状相近（彩图13）。为确诊此症，必要时可采取斑贴试验。急性肠造口周围皮肤接触性皮炎起病较急，皮损范围与接触范围相同，在接触范围内皮肤出现红斑、丘疹，患者皮肤有瘙痒或灼痛感，搔抓后可将致敏物质带到远端，产生类似皮损。慢性肠造口周围皮肤接触性皮炎由于反复接触造口护理产品导致局部皮损，表现为接触部位增生或苔藓样变，大部分患者皮损部位没有瘙痒感。

（1）发生原因。过敏原的刺激诱发皮肤炎症反应，包括造口底盘、造口底盘黏附剂、造口袋、防漏膏、造口护肤粉、造口腰带等，其中造口底盘黏附剂过敏者多见。有研究显示，化疗和放疗也是患者发生造口周围过敏性皮炎的影响因素，原因可能为直肠癌患者化疗均以氟尿嘧啶及其衍生物为主，其主要不良反应包括白细胞减少、中性粒细胞减少、血小板减少及贫血等，导致患者全身免疫力下降，降低了角质层的自然防御及自我修复能力，增加皮肤脆性，增加皮肤并发症发生的概率。在临床中接受放疗的患者，放射区域的皮肤常出现发红、水疱、瘙痒、破溃等症状，由于造口周围皮肤部分在照射野范围内，容易受到放射线的损伤，皮肤容易发生反复溃烂，新愈合的皮肤表层脆弱，抵御能力较差，从而导致造口周围过敏性皮炎的发生。

（2）护理措施。①询问患者过敏史：在肠造口手术及使用肠造口护理产品前询问患者过敏史，评估患者过往是否有对食物、药物以及其他材质发生过敏情况。②斑贴试验：对有过敏史的患者，应在肠造口手术前进行斑贴试验。斑贴试验是诊断外源性过敏原的特异性检查方法，也是目前诊断肠造口周围皮肤最简单、最实用的方法。具体操作方法为：在患者腹部粘贴一小块造口护理产品，在24小时和48小时分别评估患者皮肤是否有发红、灼热、瘙痒以及其他变态反应的表现。③及时评估：每次更换造口护理产品时均需评估造口周围皮肤情况，可与对侧腹壁皮肤相比较，如发现问题应及时向造口治疗师咨询或就医。④去除过敏原：过敏原的刺激会加重皮肤的损伤，需评估导致肠造口周围皮肤接触性皮炎的造口护理产品并停止使用该产品。⑤用药处理：遵医嘱口服抗组胺类药物，如氯雷他定、盐酸苯海拉明等；皮损部位局部涂抹类固醇药物，如地塞米松软膏等，在每次更换肠造口袋时清洗肠造口周围皮肤后涂抹药物，待吸收10～15分钟后用清水洗净肠造口周围皮肤，干后粘贴造口底盘。⑥更换肠造口护理产品：对造口底盘或造口袋过敏者应更换另一品牌或系列的产品；对造口护肤粉或防漏膏过敏者可酌情考虑不再使用造口护肤粉和防漏膏；对造口腰带过敏者可在造口腰带与皮肤接触面垫上纯棉材质的软毛巾或手帕，以减少致敏物质对皮肤的刺激与摩擦。

3. 造口周围皮肤机械性损伤

造口周围皮肤机械性损伤一方面指的是肠造口周围皮肤表皮层或真皮层的继发性损伤引起的皮损；另一方面是由于压力、剪切力或不恰当的护理、造口袋或附属产品的不合适引起的机械性损伤（彩图14）。受损皮肤皮损部位较表浅、形状不规则斑有出血渗液等，皮损部位有烧灼感、疼痛。

1）发生原因。

（1）移除造口底盘方法不当：因揭除造口底盘时动作过快或过度用力，以及未使用黏胶去除剂而强行将底盘从皮肤剥离导致的表皮层撕脱伤。

(2)清洗造口周围皮肤方法不当:①使用质地粗糙的干纸巾、硬纱布等用力擦拭造口周围皮肤造成表皮破损;②使用碱性清洗液使皮肤表面的油脂和水分减少,导致皮肤的防御能力下降;③清除造口底盘残胶或防漏膏时使用尖锐器具导致的皮肤损伤;④使用医用胶布做外固定,由于粘贴方法不当导致的张力性皮肤损伤;⑤造口底盘更换频率过高导致表皮的角质层剥离,破坏皮肤的完整性。

2)护理措施。

(1)加强造口术后健康指导:指导患者及其家属移除造口底盘时动作轻柔,避免过分用力引起表皮层撕脱伤。对于放疗、化疗治疗期间或皮肤易损伤的患者适当选用黏胶去除剂辅助接触造口底盘。

(2)选择合适的造口护理产品,对于已经发生造口周围机械性损伤的患者可选用黏性较轻的造口底盘,配合腰带进行外固定。

(3)适当减少更换造口底盘次数,避免反复粘贴、撕脱造成的皮肤损伤。

(4)指导患者清洗肠造口周围皮肤时避免使用摩擦力较大的干纸巾,动作轻柔,减少摩擦;如发生撕脱伤时,可用清水冲洗肠造口及周围皮肤,避免摩擦引起患者疼痛加剧;皮损部位可局部使用造口护肤粉、皮肤保护剂和水胶体敷料覆盖。

(5)指导患者尽量不要在肠造口底盘外粘贴胶布。如造口底盘固定不良,可适当使用造口腰带或与造口底盘相同材质的弹力胶贴进行外固定。

(6)出院前评估患者及其家属更换造口袋操作技术的掌握程度,如发现问题及时纠正。

四、造口周围坏疽性脓皮病

造口周围坏疽性脓皮病是一种以皮肤破坏性溃疡、快速进展为特征的反应性炎性皮肤病。皮损可单发或多发,部分可融合成多中心、不规则溃疡(彩图 15),可能与慢性全身性疾病如炎性肠病、类风湿性关节炎等有关,病理活检有助于鉴别其他疾病。约 80% 的造口周围坏疽性脓皮病发生于炎性肠病患者,也可见于腹部恶性肿瘤、憩室病和神经功能障碍等患者,发病原因尚不清楚。克罗恩病患者造口后发生造口周围坏疽性脓皮病的比例为 2.0%~4.3%,多数发生在回肠造口,少数发生在结肠和泌尿系造口;造口周围坏疽性脓皮病病程较长,康复周期通常超过 1 个月。

1. 临床表现

为造口旁皮肤呈溃疡样改变,皮损表现为炎性丘疹、水疱、脓疱,进展为中心性坏死形成潜行性溃疡,边缘呈红晕,常伴有发热及局部疼痛。造口周围坏疽性脓皮病可发生在造口底盘覆盖的任何地方,早期常表现为深部肿块、出血性脓疱或很小的创伤,皮损慢慢扩大至皮下组织,形成潜行性和化脓性溃疡。溃疡面可有单个或多个,创面基底上方可能会出现皮桥。伤口痊愈后常表现为网状的萎缩性瘢痕,出现应激反应或创伤时易复发。溃疡表面有黄绿色恶臭脓液,溃疡大小不等,小如黄豆,最大达 25 cm × 30 cm,中间可见萎缩性瘢痕。根据临床不同的表现又分为溃疡型、脓疱型、大疱型或不典型、增殖型或浅表肉芽肿型 4 种亚型。

2. 病因和发病机制

(1)本病发病机制尚不明确,常合并一些系统性自身免疫性疾病,如血液病、炎症性肠病、类风湿性关节炎、HIV 感染、慢性活动性肝炎等。

(2)体液免疫和细胞免疫异常可能与本病的发生有关。

(3)患者体内存在皮肤和肠组织的自身抗体,γ 球蛋白增高或减少,皮肤外伤是此病的诱发因素之一。

3. 护理措施

(1)全身治疗。目前临床上针对造口周围坏疽性脓皮病有多种治疗方法,包括系统应用糖皮质激素、免疫抑制剂等传统药物、生物制剂及局部治疗。除药物治疗外,伤口护理、使用适当的敷料及疼痛控制对造口周围坏疽性脓皮病患者的管理也十分重要。治疗原发性疾病,增强患者体质,改善患者的全身状况,鼓励和治疗继发感染。

(2)局部治疗。①创面处理:造口周围坏疽性脓皮病溃疡创面护理的主要原则是充分且温和的清洁,在存在有严重细菌定植的情况下适当使用抗菌剂,以及保持适度湿润的创面环境。针对面积较小且浅表的造口周围坏疽性脓皮病溃疡创面,局部治疗可作为一线治疗方案。对轻症患者,应以外用药物治疗为主,遵医嘱外涂他克莫司、吡美莫司、色甘酸钠、糖皮质激素等外用制剂。对于不同类型的造口周围坏疽性脓皮病溃疡创面,应根据其创面情况针对性选择适合的敷料,如银离子敷料、水凝胶、水胶体、藻酸盐和泡沫类敷料等。②自溶性清创:坏疽性脓皮病初期创面有大量脓性坏死组织,需利用湿性敷料激发体内的白细胞和蛋白水解酶,消化创面上的无活性坏死组织,采用自溶性清创的方法,并遵循不积极扩大清创的原则,有效无损伤的清除已松软的坏死组织。③控制感染:湿性愈合理论主要为湿性环境可以调节氧张力及血管生长,有利于坏死组织与纤维蛋白溶解,促进多种生长因子释放从而加快创面愈合速度。选择含银离子抗菌湿性敷料来抑制创面细菌的生长,在创面坏死溃疡期和红色肉芽早期,使用藻酸银敷料覆盖创面,可起到清除坏死组织、吸收大量渗液、促进肉芽生长、控制感染的目的。

(3)疼痛管理。①坏疽性脓皮病在皮损早期和进展期疼痛、触痛明显。在换药前 30 分钟可遵医嘱肌内注射哌替啶注射液,操作过程中动作需轻柔,避免镊子尖端直接接触伤口。②在移除敷料时用生理盐水充分湿润后再轻轻分离。③伤口冲洗可采用涡流式冲洗法,从伤口中心环形向外冲洗,形成涡流,将伤口冲洗至洁净,以减少接触性疼痛。

(4)造口护理。①选择腰带型硅胶一件式造口袋,将一次性便袋固定于环形槽中,调节腰带松紧度以保证造口用品与皮肤的紧密贴合,以通过硅胶内护圈来缓解其局部压力,在保证不引起局部皮肤压力性损伤的情况下,既不用粘贴皮肤又可有效收集粪便,可每日更换便袋 1 ~ 3 次。②待创面情况改善后造口治疗师评估可使用造口底盘,必要时可采用偏心圆裁剪的方式避开创面,不影响其换药。

五、造口周围真菌性皮炎

造口周围真菌性皮炎指因真菌感染导致造口周围发生感染性皮炎,以白念珠菌感染多见,常表现为造口底盘或造口袋下方出现界限清楚的皮肤红斑,呈卫星状丘疹脓疱(彩图 16),真菌检查可确诊此症。

1. 病因和发病机制

(1)环境潮湿:真菌喜欢温暖、潮湿的环境,造口底盘下皮肤处于潮湿的环境,尤其是泌尿造口及回肠造口,水分大,容易导致渗漏。

(2)尿路感染:对于泌尿造口患者容易引发真菌性皮炎。

(3)身体抵抗力下降者:如接受抗生素或类固醇治疗,或抑制细胞生长的药物治疗会导致皮肤易感性增加及真菌感染。

(4)其他并发症:其他皮肤病并发症可导致真菌滋生。

2. 临床表现

初期皮肤瘙痒,严重者奇痒无比;白色皮疹的脓疱,界限清楚的皮肤红斑,呈卫星状丘疹;表面溢脓;呈灰白色脱皮。刮屑涂片在显微镜下检查可明确感染的真菌类型,最常见的是酵母菌感染。

3. 护理措施

(1)日常护理:注意皮肤清洁卫生,避免用手过度抓挠患处。

(2)皮肤科会诊:在皮肤科医生指导下用药,如局部外涂抹酮康唑乳膏、硝酸咪康唑乳膏等药物进行改善,也可以合理搭配使用曲安奈德益康唑乳膏、盐酸特比萘芬搽剂等药物进行治疗。

(3)造口专科护理:①用温水或生理盐水清洁造口周围皮肤。②经皮肤科会诊后,在皮炎处外涂抗真菌软膏,静待吸收,约 10 分钟后再次使用温水或生理盐水清洁皮肤造口周围皮肤。③选择使用造口附件产品。④根据造口情况选用两件式造口底盘和造口袋,根据造口大小及形状裁剪造口底盘,佩戴造口袋,视皮炎严重程度每 1 ~3 天更换一次底盘。

六、假疣性增生

假疣性增生是因肠内容物与造口周围皮肤长期接触而引起的皮肤慢性炎性病变及皮肤良性增生病变,表现为紧邻造口的皮肤区域增厚,且围绕在造口边缘出现疣状突起,质硬,多伴有疼痛、瘙痒,触之易出血,皮肤破溃时渗液多,造口袋渗漏明显。须行病理活检以排除造口处肿瘤复发。损伤从造口底部开始,蔓延范围不同,突出皮肤几毫米以上。皮肤色素沉积,呈灰色或红棕色结节(彩图 17)。

1. 病因和发病机制

①肠造口周围皮肤长期暴露于排泄物中。②造口底盘裁剪的开孔孔径过大,皮肤外露过多。③肠造口护理不当导致排泄物渗漏,皮肤长期被尿液及粪便浸渍、刺激。④全身免疫功能紊乱。

2. 处理原则

(1)评估患者肠造口护理的状况,查看造口周围皮肤增生状况。

(2)选择合适的造口底盘,根据造口大小和形状进行裁剪,及时更换造口袋。尿路造口患者可使用抗反流造口袋。造口回缩患者应使用凸面底盘加腰带。

(3)对于增生皮肤,可使用凸面底盘将增生压迫。过度增生的组织,可用硝酸盐棒烧灼或高频电烧灼。

(4)必要时进行组织学检查,排除恶性皮肤病变。

(5)严重者可手术治疗,行游离植皮或局部皮瓣覆盖。

七、肠造口周围皮肤毛囊炎

肠造口周围皮肤毛囊炎是因细菌感染(常见于金黄色葡萄球菌)而引起肠造口周围皮肤的毛囊及其周围组织的化脓性炎性病变,偶可由更换造口袋时牵拉损伤毛发引起,初起为红色丘疹,逐渐演变成丘疹性脓疱,孤立散布,伴轻度疼痛(彩图 18)。血常规、细菌培养和血糖检测可协助诊断。

1. 病因和发病机制

①由于毛囊损伤,受细菌感染所致,常见金黄色葡萄球菌感染。外观一般呈豆样脓包或红色突起,与闷热、流汗、压力、体毛有关。②去除毛发方法不恰当,如剃毛太频繁亦可伤害毛囊。③揭除造口底盘方法不正确,暴力去除时,底盘粘胶与皮肤粘连亦可致毛囊损伤。

2. 临床表现

局限于毛囊口的化脓性炎症皮损,初期表现为以毛囊为中心的红色丘疹样改变。若不及时处理数天内病情可恶化,皮损中央即可出现脓疱,周围有红晕。揭除造口底盘时,患者有毛发被拉扯般的疼痛感。需与毛囊炎、疖、痈等累及毛囊和其周围组织的细菌感染性皮肤病进行鉴别。

3. 处理原则

当造口周围有毛发时,需用清洁剪刀将其剪平,不可用剃毛刀剔除,以免伤到毛囊。揭除造口底盘时,操作者一手按压皮肤,另一只手缓慢撕除造口底盘;若底盘粘贴过紧,不易撕除,则可用湿纱布湿敷或底盘黏胶剥离剂帮助移除。清洗造口周围皮肤时选用弱酸性洗液,由外向内轻柔擦拭。皮损初期(红色毛囊性丘疹),可用聚维酮碘溶液消毒后,再用生理盐水将残留的碘剂清洁干净。用纱布擦干,先用藻酸盐敷料或亲水性纤维敷料处理,再使用水胶体敷料粘贴;如渗液少,也可以使用皮肤保护粉进行处理后再规范粘贴造口袋。皮损进展期(毛囊出现脓疱),可使用银离子敷料或遵医嘱使用抗生素进行处理后再规范粘贴造口袋。

八、造口处腹壁切口并发症

造口处腹壁切口并发症为造口腹壁开孔处皮下脂肪组织、浅筋膜及深筋膜的并发症,其中最为常见的就是造口黏膜分离。临床上将腹壁皮肤的缝合处与肠造口处肠黏膜分离称为造口皮肤黏膜分离,主要指造口处皮肤受到经造口排出的排泄物长时间刺激,从而使造口周围的皮肤发生溃烂(彩图 19),属于肠造口手术后的早期并发症之一,多发生在术后 1 ~3 周。

1. 观察

随着实施肠造口手术的患者逐年增加，相关的包含造口皮肤黏膜分离在内的造口并发症发生率也逐年上升。在患者发生病变时，以剧烈疼痛为主要临床表现，对患者的生活质量、病情恢复、心理都会产生一系列的不良影响。因此，对于术后出现造口皮肤黏膜分离并发症的患者，不仅要关注其造口愈合情况，还要考虑预后，临床治疗过程中常会采用综合护理干预的方法，保证患者的生活质量不受造口并发症的影响。

2. 护理措施

（1）先清洁周围皮肤，用无菌棉球或无菌纱布盖住近端造口出口，避免在操作时流出大便，污染患者伤口、影响护士操作。随后用生理盐水将分离处伤口清洗干净，避免使用消毒液清洗造口，破坏肉芽组织的生长及刺激肠道。清洗完毕后，根据分离处创面大小，裁剪适当大小的透明贴以覆盖分离处。

（2）根据伤口评估结果及患者造口的实际情况选择合适的敷料。若是轻度、浅层的分离，则可以在分离处使用造口护肤粉，待吸收 15～20 分钟后再常规更换造口袋；若是严重的深层分离，则要根据分离处创面大小，在皮肤黏膜分离处适当采用藻酸盐银离子敷料填充，联合使用重组人碱性成纤维细胞生长因子，以吸收渗液、促进肉芽组织生长；如分离处有坏死组织，则应先清创后再进行后续更换流程。

藻酸盐银离子敷料能吸收分离处创面的渗出物，在创面形成一层凝胶，避免无效腔的形成，深度清除创口内的坏死物质，并逐步释放出银离子进行杀菌，具有抗菌谱广、时间长，对病毒、细菌不会产生耐药性的优点。重组人碱性成纤维细胞生长因子可促进细胞生长增殖，加速细胞的新陈代谢，从而加速创面愈合，减轻患者疼痛。两者联用，可清除失活的坏死组织，促进创面肉芽组织的生长，从而加速分离处的愈合。

（3）经过上述处理后，可按常规流程使用造口护肤粉涂洒在周围皮肤，15～20 分钟后，再用无菌棉签将护肤粉涂抹均匀，喷洒造口皮肤保护膜，待成膜后可使用适当大小的水胶体敷料覆盖。如担心底盘下排泄物渗漏，可加用防漏膏绕造口肠段周围一圈，以免排泄物渗漏浸渍周围皮肤，最后粘贴造口底盘以及造口袋。

（4）造口袋的选择与更换：肠造口回缩的患者底盘不易粘贴固定，若底盘选择不合适，易发生渗漏刺激皮肤导致造口皮肤黏膜分离。由于排泄物易积于肠造口凹陷处，不易排出，使皮肤黏膜分离处长时间浸泡在造口排泄物中，加重伤口的恶化程度。故对于此类患者，应选用凸面底盘，配合使用造口腰带，使底盘与皮肤完全接触，将造口周围的皮肤下压，突出造口肠段，抬高黏膜，同时告知患者及其家属后续处置方法。早期创面清创时，建议每 2 天更换 1 次底盘，若分离处是红色肉芽组织，则可间隔 4 天再更换，直至分离处创面愈合。

（5）人工扩肛：部分患者造口术后可能会发生周围分离皮肤创面大，在后续恢复的过程中经常会形成瘢痕，进而引发造口狭窄。为预防和治疗造口狭窄，应指导患者及其家属及时扩肛，学会自我观察，如注意患者术后有无腹痛、腹胀，造口排便是否顺畅，造口排出的大便形状及是否有变细等表现。指导患者或其家属按先由上至下的方向揭开造口袋，观察造口袋内排泄物有无异常，随后清洗造口周围皮肤及造口，清洗完毕后戴上手套，小指涂抹液状石蜡或食用油后伸入造口，长度4 cm左右，指导患者或其家属每次扩肛用5～10分钟，频次为每天1～2次，若小指伸入后没有夹紧的感觉，则适应后可逐渐按手指的粗细程度换成环指或示指、中指、拇指。

(6)饮食指导：术后恢复期，若患者肠道功能恢复后，可遵医嘱指导加强营养。先吃易消化的流质饮食(如米汤、菜汤、蒸蛋等)，逐渐过渡到面条、稀饭等半流质饮食，适应后再逐步过渡到正常饮食。告知患者及其家属饮食方面的注意事项，强调饮食均衡，不能暴饮暴食，对于嗜食肉类的患者要鼓励其食用新鲜水果和蔬菜，减少摄入辛辣刺激、易引起异味的食物(如洋葱、大蒜、豆类等)。

九、腹壁隧道并发症

(一)造口脱垂

造口脱垂指肠袢经造口部位，经腹壁(皮下脱垂)或皮肤(外造口脱垂)全层由内向外翻出，脱出长度可从数厘米到20 cm以上不等，发病率为2%～22%。经回肠造口后，脱垂率为0%～11%，经横结肠造口后为7%～25%，经乙状结肠造口后为12%。造口脱垂多见于横结肠双腔造口。由于双腔造口的直径往往大于单腔，双腔远端粪液减少，相对减少了对肠道的刺激，从而导致肠蠕动减弱，一些伴有梗阻的患者术后可能会出现逆蠕动加强、肠道两端受压不均等情况，从而引起造口脱垂。肠造口脱垂常伴有肠造口水肿、出血、溃疡等，严重时可发生肠扭转、肠梗阻甚至缺血性坏死。造口脱垂又可分为滑动型(造口脱垂伴随着腹内压升高而间歇性发生)和固定型(造口脱垂状况持续存在)。

1. 原因

(1)肥胖、妊娠、因剧烈呕吐或腹壁长期用力(如久咳不止、大便用力、便秘、排尿困难)，造成腹压增高，引起肠外翻及造口脱垂，而且在严重时可引起整个肠外翻脱出，造成肠套叠性脱出等严重的问题。

(2)腹壁开口过大，导致肠壁与腹壁间固定不牢，或选择不当的肠造口位置，未经过腹壁肌肉(腹直肌)，腹壁肌肉保护不足，或因肠外翻过多而形成造口脱垂。

(3)先天或后天的腹壁肌肉薄弱，如肝硬化、慢性胰腺炎、腹膜脓肿、肝硬化腹水等腹部疾病，致使腹壁肌肉松弛，从而导致腹壁肌肉不能正常的支撑。

(4)长时间体位不正确，如体位偏斜，久卧不起，腰部扭曲等。

2. 预防措施

(1)避免引起腹压增高的因素：教会患者在咳嗽或打喷嚏时，用双手按住肠造口部位，防止肠造口下垂。避免在术后3～6个月内举重物及短时间控制内体重增加不能过快，提高营养，尽量减少增加腹压的活动，一旦发现便秘、久咳不止、小便不畅，则需要引起重视，积极应对。

(2)做好肠造口术前定位：术前准备充分，选准位置定位(图5-4，图5-5)，将肠造口定位于腹直肌内，以便在进行肠造口前准确定位及手术。在术前24～48小时内定位，最多不超过72小时。定位应在位于脐下脂肪最高处的腹直肌内，患者自己能看见和手能触及的地方，应远离瘢痕、皱褶、皮肤凹陷和骨头突出处，无论患者坐、立、卧、弯腰、左右倾斜，都不会感到不适。

（3）给予腹带减压：对于肥胖和年老等腹壁肌肉较薄弱的患者，宜用腹带或束裤支撑固定，但尽量避免造口肠黏膜因腹带压迫而损伤或坏死。

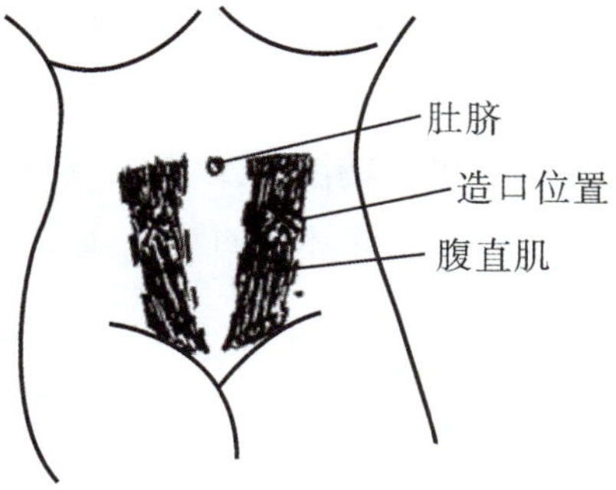

图 5－4　肠造口位置

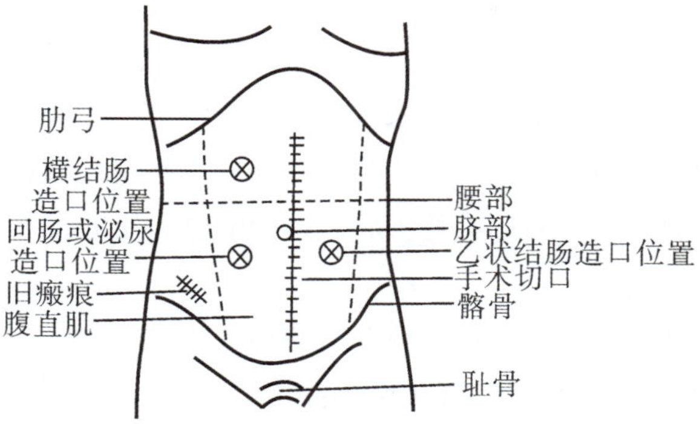

图 5－5　根据手术类型选择肠造口位置

3. 造口脱垂的治疗

（1）非手术治疗：肠道脱出 5 cm 以内，且伴有轻度水肿，一般情况下不需要手术治疗。指导患者卧床休息，水肿消退后既可以自行复位，也可通过专业手法进行复位。彩图 20 所示为患者出现一个轻度造口脱垂，可能是患者长期从事体力劳动，或是患者未正确选择合适自己的造口用品。患者使用凸面底盘＋造口腰带，腰带给造口底盘加压，凸面底盘再对造口进行加压，肠造口黏膜就会高出周围皮肤，长此以往，一旦出现造口脱垂，必定会加重造口脱垂的症状。该患者经医生给予手法还纳脱垂的肠造口，改为一件式造口袋＋腹带保护，并在适当时间予以放松腹带，减少体力劳动，最终恢复顺利，未再出现肠造口脱垂。

（2）手法还纳：①先将造口袋取出，清洗造口黏膜及周围皮肤后，将脱出的肠道轻轻托起并抬高，使用以 3% 氯化钠溶液或 50% 硫酸镁溶液浸透（湿温为 36～38 ℃）的纱布，完全包裹 5～10 分钟。②待肠道缩小、黏膜颜色由浅变深时，用液状石蜡将脱出的肠道充分润滑，再行近皮端帮助蠕动还纳法，即以造口靠近皮肤开孔处的肠道着力，当肠道向肠腔蠕动时，开始慢慢向肠腔方向推入。

（3）手法还纳操作时一定要注意顺势而为。首先要确定脱出的造口通常是通向肠腔的方向，然后从造口靠近皮肤端边缘的地方开始，随着肠蠕动波的走向缓慢向肠腔内助力推入。一旦出现了向外的肠波动，应停止向内推入，双手紧握已经脱出的肠道，以在肠蠕动的情况下，防止肠道的再次脱出。操作时切忌用力过猛，以免肿胀的肠道破裂或损伤黏膜。同时应注意安抚患者情绪，并分散患者注意力，在腹部收缩、胀痛时，指导患者保持腹部彻底放松。如果患者的高腹压持续存在，则需要在腹压得到有效缓解后，才能实施复位操作。

（4）造口脱垂的非手术治疗需注意：①裁剪合适大小的造口底盘，以免肠道黏膜受到创伤；②佩戴好造口弹力的收腹带，减轻腹部压力，防止造口脱垂症状的加重；③若脱垂的肠黏膜已出现糜烂、渗血，则应加强局部清洁卫生，禁用消毒液（如聚维酮碘溶液、乙醇等刺激性的溶液)，可以选择涂撒造口粉于局部皮肤，以促进止血及愈合；④伴有严重水肿的患者，可用 50% 硫酸镁溶液湿敷 20～30 分钟，或用 3% 氯化钠溶液湿敷，以减轻肠袢的肿胀；⑤指导患者放松平躺，如果是横结肠双腔造口的远端肠道脱垂，则回纳后的肠道可以用奶嘴填塞并固定远端造口；⑥如果是单腔造口，回纳后只能用腹带固定，以避免影响排气、排便。如果出现反复脱垂的情况，应及时到医院治疗。

(5)手术治疗：严重的造口脱垂经手法复位失败或合并脱垂的肠道已经出现坏死时必须进行手术治疗。有患者来院时，造口已脱出 10 余个小时，自觉造口处胀痛不适。予以清洗肠造口以后发现，该造口黏膜已出现缺血的症状。医生先给予 3% 氯化钠溶液及 50% 硫酸镁溶液湿敷，效果不佳，使用液状石蜡润滑也未能进行手法还纳，遂手术切除坏死的肠段，最终予以重建造口。

手术的方式可以大致分为两种，通过腹中线开腹手术，以及在造口部位修补局部手术。开腹手术可减轻粘连，减少脱垂并将肠和肠系膜固定到腹壁。无论是开腹手术还是局部手术，仍有较高的概率在术后再次发生造口脱垂，其概率分别为 43.6% 和 42.9%，且创口脱垂的复发通常在修复后的一年内发生。肠造口重整术前，脱垂的肠道给予造口袋进行覆盖，或用凡士林纱布覆盖保护，以减少摩擦肠黏膜导致出血或预防肠黏膜过度干燥而坏死。对于临时性肠造口者，可考虑行造口还纳术。

4. 造口脱垂的护理措施

(1)手法还纳前的护理：腹部内压力的增高经常压迫到肠腔，从而导致肠内压力的增高，而肠内压增高则是导致造口脱垂症状出现的直接因素，所以有效避免腹压增高是进行手法还纳的前提条件。一旦腹腔内压力过大，则无法将腹腔外的肠道还纳进去。肠道蠕动过快或过慢，均可导致肠内压的增高。咳嗽、收腹、哭闹常可导致的腹内压力过大，所以在进行手法复位前，需要进行全面评估，应去除影响腹内压的因素，积极治疗和纠正肠动力障碍，如腹泻、低蛋白血症、肠梗阻等。在操作前准备≥55 mm 的平面造口底盘、两件式造口袋、3% 氯化钠溶液或 50% 硫酸镁溶液、液状石蜡、奶嘴、弹力收腹短裤或无孔腹带。

(2)手法还纳中的护理：水肿的肠道直径超过了造口腹壁开孔直径时，还纳难度较大，所以减轻脱垂的肠道水肿是进行手法还纳的首要步骤。造口脱出的肠道远端是脱出时间最长、温度最低、细胞活性最差、血液循环最差且最易受摩擦的部位。如果选择在有溃疡或有缺血的远端肠道着力，很容易导致溃疡的再次损伤。所以应注意全方位润滑脱垂的肠道，及时有效地降低摩擦力，避免肠黏膜再次发生机械性损伤。

(3)手法还纳后的护理：双腔造口使用奶嘴 + 两件式造口底盘固定，单腔造口则选择一件式造口袋 + 无孔腹带或弹力收腹短裤来固定肠道。要判断治疗造口的脱垂是否有效，主要体现在还纳后肠道不再出现脱垂或脱垂的长度小于原来脱垂肠道的长度。在应用奶嘴固定肠道时，可选用不同大小的婴儿奶嘴，按其造口的开孔大小进行适当的开孔裁剪。可以选择超大且柔软的平面造口底盘及两件式的造口袋，根据造口尺寸来修剪造口底盘大小，将剪裁好孔的奶嘴嵌入造口底盘的剪裁孔内，将奶嘴头朝向造口袋内的方向(图 5－6 至图 5－8)。粘贴好嵌有奶嘴的造口底盘，贴好造口袋并连接好造口腰带，注意使用奶嘴填塞的患者，必须对奶嘴进行固定。避免奶嘴随肠道蠕动进入肠腔,而发生肠穿孔。对于婴儿造口脱垂患者,其造口底盘在嵌入奶嘴后粘贴面积大大减少,患儿哭闹活动时很容易导致脱落,因此建议给婴幼儿粘贴带排气的一件式造口袋,并且在造口袋外加用与之宽度相当的腹带来固定,但它的缺点则是需要定时松开腹带才能够排便。

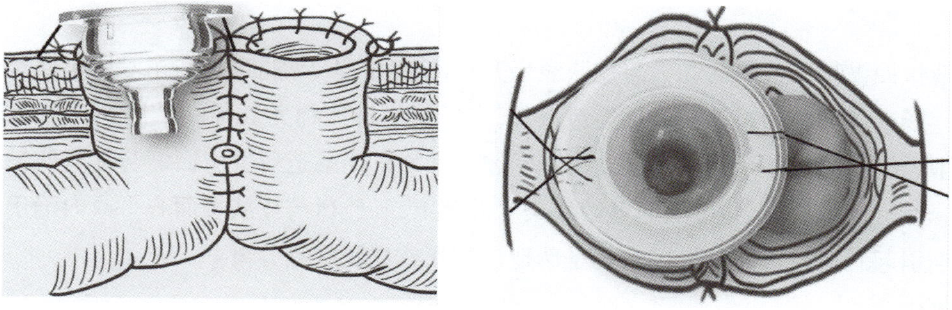

图5-6 奶嘴回纳脱垂肠道示意图

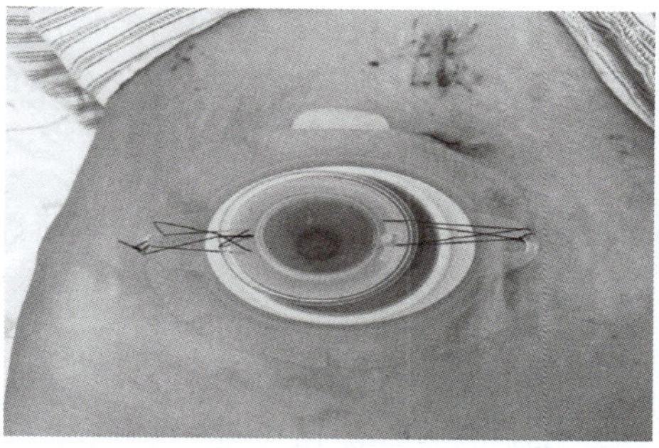

图5-7 使用奶嘴缝线固定于造口底盘

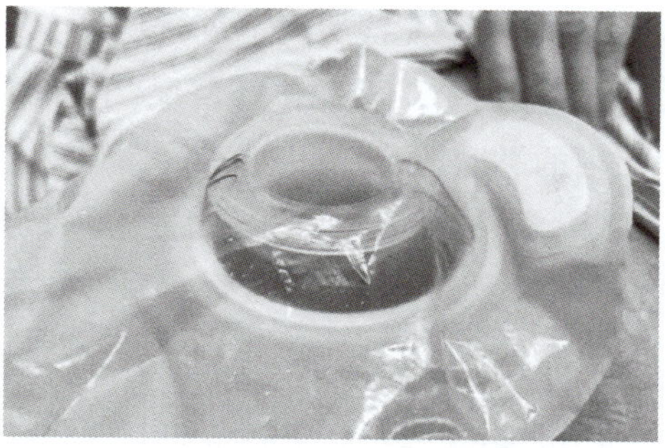

图5-8 已纠正的脱垂的肠造口

(4)腹部与造口的观察护理:还纳后还需要观察腹部有无胀痛、造口袋有无排泄物、造口黏膜颜色是否红润正常等。一旦出现腹痛腹胀且24小时内无排泄物、造口黏膜颜色变成紫黑色等,提示有可能出现肠道破裂穿孔、肠坏死、排泄物堵塞致肠梗阻等情况,或因为长时间未放松腹带导致不能及时排便,需立即放松腹带对症处理。随时观察还纳后的肠道有无再次脱垂情况发生,指导患者或其家属使用腹带时采取仰卧位,避免在坐位或站位增加腹压时使用。指导患者规律进食,注意饮食卫生,防止腹泻,训练定时排便,避免一些重体力劳动及剧烈的运动,定期复查。

5. 造口脱垂的高发人群及健康教育

(1)高发人群:包括超过60岁的老年人、前列腺肥大导致排尿用力的老年男性、造口类型为袢式造口者、慢性阻塞性肺部疾病或长期便秘者、急诊行回肠造口术者(营养状况较差)、腹壁肌肉薄弱者、因腹部疾病导致腹壁松弛者、过度肥胖及过度消瘦者,需要长期从事体力劳动者。

(2)健康教育:让患者了解造口脱垂发生的原因及危险性,若造口手术后出现长期咳嗽应积极对症治疗,指导患者正确咳嗽姿势,教会其用手向上托举造口,避免咳嗽时造口处压力突然升高。饮食方面应进食高纤维食物以预防便秘,排便困难者应及时治疗,必要时在医生指导下进食膳食纤维营养素。对于长期从事体力劳动者，指导其坚持长期佩戴造口腹带，尽量减少腹内压升高的活动。此外，告知患者若发生造口脱垂，无须惊慌，应先躺平放松腹部，用生理盐水纱布或清洁湿毛巾包裹外露的肠道并尽快就医。在造口脱垂期间，避免进食过多粗纤维食物，以免造成肠梗阻或肠道嵌顿。

（二）肠造口回缩

肠造口回缩指肠造口的黏膜与皮肤表层齐平或内陷，低于皮肤表层，在术后早期及晚期均可发生。肠造口回缩的患者佩戴黏性造口袋，容易发生排泄物尤其稀粪从肠造口旁渗透至造口底盘下，导致渗漏，甚至进一步导致皮肤问题。术后早期肠造口发生回缩合并皮肤黏膜分离时，容易导致排泄物漏至盆腔引起盆腔感染。外观上，肠造口与皮肤表面齐平或内陷于皮肤表面。早期引起肠造口回缩的原因主要是肠造口坏死或皮肤黏膜分离。

1. 观察

（1）程度判断：区分造口肠段回缩至腹壁的水平。①试管法：将直径小的清洁玻璃试管放入肠造口内，在光线照射下进行观察。②直肠镜检查：在直肠镜直视下判断回缩的程度。

（2）了解造口袋的佩戴情况：了解造口袋的佩戴时间、佩戴困难程度、渗漏发生情况、造口袋使用的类型、是否使用造口附属产品。

（3）评估：①观察肠造口周围皮肤是否发生刺激性皮炎、增生等并发症。②评估体重变化，并评估增减幅度。

2. 护理措施

（1）严密观察：术后早期发生肠造口坏死和皮肤黏膜分离者容易诱发肠造口回缩，因此应密切观察肠造口是否发生肠造口回缩。

（2）非手术治疗：伴有肠造口周围皮炎者，可应用皮肤保护粉、皮肤保护膜、水胶体敷料等。降结肠和乙状结肠造口周围皮肤持续受损者，可考虑采用结肠灌洗法。过度肥胖者宜通过运动、饮食调节等方式减轻体重。继发肠造口周围皮肤并发症时应对症处理。

（3）严重病例应手术治疗：造口全周发生皮肤黏膜分离且合并肠造口回缩于筋膜层以下的患者，需要再次施行手术处理腹膜炎症、重建肠造口。

（4）造口用品的选择：①一般情况下宜选用垫高式造口用具，如凸面底盘配合腰带，加压于肠造口周围皮肤，使肠造口根部膨出，以利于排泄物排出。如造口位置不佳不适宜使用凸面底盘者，可在局部使用防漏条、防漏膏、防漏圈等垫高；配合使用造口弹力腹带或腰带，增加造口底盘与皮肤的黏合力。肠造口回缩导致造口排泄物出现渗漏的风险增大，故要增加底盘的更换频率，确保渗漏前进行更换，减少皮肤的浸渍。②肝硬化、腹水者不可使用垫高式造口用具，此类患者常因门静脉压力过高造成腹部微血管静脉曲张，曲张的微血管及皮肤非常脆弱，而凸面造口底盘的压环对肠造口周围皮肤造成的压力过大，易造成皮肤损伤，故应选用一件式平面造口袋。

（5）心理护理：需向患者耐心讲述引起肠造口回缩的原因，采用有效的方法保护肠造口周围皮肤，减少粪水刺激引起的造口周围皮肤并发症，关心、鼓励患者。

（三）造口凹陷

造口凹陷指各种原因导致切口瘢痕收缩引起的造口皮缘低于周围腹壁高度，多伴造口周围皮肤轮廓变化（彩图21）。造口凹陷与腹壁隧道的形状、切开时的腹壁损伤和后续修复以及隧道周围的缝合相关。肠黏膜高于或低于造口周围皮肤，但造口周围腹壁高于造口皮缘，可见肠造口周围形成凹陷，常伴有排泄物渗漏，并引起造口周围皮肤问题。

1. 观察

（1）观察肠黏膜与周围皮肤的关系，若低于造口皮缘，按照造口回缩严重程度的判断方法进一步判断肠黏膜回缩的程度。

（2）了解造口袋佩戴的时间，观察渗漏发生的情况、造口袋使用的类型以及是否使用造口附属产品。

（3）观察肠造口周围皮肤是否发生刺激性皮炎、增生等并发症。

（4）确定体重增减，并评估增减幅度。

2. 护理措施

（1）术前充分评估患者是否属于瘢痕体质，使用敷料预防在伤口愈合过程中形成瘢痕。

（2）伴有肠造口周围皮炎者，可应用皮肤保护粉或皮肤保护膜、水胶体敷料等。

（3）降结肠和乙状结肠造口周围皮肤持续受损者，可考虑采用结肠灌洗法将肠道内粪便定期排出体外。

（4）术后需控制体重，过度肥胖者宜通过运动、饮食调节等方式减轻体重。

（5）宜选用垫高式造口用具。肠造口凹陷会导致造口排泄物出现渗漏的风险增大，故要增加底盘的更换频率，确保渗漏前进行更换，减少皮肤的浸渍。肝硬化、腹水患者不可使用垫高式造口用具，应选用一件式平面造口袋。

（6）对患者耐心讲述引起肠造口凹陷的原因，采用有效的方法保护肠造口周围皮肤，减少粪水刺激引起的皮炎。

（7）继发肠造口周围皮肤并发症时应对症处理。

（四）肠造口狭窄

肠造口狭窄指肠造口肠腔的缩窄，常发生于筋膜或皮肤水平，表现为肠造口皮肤开口缩小而看不见黏膜，或外观正常但指诊时可发现肠造口呈现紧缩或缩窄状。肠造口狭窄者可发生肠造口不完全性梗阻的症状和体征。肠造口开口明显缩小，难以看见肠黏膜，或肠造口皮肤开口正常，但指诊时肠道周围组织紧缩，手指难以进入，俗称“箍指”（图5-9）。一般以肠造口周径小于患者本人的小指前段且出现排便困难者，可诊断为肠造口狭窄。

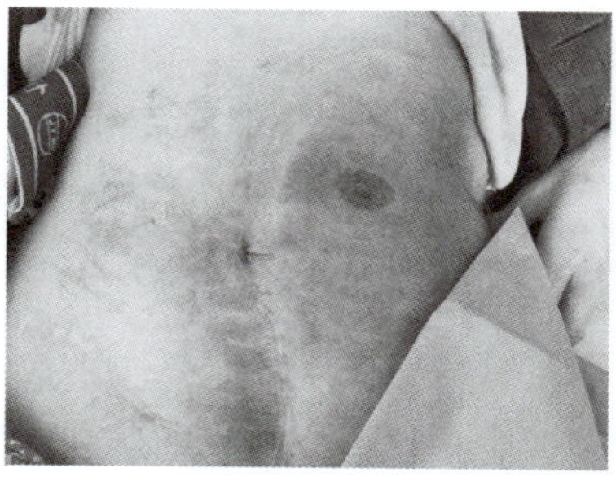

图5-9　肠造口狭窄

1. 观察

（1）严重程度判断：①轻度，表现为肠造口缩窄，伴有排便费力但尚能排便；②中度，表现为肠造口缩窄，排便费力，需借助手压腹部或使用药物协助才能排便；③重度，表现为肠造口缩窄，排便困难，借助手压或药物仍无效，常觉腹胀、腹痛，甚至出现不完全性肠梗阻，单腔造口较袢式肠造口多见。

（2）排泄情况：需评估肠造口排泄是否仍然能保持通畅；排出量是否变化；佩戴造口袋情况；肠造口周围是否发生并发症。结肠造口狭窄所致的排泄困难可能导致疼痛，应观察是否伴随腹痛症状并评估疼痛的性质、程度。回肠造口狭窄可能导致不完全性肠梗阻。

2. 护理措施

（1）轻度：可用手指或扩张器扩宽造口，但注意动作要轻柔以免增加肠造口损伤。每天1次，需要长期进行。

（2）中度和重度：除指导扩肛外，尚需根据不同类型的肠造口做好相应的处理。①结肠造口狭窄：因结肠造口狭窄出现排泄困难而导致的疼痛，可通过软化粪便可缓解症状。若因便秘易造成粪便嵌塞，应指导患者改善饮食，遵医嘱服用泻药，同时应协助粪便排出。②回肠造口狭窄：嘱患者尽量少吃不易消化的食物。

（3）加强宣教：肠造口狭窄进行扩宽肠造口的方法是保守治疗，需要长期坚持，告知患者要保持耐心。指导患者注意观察肠造口狭窄的进展，如出现腹痛、腹胀、排便费力，甚至停止排便等肠梗阻症状时，应及时联系医务人员。同时还应注意观察肠造口周围皮肤是否发生并发症。

（4）造口袋的选择：需要进行扩张肠造口的患者宜选择两件式造口袋，以便每天进行扩肛。肠造口狭窄患者周围常存在瘢痕，给粘贴造口袋带来一定的难度，应指导患者选择合适的造口袋及粘贴技巧。

（5）手术治疗：经扩肛无效、严重狭窄者建议尽快手术治疗。一旦发生肠梗阻，应及时入院诊治。肿块堵塞肠造口者应转介手术。

（6）心理护理：耐心讲述引起肠造口狭窄的原因，教会患者扩肛的方法，对可能的手术治疗进行心理支持。

（五）造瘘口旁疝

造瘘口旁疝是肠造口术后一种常见的并发症，指腹腔内容物通过造口周围的薄弱腹壁或缺损，异常突起而形成的疝，其本质是一种特殊类型的切口疝。形成与术后时间有关，术后1年内疝发生率为36%~48%，而20年后则为36%~100%。结肠造口患者的造瘘口旁疝发生率高于回肠造口。

1. 观察

造瘘口旁疝是小肠从结肠旁脱出，早期无明显临床体征，仅在造口旁有轻微的膨胀，随着疝逐渐增大，立位时明显（卧位时隐藏），多会出现造口周围皮肤刺激、造口旁腹壁膨出伴坠胀、疼痛，以及排便困难等，由于腹壁膨出导致造口袋贴合不佳出现排泄物渗漏而严重影响生活。巨大结肠旁疝（直径大于4 cm）可使健侧小肠全部脱向造口侧，造口处向外脱出似婴儿头大小，严重者更会并发肠道嵌顿，引起肠梗阻、肠坏死等情况。其可分为4型：Ⅰ型，为小型造口旁疝，疝环直径≤5 cm，无切口疝；Ⅱ型，为小型造口旁疝，疝环直径≤5 cm，伴切口疝；Ⅲ型，为大型造口旁疝，疝环直径＞5 cm，无切口疝；Ⅳ型，为大型造口旁疝，疝环直径＞5 cm，伴切口疝。

2. 护理措施

（1）轻度患者使用两件式凸面造口袋和腰带治疗，重度患者使用一件式造口袋和手术治疗。

（2）术前准备：告知患者在手术之前禁止食用胀气食物，在术前2天尽量避免食用不易消化的食物。根据病情，必要时通过灌肠的方式来清洁肠道，保证肠道清洁，也可预防性地使用抗生素；对糖尿病、高血压病患者术前遵医嘱按时给药，进行饮食控制及血糖、血压监测。

（3）术后护理。①一般护理：对患者术后进行生命体征监测。行腹腔镜手术的患者恢复相对较快，可在自身情况允许下尽早下床活动，这对患者心肺功能的改善，以及肠蠕动等都是有好处的；术后12小时后可进流质饮食，进一步促进胃肠功能的恢复，次日可进易消化、高纤维素的饮食，指导患者多饮水，多吃新鲜蔬菜、水果，减少造口周围组织刺激；术后24小时可拔除尿管，缩短置管时间，减少尿路感染。②腹部护理：部分患者术后出现腹胀，主要是由于术后疝内容物回纳，腹腔容积变小及麻醉、补片引起的炎性反应导致肠道蠕动减弱引起，应多鼓励并协助患者尽早下床活动促进肠蠕动。③造口护理：术中未对肠道处理的患者，应早期进食，促进胃肠功能恢复，尽早恢复患者造口排泄功能；术中肠道损伤，有修补术后的患者，应观察腹腔引流情况，延迟进食时间，特别注意观察造口肠道的血运及黏膜颜色，及时发现造口坏死等，及时更换造口袋，清洁造口周围皮肤，用皮肤造口粉、皮肤保护膜和防漏膏保护周围皮肤，之后继续佩戴造口袋。④切口观察和引流管护理：患者术后需定期对切口换药，观察切口是否红肿渗出，保持切口敷料清洁干燥。更换造口袋时注意清洁操作，避免排泄物污染切口。观察术后引流情况，定期更换引流袋，更换时注意操作规范，出现引流液异常时及时告知医生。

六、肠道及系膜并发症

（一）造口水肿

造口水肿指肠造口黏膜不同程度的肿胀，多因血液回流障碍所致。肠造口外观比预期的直径更大或更突出，呈红色或粉红色（彩图22），分为轻度水肿和重度水肿。轻度水肿表现肠造口轻度的肿胀，颜色无改变，肠造口黏膜上的皱褶部分消失，6～8周后轻度水肿可自然恢复，一般不会对患者造成损害。重度水肿表现为肠造口体积明显增大，肠造口黏膜、黏膜下的微血管或细胞间隙中的组织液集中，导致肠造口黏膜呈明显的粉红色，黏膜上的皱褶完全消失，可能会引发肠造口缺血、影响排泄等情况时应及时处理。

1. 观察

肠造口水肿的评估宜在光线明亮、造口袋撕除的情况下进行。评估内容包括肠造口水肿发生的时间，肠造口的大小及其随时间的变化情况，肠造口黏膜的色泽、褶皱、颜色，既往造口底盘裁剪口径是否合适及相应的实验室检查（如血清白蛋白水平、肝肾功能等）结果。

2. 护理措施

（1）轻度水肿：大部分肠造口患者术后早期都会出现轻度的肿胀，不需要特别处理。但应注意以下情况：①注意观察肠造口水肿的消退情况；②每次更换一件式造口袋或两件式造口底盘时，须按标准进行裁剪。

(2)重度水肿：术后重度水肿通常发生于术后1周左右。护理上应严密观察症状和体征，并做好相应的预防和护理措施。①避免肠造口黏膜损伤和缺血：水肿的肠造口黏膜容易受损。袢式造口如使用环状支架管固定，避免加重肠造口的水肿、肠造口黏膜受压引起坏死。晚期肿瘤患者因腹腔肿瘤的压迫、全身营养缺乏、低蛋白而发生的水肿，往往同时合并脱垂，水肿难以消退，脱垂的肠道无法回纳，应注意观察和保护。②湿敷：以纱布蘸3%氯化钠溶液或50%硫酸镁溶液后覆盖在肠造口黏膜上，2～3次/日，每次20～30分钟。湿敷前宜先粘贴造口袋，避免弄湿衣物引起患者不适。

(3)造口袋的选择：造口水肿裁剪底盘中心孔可裁剪直径比造口基底大1～2 mm，避免造口底盘对肠黏膜摩擦引起黏膜糜烂。孔径过小容易引起肠黏膜受压，加重水肿。须告知患者肠造口体积并非一成不变，随着水肿的消退，肠造口大小也会发生改变，每次更换造口袋时应根据肠造口的大小来裁剪造口底盘的孔径，以免孔径过大而引致刺激性皮炎、增生等并发症。

(二)造口出血

造口出血表现为造口处肠道出血、疼痛等症状，通常是由于手术时肠道损伤、术后护理不当等导致的(彩图23)。

1. 观察

密切观察造口处的出血量，判断出血程度。如出血量较小，可采用压迫止血法；如出血量较大，应立即就医，采取相应治疗措施。如果发现造口出血量较多或有其他异常情况，如腹痛、发热等全身症状，应及时就诊。

2. 护理措施

(1)保持局部清洁干燥：保持造口周围皮肤的清洁干燥，避免感染。定期更换造口袋，清洁造口时，应注意避免损伤黏膜和皮肤。如发现造口处有分泌物、血迹等污物，应及时清洁并更换造口袋。

(2)动作轻柔：在更换造口袋或清洁造口时，应动作轻柔，避免用力过大或使用粗糙的纸巾擦拭造成黏膜损伤。如发现黏膜红肿、疼痛等症状，应及时就医。

(3)预防感染：保持造口周围皮肤的清洁干燥，定期更换造口袋或清洁造口，预防感染。如发现造口处有红肿、疼痛、分泌物等感染症状，应立即就医。

(4)围手术期护理。①做好术前评估：在手术前应对患者的全身状况进行详细评估，包括凝血功能、血压、血糖等指标。如有凝血功能障碍、高血压病、糖尿病等基础疾病，应积极治疗，调整至稳定状态后再进行手术。②规范术中操作：在手术过程中，应规范操作流程，避免损伤肠道和周围组织。同时注意止血措施的彻底性，防止术后出血。③术后管理：术后应加强对患者的监测和管理，密切观察生命体征和造口情况。如有异常出血，应及时就诊。④饮食指导：术后应指导患者合理饮食，避免进食辛辣、刺激性食物，以免刺激肠黏膜引起出血；保持大便通畅，防止便秘引起的出血。

（三）造口旁瘘

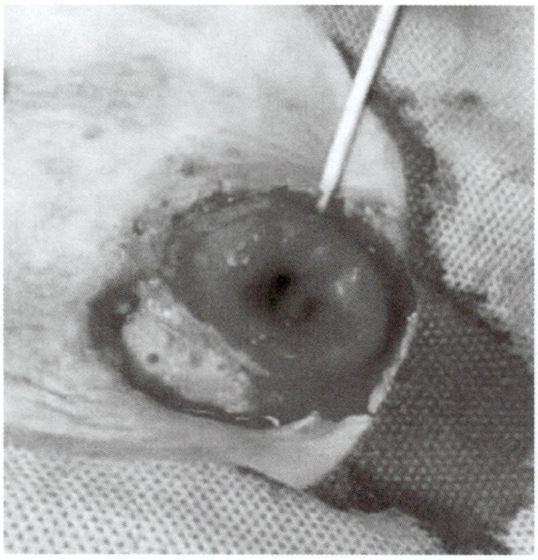

图 5－26　造口旁瘘

造口旁瘘指由多种原因导致的肠造口侧壁出现瘘口。造口旁瘘在临床上较为少见，发病率仅为 0.41%，其中以克罗恩病引起的最为常见，尤其是复发性克罗恩病。粪水从瘘口流出至肠造口周围组织，引起皮肤组织局部感染（彩图 24）。同时由于回肠造口排泄物较为稀薄、腐蚀性大，一旦发生肠造口旁瘘则可能引起皮肤湿疹糜烂、腹壁坏死性筋膜炎等并发症，严重时可危及患者生命。此类患者常因造口袋粘贴不稳、更换频率增加，患者主诉造口护理困难，肠造口周围皮肤疼痛难忍。若粪水漏至腹腔，可因腹腔感染而引起急腹症，表现为腹部压痛、反跳痛和腹肌紧张，部分患者还会出现局部脓肿形成、体温增高、血常规改变等感染征象。

1. 观察

当患者发生肠造口旁瘘时，要充分评估造口旁感染创面的大小、深度，基底组织情况和感染的严重程度，以及有无潜行、窦道等情况，及时查找引起肠造口旁瘘的原因，并通过指检或肠镜等方法评估瘘口的位置、大小。当发生皮肤黏膜分离时，瘘口的位置较易被发现；当患者仅有粪水性皮炎时，瘘口不易被发现。

2. 护理措施

（1）肠造口粪水引流：避免粪水继续从肠造口侧壁瘘口流入创腔是控制感染、促进瘘口闭合和创腔愈合的重要环节。有效的粪水引流是治疗肠造口旁瘘的关键。发生肠造口旁瘘后，应暂时禁食，以减少粪便的形成，同时通过肠造口插入肛管引流粪水，肛管插入深度应超过瘘口所在部位。插管前需充分润滑肛管和手指，先用手指探查肠造口肠道的走向及瘘口所在部位，然后再缓缓插入肛管。插管动作宜轻柔，管道不宜过硬，肛管末端可连接一次性负压引流瓶，作低负压引流粪水。

（2）感染创面扩创引流：肠造口旁瘘所引发的造口周围皮肤并发症主要为粪水性皮炎和皮肤黏膜分离。肠造口旁瘘流出的粪水如不能及时畅通引流，将导致造口旁脓肿形成，严重者感染将向下扩散而引起腹腔感染。因此，在肠造口旁瘘形成后，应及时拆除相应部位的皮肤黏膜缝线，扩创伤口以便于引流粪水，并进行清创、更换敷料，促进肉芽组织生长，填充创腔，促进伤口愈合。

（3）肠造口护理：肠造口旁瘘发生后，早期可视情况引流粪水和脓液。粘贴造口袋时不完全封闭创面外口，以免粪水积聚，使感染加重或向深部扩散。如果肠造口旁瘘位置较浅，可用凸面底盘加腰带，将瘘口逐渐露出创面外。剪裁造口袋底盘的孔径大于肠造口加创面外口 1～2 mm，将瘘口与肠造口合二为一进行处理。如瘘口较大或位置较深，须通过肛管引流，必要时行剖腹探查和造口重建。当粪水外漏得到有效控制，局部脓肿彻底清除且创面渗出减少时，封闭创面，缩小底盘裁剪口径至大于肠造口 1～2 mm。嘱患者勤排空造口袋内粪水，防止粪水倒流而影响底盘粘贴的稳固性。造口袋宜选用两件式透明造口袋，既方便观察也便于引流管的放置与固定。

（4）饮食控制：不同类型患者宜选用不同的饮食控制方案。对于下段肠道造口且瘘口较小的患者，宜采纳普食，多食粗纤维食物，促进粪便成形，经造口排出。对于粪水较稀、引流困难的患者，可尝试禁食、抑制肠液分泌，静脉补充营养直至瘘口闭合。在控制饮食的同时需定时监测电解质、酸碱等生化指标，以维持内环境稳定。

（5）继发肠造口并发症的处理：造口周围感染脓肿愈合后可形成瘢痕，导致造口狭窄。因此，在创面愈合后要及时行肠造口指检，检查肠造口是否狭窄。做好健康宣教，告知患者注意观察排便形态、有无排便困难和腹胀、腹痛，并定期门诊复查。一旦发现存在肠造口狭窄，应进行扩肛。

（四）肠造口坏死

肠造口坏死是造口部位肠道血液循环受损导致的造口黏膜组织死亡。可表现为肠造口黏膜部分缺血或全部缺血，肠造口色泽的改变，肠造口黏膜局部或完全变干、发暗，呈紫色、黑色，甚至出现腐肉。①轻度：肠造口黏膜边缘暗红色或微黑色，范围不超过肠造口黏膜的外 1/3，无分泌物，无异常臭味，造口周围皮肤没有改变。②中度：造口黏膜外中 2/3 呈紫黑色，有分泌物和异常臭味，造口中央黏膜仍呈淡红色或红色，用力摩擦可见黏膜出血，造口缺血性坏死部分在腹壁筋膜上。③重度：黏膜全部呈漆黑色，有大量异常臭味的分泌物，摩擦黏膜没有出血点，造口部肠段坏死在筋膜下，肠内容物可渗透至腹腔内，引起粪性腹膜炎。手术后立即发生的肠造口缺血性坏死多源于手术，并于术后 24～48 小时内逐渐进展。其他肠造口缺血性坏死可能因造口用品过紧或压力压迫引起。该并发症如未得到正确及时的处理，排泄物可引起腹膜和腹腔感染；严重的肠造口坏死可见肠造口黏膜全部呈黑色，坏死组织脱落伴腐臭味（彩图 25），必须立即行肠造口重建手术。

1. 观察

（1）明确肠造口缺血性坏死是单纯局限于外露肠道，还是超过外露部分；肠造口黏膜是否湿润；肠造口是否水肿。

（2）正常肠造口黏膜外观为肉红色或粉红色，表面平滑且潮湿，用手电筒光照射会呈现透光状。常见评估方法是对外露肠造口黏膜采用手电筒光照射，观察黏膜颜色、有无透光。如肠造口外露部分肠道完全坏死时，需观察腹壁内的肠黏膜情况。判断方法为：将光滑的玻璃试管润滑后从肠造口插入，采用手电筒直接照射，若肠造口黏膜尚未坏死可呈现透光状。

2. 护理措施

（1）手术后密切观察肠造口的血液运行：肠造口外观变紫时，应报告医生，并密切观察肠造口黏膜变化，如肠造口黏膜在短时间变成黑色，应做好随时施行肠造口重建术的准备。肠造口缺血也可能是暂时的，当肠袢水肿消退后，肠造口黏膜缺血症状将得以缓解。

（2）去除影响肠造口黏膜血供的因素：应去除术后围绕肠造口周围的碘仿纱布；不宜使用

两件式造口袋，以免造口底盘的硬环影响局部血液循环（非机械性扣合方式的两件式产品可以使用）；宜选用透明的一件式开口造口袋，以便于观察。

（3）肠造口部分缺血性坏死：如因肠造口边缘缝线结扎太紧而致肠造口黏膜局部缺血变紫，可将缺血区域缝线拆除 1～2 针，并密切观察肠造口血运恢复情况。同时可使用红外线治疗仪进行局部照射，2～3 次/天，促进肠造口的血液循环。照射时应将肠造口完全暴露，并注意调节强度。在肠造口黏膜上喷洒造口护肤粉，达到让坏死的肠黏膜自溶脱落的目的。如肠造口黏膜局部完全变黑，待坏死组织与正常组织界限清楚时，可通过保守锐性清创方法逐渐将坏死组织清除。

（4）肠造口完全缺血性坏死：腹壁外的肠造口黏膜缺血性坏死，应观察是否出现臭味、腐肉，患者病情稳定后需行肠造口重建术；对于腹壁内肠道坏死者应及时手术，以防腹膜炎的发生。

第四节　肠造口居家护理与社会康复

为了提高结直肠癌术后结肠造口患者的生活质量，患者出院后应充分参与自我护理和自我管理决策，以尽早回归社会。

一、概念

居家护理作为延续性护理的重要内容，也称为家庭护理，指针对出院后有需求的患者，护理人员对其进行延续性的护理服务。这种护理服务方法主要是以家庭为基础，让患者在熟悉的家庭环境中接受专业的护理以及保健服务。经过一系列的健康指导，使患者及其家属能够掌握一定的自我管理技巧以及基本的病情观察，从而达到促进患者健康，减轻患者痛苦，改善患者生活质量的目标。

二、居家护理的必要性

由于身体外形和生理功能改变，结直肠癌患者在肠造口术后短时间内对社会活动的积极性不高，常出现焦虑、抑郁等负面情绪，降低患者生活质量，居家护理作为优质护理服务模式的延伸，能及时有效地解决患者和家属因知识缺乏而导致的不足。结直肠癌患者造口术后需要较长的恢复时间，家庭护理不仅可以节省家庭开销并减轻经济负担，还可以预防和减少造口并发症的发生。

造口术后居家护理涉及心理康复，生活、社交指导，重返工作指导等。

（一）心理康复

肠造口术后，患者常伴有自卑、焦虑、害怕等一系列心理问题。针对这些特点，术前需提前给患者建立心理防备，告知患者造口袋的利弊，以减少术后由于造口袋带来的各种心理问题；术后与患者保持良好的沟通，在心理上给予患者足够的支持，同时耐心教会患者肠造口的居家护理方法，提高患者社会生存力、生活质量，促进患者心理康复，鼓励患者多与人交流，培养兴趣爱好，重新享受美好的生活。

（二）生活、社交活动指导

1. 衣着指导

衣服以柔软舒适宽松为宜，选择不引起皮肤过敏的布料，避免引起造口受压。造口患者的裤子应有内置造口袋，可对造口袋起到很好的承托作用，减缓尿液或粪便的重力拉扯，减少造口底盘脱落的概率，亦减患者的经济负担、受凉可能性，避免社交时造口袋外露难堪。可选用有魔术贴可以自由开启的造口专用衣服，避免更换造口袋时污染患者服装和床单。

2. 饮食指导

无论何种造口，原则上不需要忌口，应均衡饮食，多食用新鲜水果蔬菜，保持大便通畅。在进食时，尽量做到干湿分开，使大便成形；可饮用酸奶调节肠道的菌群。为了避免外出社交时的尴尬，应避免以下食物：①易胀气的食物，如啤酒、汽水等；②易产臭气食物，如大蒜、韭菜等；③易腹泻的食物，如不新鲜的食物、冷食等；④易阻塞肠腔内的食物，如玉米、干果类等。若持续存在每日造口排出量大于 1500 mL 的情况，建议使用可溶性纤维补充剂或抗动力药。虽然降结肠、乙状结肠造口患者没有绝对的膳食限制，但应鼓励摄入足够纤维（20 ~ 35 g/d）和液体（至少 1.5 ~ 2 L/d），预防便秘。

3. 沐浴与游泳指导

待造口处伤口完全愈合后即可沐浴，以淋浴方式清洗造口及全身皮肤，水对造口不会造成伤害。若佩戴的是造口袋，则可用防水胶带粘贴造口底盘和皮肤接触的四周，沐浴完成后把胶布揭去擦干即可；若需要更换造口底盘，可把旧的底盘揭除后直接开始沐浴，待沐浴完成后，擦干净皮肤，按照造口更换护理步骤直接更换上新的底盘即可。游泳时可佩戴迷你型造口袋。

4. 性生活指导

结直肠癌造口术后，患者可能会担心性生活时造口袋脱落大便漏出、同房时压迫造口疼痛、伴侣会嫌弃自己，由此心理状态变得敏感而脆弱。只要同房前先做好必要的准备工作，比如更换干净造口袋，选择摩擦时声音低的造口袋，根据不同情况选择合适的体位及姿势，争取配偶的支持和理解，慢慢地培养信心，不断勇于尝试，即可慢慢恢复性生活。

5. 造口护理指导

及时更换造口袋，保持造口周围皮肤清洁干燥，减少造口并发症的发生，保持造口局部干净无异味；逐渐帮助大便形成规律，早晨起床后饮温水 500 mL 左右，然后沿着腹部顺时针方向做腹部按摩 15 ~ 20 分钟，适当憋气增加腹压，帮助排便，久而久之，则形成排便的规律。

6. 旅游指导

①肠造口患者在自身体力恢复后，就可以外出旅游，享受大自然的风光，调整身心，无论飞机、坐船、火车等均不会对肠造口有影响；②在飞机上由于压力的变化，胃肠气会多一些，应使用开口袋或配有过滤装置的造口用品；③如果到气候较暖和的地方旅行，因出汗较多更换造口袋的频率高，需带上足够的造口用品，以便于随时更换；④旅途中要注意饮食卫生，防止腹泻，

并随身携带常用止泻药。

（三）重返工作

近年来，结直肠癌的发病率逐渐呈上升趋势，造口居家指导已经成为术后恢复必不可少的一部分。运用专业知识，为患者提供更专业的指导，使其能早日应对由于造口手术而带来的生理和心理上的改变，减少消极情绪，促使患者更好地回归社会，提高患者的社会适应能力。

1. 概念

重返工作指因身体受伤或身患疾病等各种原因导致离开原来的工作岗位一段时间以后，重新回到原先的工作岗位或更换新的工作。重返工作被认为是患者回归正常生活和提高生活质量的重要一步，是患者身体、心理社会康复以及职业康复的重要标志，对个人、家庭及社会等都具有重大的意义。

2. 重返工作的现状及必然性

中青年正值人生事业的黄金进步期，他们一方面肩负着抚育子女、赡养老人的家庭重担，另一方面又是社会发展的中坚力量，患者出院后仍需要继续工作以谋生。随着肠癌患病群体逐渐年轻化的趋势，势必面临治疗结束后重返工作岗位的现实问题，恢复工作不仅是康复的象征，也是回归社会的象征。

恢复健康后积极主动地参与工作，在更多的日常人际交往和社会联系中，使患者重塑自我形象和自尊、实现个人价值，提高自我认同感，获得社会认同，增强患者的生存信心，缓解焦虑和疾病进展的注意力。此外，参加工作可以帮助患者增加收入来源，缓解经济负担，提高患者的生活质量。

3. 重返工作的影响因素

结直肠癌患者造口术后在整个生存期都会面临着各种挑战，由于身体外形和生理功能的改变，在短期内对社会活动的积极性不高，常出现焦虑、抑郁等负面情绪，从而降低患者的工作积极性。他们不愿在办公室里让别人闻到异味，工作期间时刻会担心粪便泄漏的问题，所以不愿重返工作岗位。亲人和朋友是肠造口术后患者在社会支持中最重要的组成部分。作为患者家属，应及时给予患者心理支持，消除患者抑郁情绪，帮助患者树立康复信心，同时建立一个良好的居家应对方式，一起克服心理压力，帮助患者早日重返社会。

4. 重返社会工作的建议

一般建议在造口手术后半年左右，待患者体力恢复时即可恢复工作。术后第一年应避免选择重体力活和激烈运动的工作，以免发生造口旁疝，必要时佩戴造口腰带保护。

第六章　结直肠癌化疗及康复

CHAPTER6

第一节　结直肠癌化疗的概述

一、常用化疗场景

结直肠癌的化疗主要有三种应用场景，即新辅助化疗、辅助化疗和姑息化疗。

1. 新辅助化疗

新辅助化疗指在手术前进行的化疗，目的是缩小肿瘤、提高手术切除率、降低术后复发风险，或为手术创造条件。新辅助化疗通常与放疗联合进行，称为新辅助放化疗，主要适用于中低位直肠癌，尤其是局部晚期（cT_4或cN_2）的直肠癌。新辅助化疗也可用于不适合手术或拒绝手术的结直肠癌患者，以期达到控制病情或改善症状的目的。

2. 辅助化疗

辅助化疗指在手术后进行的化疗，目的是消灭残留的微小癌细胞、降低复发转移的风险、提高生存率，主要适用于中晚期（Ⅱ期或Ⅲ期）结直肠癌患者。辅助化疗的方案、剂量和疗程应根据患者的病理分期、基因分型、年龄、全身状况、并发症、不良反应等因素进行个体化选择。

3. 姑息化疗

姑息化疗指为不能切除或已有远处转移的晚期（Ⅳ期）结直肠癌患者进行的化疗，目的是延缓病情进展、缓解症状、提高生活质量、延长生存期。姑息化疗的方案、剂量和疗程应根据患者的转移部位、基因分型、年龄、全身状况、并发症、不良反应等因素个体化选择。姑息化疗通常与靶向治疗或免疫治疗联合进行，以提高疗效。

二、常用化疗方案的构成与选择

结直肠癌的化疗方案主要基于氟尿嘧啶类药物（如卡培他滨或5－FU）、奥沙利铂或顺铂、伊立替康等药物的不同组合，如FOLFOX（5－FU＋亚叶酸钙＋奥沙利铂）、FOLFIRI（5－FU＋亚叶酸钙＋伊立替康）、XELOX（卡培他滨＋奥沙利铂）、FOLFOXIRI（5－FU＋亚叶酸钙＋奥沙利铂＋伊立替康）等。化疗方案的选择应根据化疗的应用场景、患者的基因分型、全身状况、不良反应等因素综合考虑，以下是一些常见的化疗方案选择原则。

1. 新辅助化疗

通常采用卡培他滨或5－FU联合奥沙利铂的方案，如卡培他滨、CAPEOX（卡培他滨＋奥沙利铂）、FOLFOX等。对于高危或进展的直肠癌，可考虑加用靶向药物，如贝伐珠单抗（针对VEGF）或西妥昔单抗（针对EGFR，仅限KRAS野生型）。

2. 辅助化疗

通常采用基于氟尿嘧啶类药物的方案，如FOLFOX、XELOX、FOLFIRI、CAPIRI（卡培他滨＋伊立替康）等。对于高危或残留病灶的结直肠癌，可考虑加用靶向药物，如贝伐珠单抗或西妥昔单抗。

3. 姑息化疗

通常采用基于氟尿嘧啶类药物联合铂类药物的方案，如FOLFOX、XELOX、FOLFIRI、FOLFOXIRI等。对于有明确靶点的结直肠癌，可根据基因分型加用相应的靶向药物或免疫治疗药物，如贝伐珠单抗、西妥昔单抗或帕尼单抗、瑞戈非尼或呋喹替尼（针对VEGFR）、曲妥珠单抗（针对HER2，仅限HER2阳性）、康奈非尼（针对BRAF，仅限BRAF V600E突变）、拉罗替尼（针对NTRK，仅限NTRK融合阳性）、帕博利珠单抗（针对PD－L1，仅限MSI－H微卫星状态高度不稳定或dMMR错配修复缺陷性）等。

第二节 化疗给药静脉通路选择

随着医学科学的发展，肿瘤治疗手段越来越多样化。结直肠癌化疗方式有根治性化疗、姑息性化疗、辅助化疗以及新辅助化疗，化疗给药方式大多为静脉给药。如果静脉通路选择不当，可能发生药物外渗、静脉炎、静脉血栓等并发症，不但增加患者痛苦和经济负担，还可能影响治疗顺利进行。因此，选择合适的静脉通路对结直肠癌化疗患者至关重要，可谓是其“生命线”。

一、结直肠癌化疗患者静脉血管特征

肿瘤是慢性消耗性疾病，多种治疗手段、药物的应用，较高频次的MRI、CT检查，使大多数患者外周血管条件变差，血管脆性增大，管腔变小，血流减慢，增大了穿刺难度。肿瘤患者血液黏稠度高，抵抗力降低，皮肤黏膜的屏障功能减退，可能存在不同程度的营养风险，易发生静脉血栓、感染、静脉炎、药物外渗等并发症。此外，因肿瘤压迫致静脉回流受阻，手术部位及手术方式等也会影响静脉通路的选择。

二、化疗药物对静脉通路选择的影响

1. 理化性质

化疗药物属于细胞毒性药物，在杀死肿瘤细胞的同时，对正常的细胞、组织也有不同程度的损伤。按照外渗后组织损伤程度可将化疗药物分为三类：发泡性化疗药物，如氮芥、长春新碱、丝裂霉素等；刺激性化疗药物，如氟尿嘧啶、奥沙利铂、伊立替康等；非刺激性化疗药物，如

氨甲蝶呤、阿糖胞苷、博来霉素等。当刺激性药物在短时间内大量快速进入血管内，超过了血管本身缓冲应激能力或在血管受损处堆积，会引起血管内膜受累；长时间静脉滴注可持续刺激血管内膜，破坏内皮细胞，引起静脉炎；表浅静脉反复使用，会使静脉壁受损，血管通透性增加，增加了药物渗漏的概率。正常人体血液 pH 值为 7.35～7.45，当 pH＜5 或 pH＞9 时，将严重破坏组织细胞。正常人体血浆渗透压为 240～340 mmol/L，高渗状态下，细胞会失水皱缩，造成静脉炎、静脉痉挛、血栓形成，渗透压越高，对静脉的刺激越大。常见化疗药物多为偏酸性或碱性，且具有较高渗透压。结直肠癌常用化疗药氟尿嘧啶为刺激性化疗药物，其 pH 值为 8.4～9.2，渗透压为 650 mmol/L，如果静脉通路选择不当，极易发生药物外渗、静脉炎等并发症。

2. 途径及给药顺序

结直肠癌化疗通常采取联合用药方案，非转移性结直肠癌一般在术后 3 周左右开始辅助化疗，总疗程 6 个月；转移性结直肠癌治疗周期更长，通常联合靶向、免疫药物维持治疗。药物静脉给药方式、输注时间、用药顺序有严格的要求。氟尿嘧啶可以经输液管持续输注，也可以经电子泵持续给药；奥沙利铂需要持续滴注 2～6 小时。当奥沙利铂和氟尿嘧啶合用时，奥沙利铂应先于氟尿嘧啶使用；伊立替康、亚叶酸钙、氟尿嘧啶联用时，先用伊立替康，再用亚叶酸钙，最后用氟尿嘧啶。

三、常用化疗方案的静脉通路选择

（一）静脉通路选择评估

(1)一般状况：评估患者的年龄、自理能力、文化程度、病情、过敏史、静脉穿刺置管史、对静脉穿刺置管的认知及依从性、实验室检查结果等。

(2)治疗方案：评估治疗用药方式、药物的理化性质(pH、渗透压、刺激性等)、治疗周期、输液速度要求、是否联合用药、药物之间相互作用等。

(3)静脉血管条件：评估穿刺血管的功能状态，如部位、长短、粗细、可见度、弹性、穿刺难易度、血液回流等；评估穿刺部位皮肤状况，穿刺部位是否接受放疗、手术等。

(4)静脉通路工具：评估静脉通路器材的材质、型号、粗细，管腔数量，留置时间，置入及维护成本等。

(5)家庭、社会支持系统：评估患者家庭支持系统、社会支持系统、经济状况、置管及维护机构专业资质及能力、维护条件、患者心理状况等。

（二）各类静脉通路优缺点比较

1. 一次性静脉输液钢针

一次性静脉输液钢针(disposable venous infusion needle)可用于单次给药。

适应证：输注无刺激、无腐蚀性溶液或药物；单次短时间(4 小时以内)的静脉输液治疗；单次采集血液标本。

优点：操作简单、穿刺容易、使用方便、经济成本低。

缺点：保留时间短、用完即拔除；易损伤血管、易发生渗漏；输液期间活动受限；连续输液时需每日重新穿刺，增加患者痛苦及护士工作量。

2. 外周静脉导管

外周静脉导管（peripherally inserted catheter，PIC）宜用于短期静脉输液治疗，不宜持续静脉输注具有刺激性或发疱性的药物。

适应证：输液时间相对较长（>4 小时）者；输液时间在一周以内的短期输液治疗者；老年人、小孩及躁动不安者；输注全血或血液制品的患者；做糖耐量试验或需连续多次采集血标本者。

优点：单次价格便宜，操作简单，套管材质柔软，可随血管弯曲；对血管刺激小，可较长时间留置于血管中；可减少静脉穿刺次数，减轻患者痛苦，减少护士工作量。

缺点：留置时间有限，宜在置入 72～96 小时后拔出；容易堵塞、脱落、渗漏、发生静脉炎；不宜用于腐蚀性、刺激性药物等持续性静脉输注。

3. 中心静脉导管

中心静脉导管（central venous catheter，CVC）经锁骨下静脉、颈内静脉、股静脉置管，尖端位于上腔静脉或下腔静脉。CVC 不适用于高压注射泵注射造影剂（耐高压导管除外）。

适应证：输注大容量液体、刺激性药物或溶液、血流动力学监测，主要用于重症、急诊、手术及肿瘤化疗患者。

优点：价格相对便宜，管径粗、血流速度快、血流量大，插入导管长度短、输注速度快、操作简单，穿刺成功率高，不易引起血管壁刺激、并发症少，可测中心静脉压；留置时间依产品而定，大多在 2～4 周。

缺点：对静脉的选择性高，经颈内静脉或锁骨下静脉穿刺，危险性大，易引起气胸、血胸、感染、空气栓塞、动脉出血、导管相关性感染、败血症等并发症；感染风险最高，导管易脱出，舒适性差，长期治疗患者需反复穿刺。

4. 经外周静脉置入中心静脉导管

经外周静脉置入中心静脉导管（peripherally inserted central catheter，PICC）经上肢贵要静脉、肘正中静脉、头静脉、肱静脉，颈外静脉（新生儿还可通过下肢大隐静脉、头部颞静脉、耳后静脉等）穿刺置管，尖端位于上腔静脉或下腔静脉的导管。PICC 宜用于中长期静脉治疗，不适用于高压注射泵注射造影剂和血流动力学监测（耐高压导管除外）。

适应证：可以用于所有类型的输液治疗给药，包括恶性肿瘤化疗患者、慢性疾病需要长期输液及行胃肠外营养的患者。

优点：价格相对便宜，操作简单，使用方便，并发症少，留置时间依产品说明书，大多在数月，有时可长达 1 年，减轻反复穿刺置管的痛苦。

缺点：日常活动受到一定程度的限制；在治疗间歇期需至少 7 天行导管维护 1 次；长期带管有血栓、感染风险。

5. 输液港

输液港即完全植入式静脉输液港（totally implantable venous access port，TIVAP）是完全植入并可长期留置人体内的闭合输液装置，包括尖端位于腔静脉的导管部分及埋植于皮下的注射座。TIVAP 可用于任何性质的药物输注，不应使用高压注射泵注射造影剂（耐高压导管除外），是目前恶性肿瘤化疗及长期输注营养液的最佳静脉通路。

适应证：需长期输注具有刺激性、腐蚀性的化疗药物、完全胃肠外营养支持、血液制品输注、采集血标本的患者。

优点：并发症发生率低；治疗间歇期可 1～3 个月维护 1 次；留置时间依产品说明书，大多在数月；治疗间歇期穿刺处无须敷料包裹，不影响外观，有利于保护患者隐私；不影响日常生活，增加活动自由度、舒适度，有利于提高生活质量。

缺点：操作技术要求高，首次投入成本高，植入和取出有小创伤，胸壁留有切口瘢痕，有感染、血栓风险。

（三）静脉通路选择

根据患者一般情况、治疗方案和输液工具性能等因素综合分析选定静脉治疗工具，在满足治疗需求和保证患者安全的前提下，应选择管径最细、管路最短、管腔数量最少、创伤最小的静脉输液通路。不能使用一次性静脉输液钢针输注化疗药物。PIC 多选择上肢前臂静脉，避免输注强刺激性药物，必须应用时，发疱性药物输注时间应小于 30 分钟，输注过程中护士须全程监护。CVC 置管首选锁骨下静脉，其次是颈内静脉，不推荐选择股静脉置管，可选择双腔导管，以满足联合用药需求。PICC 置管首选贵要静脉，其次是肘正中静脉、肱静脉和头静脉，可选择双腔导管或耐高压导管，以满足联合用药和高压注射等检查需求。TIVAP 是目前恶性肿瘤化疗的最佳静脉通路，可以满足长期治疗需求，提高生活质量。当导管留置时间 >12 个月时，TIVAP 也是最优选择。TIVAP 可以选择经颈内静脉、腋静脉、锁骨下静脉及上肢浅静脉等路径安置。贝伐珠单抗是结直肠癌常用靶向药物，不良反应之一是影响伤口愈合，推荐 TIVAP 与贝伐珠单抗输注间隔 28 天，以免影响伤口愈合。

第三节　结直肠癌化疗常见不良反应与护理

结直肠癌的化疗方案可能引起不同程度的不良反应，影响患者的生活质量和治疗依从性。

一、常见不良反应

（一）消化道反应

消化道反应主要由化疗药物对胃肠道黏膜的直接损伤或对中枢神经系统的刺激所致，如恶心、呕吐、腹泻、便秘、口腔溃疡、食欲减退等。消化道反应的处理方法包括饮食调节，如少食多餐，避免刺激性、油腻、辛辣、冷热食物，多喝水，增加膳食纤维等；适当使用止吐、止泻、润肠、抗菌、护肤等药物，如昂丹司琼、洛哌丁胺、蒙脱石散、开塞露、复方甘草口服溶液等；保持口腔清洁，使用生理盐水或碳酸氢钠溶液漱口，避免使用含乙醇或刺激性的漱口水；定期检查血常规，如有感染或出血，应及时就医。

（二）骨髓抑制

骨髓抑制主要由化疗药物对造血干细胞的抑制作用所致，如白细胞、红细胞、血小板减少等。骨髓抑制的处理方法包括定期检查血常规，监测血液学指标的变化，根据结果调整化疗方案、剂量和疗程；适当使用造血生长因子，如粒细胞集落刺激因子(G－CSF)、红细胞生成素(EPO)、血小板生成素(TPO)等，以促进造血功能的恢复；预防和控制感染，如保持皮肤和黏膜的完整，避免接触感染源，使用抗生素等；预防和控制出血，如避免创伤、注射、刷牙等可能导致出血的操作，可根据情况使用止血药物，必要时输注血液制品等。

(三)神经系统反应

神经系统反应主要由于化疗药物对神经细胞的直接损伤或间接影响所致，如头痛、头晕、失眠、抑郁、周围神经病变等。神经系统反应的处理方法包括调整生活方式，如保持充足的睡眠，避免疲劳、饮酒、吸烟等，进行适当的体育锻炼和心理疏导等；适当使用镇痛、镇静、抗抑郁、神经营养药等，如对乙酰氨基酚、地西泮、氟西汀、B族维生素等；定期检查肝肾功能，如有异常及时就医。

(四)皮肤和毛发反应

皮肤和毛发反应主要由化疗药物对皮肤和毛发细胞的直接损伤或对黑色素生成的影响所致，如皮疹、脱发、色素沉着、指甲变形等。皮肤和毛发反应的处理方法包括：保持皮肤清洁，使用温和的洗涤剂，避免使用含乙醇或刺激性的化妆品，注意防晒、保湿、抗过敏等；保持头发清洁，使用温和的洗发水，避免使用吹风机、卷发器等，可佩戴假发、帽子等；保持指甲清洁，使用温和的指甲油，避免使用指甲剪、锉刀等，可佩戴手套等。

二、化疗药物的不良反应与护理

(一)奥沙利铂

奥沙利铂为第三代铂类抗肿瘤药物，用于进展期结直肠癌的一、二线治疗和Ⅲ期结肠癌原发灶完全切除后的辅助治疗，也可用于不适宜手术切除或局部治疗的局部晚期及转移性肝癌的治疗。

1. 不良反应

(1)胃肠道反应：为最常见的不良反应，包括恶心、呕吐和腹泻及黏膜炎。

(2)神经毒性：为奥沙利铂的剂量限制性毒性，一般为可蓄积的、可逆的周围神经毒性，停药后症状逐渐缓解。接受奥沙利铂联合治疗的辅助化疗患者中，所有级别外周感觉神经病变的发生率为92%，结肠癌患者中观察到的3级神经毒性发生率为13%。奥沙利铂与两种神经病变相关，一是急性、可逆性、以外周为主的感觉神经病变，为早发型，发生在给药的数小时或2天内，在14天内消退，进一步给药会频繁复发。暴露于低温或冰冷物体可加速或恶化这些症状，患者通常表现为手、脚、口周围或咽喉一过性感觉异常、感觉迟钝和感觉减退，也观察到下颌痉挛、舌头感觉异常、构音困难、眼痛和胸部压迫感。二是持续性(＞14天)、以外周为主的感觉神经病变，常见特征为感觉异常、感觉迟钝、感觉减退，但也可能因本体感觉缺失影响某些日常生活(如书写、解扣纽扣、吞咽、因本体感觉损害导致步行困难)。

(3)骨髓抑制：多为轻中度，对红细胞、血小板和粒细胞均有影响，与氟尿嘧啶联用时骨髓抑制有一定程度加重。

(4)变态反应：奥沙利铂在任何给药周期都可能发生变态反应，包括速发变态反应。临床试验中，所有级别变态反应发生率为9%~12%，结肠癌患者中观察到的3级、4级变态反应的发生率为2%~3%。变态反应包括皮疹、荨麻疹、瘙痒、出汗、面颊潮红、腹泻、呼吸短促、支气管痉挛、胸痛、低血压、定向力障碍和晕厥等，严重者可发生过敏性休克导致死亡。

(5)其他：背痛、关节痛、呼吸困难、咳嗽。少数患者可有注射后不适、发热、便秘和皮疹。可引起轻度肝功能改变，对心肾功能无影响。如果不慎滴注在血管外可以引起注射部位各种反应，表现为局部疼痛、红肿和血栓形成，渗漏也可能引起疼痛和炎症，后者可能很严重并引起包括坏疽在内的并发症，尤其是当奥沙利铂通过外周静脉途径输注时。

2. **护理**

(1)奥沙利铂同其他有潜在毒性的抗肿瘤药物在使用时应严格遵循化疗防护要求，规范处理医疗废弃物。

(2)必须在使用前配制，用规定的溶液来溶解和稀释冻干粉制剂。应当用注射用水或5%葡萄糖稀释(不能用生理盐水溶解)，50 mg需加入稀释液10~20 mL，静脉滴注前用5%葡萄糖250~500 mL进一步稀释。在配制液体和输注时应当避免接触铝制品。正常情况下，溶液的物理化学稳定性在2~8 ℃可保持24小时。使用前应检查其透明度，只有澄清而无沉淀的溶液才能使用。配制好的溶液为单次使用，任何剩余的溶液应立即丢弃。

(3)奥沙利铂用于静脉滴注，无须水化。不得与其他任何药物混合或经同一个输液通道同时使用，一般需要静脉滴注2~6小时。如果以2小时内滴注完的速度给药后患者出现急性喉痉挛，下次滴注时应将滴注时间延长至6小时。输注奥沙利铂前后，以及两种药物之间，需用5%葡萄糖冲洗输液管道。

(4)奥沙利铂是中度致吐性化疗药物，使用时需提前告知患者可能出现恶心呕吐等胃肠道反应。指导患者避免进食富含色氨酸的食物，如香蕉、茄子等，以免加重恶心呕吐反应；可以通过听音乐、看电视等方式转移注意力，减轻不适感受；建议在用药前30分钟使用预防性止吐用药，以减轻胃肠道毒性症状；如果发生严重的呕吐和(或)腹泻，应遵医嘱对症支持治疗，同时密切观察有无脱水、麻痹性肠梗阻、肠闭塞、低钾血症、代谢性酸中毒及肾功能异常，特别是和氟尿嘧啶联合应用时。

(5)奥沙利铂的神经毒性和寒冷密切相关，冷刺激会诱发或加重其神经毒性。为了预防和(或)减轻神经毒性的发作，在给药期间及给药后数小时内，应当避免暴露于冷环境中，以免突来的冷空气导致喉痉挛。注意保暖，可以指导患者戴手套、帽子，用温热水洗脸洗手；避免进食冷的食物和饮料。用药后注意观察和耐心询问患者神经系统症状、症状持续时间和严重程度，遵医嘱调整用药剂量。告知患者治疗停止后，周围感觉神经病变症状可能持续存在，辅助治疗停止后，局部或中度感觉异常或影响日常活动的感觉异常可能持续3年以上。

(6)奥沙利铂在任何给药周期都可能发生变态反应，最快可能在用药后几分钟内发生。给药期间加强巡视，密切观察，告知患者如有不适立即通知医护人员。一旦发生变态反应需立即停药，遵医嘱使用肾上腺素、糖皮质激素和抗组胺药等进行治疗；发生变态反应的患者禁止再次使用奥沙利铂。

(7)奥沙利铂是刺激性化疗药物,不能使用一次性静脉输液钢针输注,也要避免使用外周静脉导管输注,必须应用时,输注过程中需注意监护;给药前通过抽回血及推注生理盐水确定导管通畅,输注过程中定时观察局部有无液体渗出、发红、肿胀等。如有外渗发生,需立即中止滴注并采取局部处理措施以改善症状。注意奥沙利铂外渗后不能干冷敷或冰敷,以免加重周围神经毒性,可以给予干热敷,成人温度不宜超过 50 ~ 60 ℃,患儿温度不宜超过 42 ℃。

(8)奥沙利铂可以导致头晕、恶心和呕吐,影响神经系统功能,出现视觉异常(特别是短暂性视觉丧失),可能对驾驶和操纵机器的能力产生轻度或中度影响,故应告知患者用药期间避免驾驶和操作机器。

(9)指导育龄妇女采取避孕措施,用药期间避免哺乳。

(二)伊立替康

伊立替康为植物类抗肿瘤药物,可与 5 - FU 和亚叶酸联合治疗既往未接受化疗的晚期大肠癌患者;单一用药既可治疗经含氟尿嘧啶化疗方案治疗失败者,也可用于其他肿瘤(如胃癌、非小细胞肺癌、小细胞肺癌、胰腺癌、宫颈癌和卵巢癌等)。

1. 不良反应

(1)胃肠道反应:主要为恶心、呕吐、便秘、厌食、腹痛、黏膜炎,Ⅲ度、Ⅳ度恶心及呕吐的发生率约为 20%。早发性腹泻,在用药时或结束后的短时间内发生,是因为胆碱能作用所致,它通常是暂时性的,很少为严重性的,可能同时伴有鼻炎、流涎增多、瞳孔缩小、流泪、出汗、潮红、心动过缓和可引起腹部绞痛的肠蠕动亢进症状。迟发性腹泻为剂量限制性毒性,通常在用药 24 小时后发生,发生率可达 90%,Ⅲ度、Ⅴ度腹泻占 39%,中位发生时间为用药后第 5 天,平均持续 4 天,持续时间可能较长,可导致脱水、电解质紊乱或感染,甚至为致命性的。

(2)胆碱能综合征:多在用药当天出现,有 9% 患者出现短暂严重的急性胆碱能综合征,主要表现为早发性腹泻及其他症状,如痉挛性腹痛、多汗、瞳孔缩小、流泪、唾液分泌增多、视物模糊、头晕、低血压等,严重者给予阿托品 0.25 mg 皮下注射可缓解。

(3)骨髓抑制:为剂量限制性毒性,具体表现为中性粒细胞减少。78.7% 的患者可出现中性粒细胞减少,中性粒细胞到最低值的中位时间为 8 天,通常在第 22 天恢复。贫血发生率为 58.7%,血小板减少发生率为 1% ~ 4%。

(4)肝功能损害:可出现氨基转移酶、碱性磷酸酶、胆红素水平轻至中度一过性升高,其发生率分别为 9.2%、8.1%、1.8%。Ⅲ度、Ⅳ度氨基转移酶升高一般发生在已有肝转移的患者。

(5)骨骼肌肉系统:全身性虚弱和乏力,每周给药方案导致肌无力的发生率可达 76%。

(6)其他:脱发、皮肤毒性、眩晕、失眠,偶见心律失常、肌酐升高、呼吸困难等报道。

2. 护理

(1)伊立替康同其他有潜在毒性的抗肿瘤药物在使用时应严格遵循化疗防护要求,规范处理医疗废弃物。

(2)伊立替康在输注之前用5%葡萄糖或生理盐水稀释至终浓度为0.12～2.8 mg/mL的输注液,必须严格遵循无菌原则和查对制度,应在输注之前检查输注液中是否有可见的颗粒物质和变色。为了减少微生物感染的风险,推荐在使用之前才准备输注液,而且输注液准备好后应尽快使用。如果未立即使用,输注液在2～8 ℃条件下贮藏时间不应超过24小时,或在室温条件下(25 ℃)贮藏时间不超过6小时。输注液只能一次性使用,任何未使用的部分必须丢弃。

(3)不得与其他任何药物混合或经同一个输液通道同时使用;不能静脉推注,静脉滴注时间为30～90分钟。输注伊立替康前后,以及两种药物之间,需用5%葡萄糖或生理盐水冲洗输液管道。与亚叶酸钙、5－FU合用时,先用伊立替康,再用亚叶酸钙,最后用5－FU。

(4)伊立替康是中度致吐性化疗药物,使用时需提前告知患者可能出现恶心、呕吐等胃肠道反应。建议在用药前30分钟使用预防性止吐用药,以减轻胃肠道毒性症状。指导患者避免进食富含色氨酸的食物,通过听音乐、看电视等方式转移注意力,减轻不适感受。

(5)告知患者在用药当天可能出现早发性腹泻及痉挛性腹痛、多汗、瞳孔缩小、流泪、唾液分泌增多、视物模糊、头晕、低血压等急性胆碱能综合征。年龄超过65岁的患者发生早发性腹泻的可能性较大,应该多加监测,严重者可遵医嘱给予阿托品治疗。在后续再次用药时,预防性使用阿托品。

(6)用药期间避免食用可能引起腹泻的食物和饮料,禁止使用增加肠蠕动的药物。必须告知患者在用药24小时后及在下周期化疗前任何时间均有发生迟发性腹泻的危险。指导患者备洛哌丁胺,一旦出现粪便不成形、解稀便或排便频率比以往增多时,要开始洛哌丁胺治疗。洛哌丁胺首剂服用4 mg,然后每2小时给予2 mg直至患者腹泻停止后12小时。在晚上,患者可以每4小时服用洛哌丁胺4 mg,以免影响睡眠。为了保证治疗效果,推荐连续用药时间不少于12小时;因为有出现麻痹性肠梗阻的风险,推荐连续用药不超过48小时。不推荐预防性使用洛哌丁胺。腹泻期间需密切监护,如果出现水、电解质紊乱、肠梗阻、发热等情况,需进行补液、抗感染等治疗。

(7)伊立替康是刺激性化疗药物,不能使用一次性静脉输液钢针输注。避免使用外周静脉导管输注,必须应用时,输注过程中需注意监护。如有外渗发生,立即中止滴注并采取干冷敷、冰敷、封闭等局部处理措施以改善症状。

(8)用药24小时内有可能出现头晕和视觉障碍,不建议进行驾驶或机械操作。

(9)禁忌证:备孕、受孕、哺乳期妇女,对该药及辅料过敏者禁用;避免接种活疫苗,可能导致严重或致命感染;可产生严重骨髓抑制。

(三)5－氟尿嘧啶

5－氟尿嘧啶(5－FU)为抗代谢类化疗药物,自1957年应用于临床以来,一直是治疗大肠癌的主要药物,其单药治疗有效率在20%左右,可用于治疗恶性葡萄胎和绒毛膜上皮癌;用于乳腺癌、消化道癌肿(包括原发性和转移性肝癌、胆道系统肿瘤和胰腺癌)、卵巢癌和原发性支气管肺腺癌的辅助治疗和姑息治疗;用于浆膜腔癌性积液和膀胱癌的腔内化疗;用于头颈部恶性肿瘤和肝癌的动脉内插管化疗。

1. 不良反应

(1)消化道反应:恶心、呕吐或食欲减退,口腔黏膜炎或溃疡,严重者可有腹痛、腹泻。

(2)血液系统反应:外周血白细胞减少常见,大多在疗程开始后 2 ~ 3 周内达最低点,在 3 ~ 4周后恢复正常,血小板减少罕见。

(3)注射局部有疼痛、静脉炎;药物外渗可引起局部坏死或蜂窝织炎;长期动脉插管给予 5 - FU,可引起动脉栓塞或血栓的形成、局部感染、脓肿形成或栓塞性静脉炎等。

(4)其他:常有脱发、红斑性皮炎、皮肤色素沉着、甲床变黑等,手足综合征发生率为 6% ~ 34% 。长期应用可有神经系统毒性,偶有影响心脏功能,导致心肌缺血,出现心绞痛和心电图的变化。极少见咳嗽、气急或小脑共济失调等。

2. 护理

(1)5 - FU 同其他有潜在毒性的抗肿瘤药物,使用时应严格遵循化疗防护要求,规范处理废弃物。

(2)5 - FU 是刺激性化疗药物,不能使用一次性静脉输液钢针输注。避免使用外周静脉导管输注,必须应用时,输注过程中需注意监护。如有外渗发生,处理措施同伊立替康。推荐使用双腔中心静脉导管,以避免注射部位疼痛、色素沉着,同时满足联合用药所需。

(3)5 - FU 可以静脉注射、静脉滴注、静脉泵入和腔内注射,但不可用作鞘内注射。静脉滴注时间一般不少于 6 ~ 8 小时,可以持续 46 ~ 48 小时。近年来,不少学者采用药物泵对 5 - FU实施长时间静脉输注(持续静脉输注),并与 5 - FU 常规静注对晚期大肠癌进行了对照研究,多数结果显示持续静脉输注较常规输注疗效更高、毒性更低。使用药物泵时要注意观察巡视,保证机器正常运行。

(4)联合用药时,根据药物的作用机制,注意用药顺序,以达到提高疗效、减轻不良反应的目的。如先顺铂,后 5 - FU;先环磷酰胺,后阿霉素,再 5 - FU;先氨甲蝶呤,后 5 - FU;先亚叶酸钙,后 5 - FU。

(5)5 - FU 属低致吐性化疗药物,胃肠道反应一般较轻,可以通过心理调适、放松训练、转移注意力等方式减轻不适感,必要时遵医嘱使用治疗性止吐药。

(6)开始治疗前及疗程中应每周定期检查周围血象。若白细胞低于 $4\times10^9/L$,血小板低于 $80\times10^9/L$ 时,化疗应慎重执行,需要适当调整治疗剂量,必要时暂缓化疗,给予对症升血细胞处理。

(7)5 - FU 所致脱发通常出现在开始化疗的 2 ~ 4 周,由于低温状态下可减慢血流速度,降低药物对毛囊的损害,化疗时可预防性应用冰帽、头皮冷疗装置等;提前告知患者化疗结束后 1 ~ 3 个月可再生新发,通过美容装饰修饰形象,缓解其心理压力,提高生活质量。目前尚无手足综合征的规范治疗方法,主要以预防为主,可指导患者使用 10% 尿素乳膏每天涂抹 3 次,保持皮肤湿润,避免机械性和化学性刺激,如长时间散步、不穿袜子或使用消毒剂等。

(8)禁忌证:对该药有严重过敏、孕妇及哺乳期妇女、伴发水痘或带状疱疹者应禁用。肝功能明显异常,感染、出血(包括皮下和胃肠道)或发热超过 38 ℃,明显胃肠道梗阻,失水和

(或)酸碱、电解质平衡失调者应慎用。除有意识地单用 5 - FU 较小剂量作为放射增敏剂外,一般不宜和放射治疗同用。使用 5 - FU 时,不宜饮酒或同用阿司匹林类药物,以减少消化道出血的可能。

三、化疗后的居家康复

结直肠癌化疗是一个多疗程持续时间较长的过程,化疗间歇期需要进行居家康复。患者在熟悉的居家环境中,更容易保持规律的生活,稳定的情绪,获得家人在生理上和情感上的支持,有利于顺利度过化疗后的不良反应阶段,促进机体恢复,按照治疗方案进入下一阶段治疗。

1. 心理及家庭社会支持

指导患者正确认识疾病和化疗带来的不适,充分发挥家庭及社会支持系统的作用,保持心情愉快,情绪稳定和积极乐观的心态,树立战胜疾病的信心。鼓励患者参与力所能及的家务活动,依据自身兴趣参加唱歌、跳舞、下棋、绘画等调节情志的活动,以转移对疾病及治疗的过度关注。鼓励患者多与家人、朋友交流思想情感,放松心情。通过多种媒介获取癌症康复知识,提高依从性。在身体条件允许的情况下,也可以从事强度较轻的工作,争取早日回归正常的家庭和社会生活。

2. 日常生活与活动指导

居家环境宜安全、卫生、舒适,保持适宜的温度和湿度,每日定时开窗通风,保持空气新鲜流通。注意清洁卫生,常剪指甲,整理胡须,穿宽大柔软衣物,避免跌倒、磕碰等损伤。注意防寒保暖,减少不必要的外出,不到人员密集和空间密闭的场所,外出尽量佩戴口罩,避免感染。生活作息规律,劳逸结合,出院后仍需休息一段时间,可做些自理活动或轻的家务,根据身体情况进行锻炼,比如散步、打太极拳等,以增强体质。运动要循序渐进,以身体不感到疲劳为宜。

3. 饮食指导

提供良好的就餐环境,依据患者的口味准备餐食,烹饪时注意食物的色香味。饮食宜清淡、易消化,营养均衡,富含蛋白质、维生素,无刺激性,禁饮酒,多饮水,养成定时排便的习惯,促进化疗药物毒素的排出,避免便秘的发生。为了预防或减轻迟发性恶心呕吐的发生,尽量避免进食含色氨酸丰富的食物等。

4. 药物不良反应监测及管理

化疗药物在杀死肿瘤细胞的同时,对正常组织、器官也有一定的损伤,部分不良反应会在患者居家康复期间发生或程度加重。80% ~ 90% 的化疗药物均具有血液学毒性,通常于化疗后 1 ~ 3 周出现,持续 2 ~ 4 周逐渐恢复。伊立替康导致的迟发性腹泻发生的中位时间在化疗后第 5 天。要提前告知患者化疗药物可能导致的不良反应,以及不良反应的具体表现;指导患者在发生不良反应后,进行自我监测、自我管理。一旦发生严重的不良反应,及时到医疗机构就诊处理。

5. 中心静脉导管管理

为了满足多疗程化疗需求,肿瘤化疗患者通常留置中心静脉导管。指导居家期间进行导管的自我监测和管理，观察穿刺点局部有无红肿、疼痛、渗血渗液，皮肤有无瘙痒、皮疹，敷料有无潮湿、卷边，导管有无脱落。定期到医院进行导管维护，保证正常功能，一般 PICC 至少 7 天维护 1 次，TIVAP 可 1 ~ 3 个月维护 1 次。如果有异常，及时到医院处理。

6. 随访

可以通过电话、短信、微信等形式进行随访。随访的内容包括了解患者的身体状况、心理状况以及药物的不良反应等；进行饮食、活动等居家康复指导；提醒患者定期复查血常规、心电图等，按时入院进行下一周期治疗。

第七章　结直肠癌的放疗与康复

CHAPTER7

第一节　放疗概述

放疗是放射治疗的简称，是一种使用高能辐射来杀死或控制癌细胞的医学治疗方法，基本原理是利用高能射线或粒子照射体内的异常细胞，以破坏它们的 DNA 结构，阻止它们分裂和生长，从而导致肿瘤细胞的死亡。

一、常用方案及方式选择

根据放疗的辐射的类型、治疗的目的、治疗的阶段、治疗的方式、治疗的时间等可以将放疗分为以下 5 类（图 7－1）。

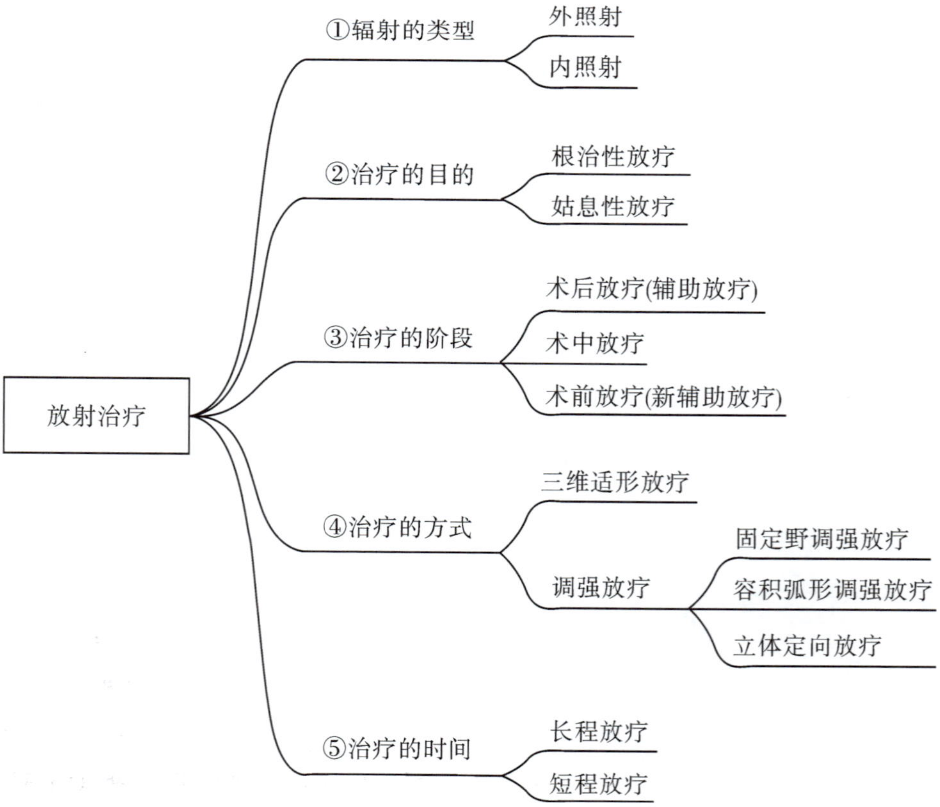

图 7－1　放射治疗的分类

1. 根据辐射类型分类

(1)外照射:即外放射治疗(external beam radiation therapy,EBRT),是使用位于患者体外的机器(如直线加速器)或放射源(如^{60}Co治疗机)产生辐射,穿过皮肤和组织照射到肿瘤区域。这是最常见的放射治疗类型,也是结直肠癌首选的放疗类型。

(2)内照射:即近距离放射治疗(brachytherapy),是将辐射源(如^{192}Ir、^{137}Cs)直接放置在或靠近肿瘤组织内,使辐射能直接作用于肿瘤,以提供局部放射。可以通过将放射性粒子植入体内或管道输送等方式实现,一般应用于宫颈癌、前列腺癌等。

2. 根据治疗目的分类

(1)根治性放疗:主要用于癌症治疗,目的是杀死或抑制肿瘤细胞的生长,可以是初步治疗、辅助治疗或用于减缓肿瘤生长。

(2)姑息性放疗:用于减轻症状和提高患者生活质量而非治愈。相较于根治性放疗,通常用于晚期结直肠癌患者,以减轻疼痛或其他症状。

3. 根据治疗阶段分类

(1)术后放疗:又称作辅助放疗(adjuvant radiotherapy),是一种在手术后进行的放疗,旨在减少或预防癌症的复发,以提高手术治疗的效果或作为手术的补充。通常适用于某些高风险患者,特别是手术后仍有一定风险的病例,如在手术中未能完全切除肿瘤或淋巴结的患者。

(2)术中放疗(intraoperative radiation therapy,IORT):指在手术过程中直接对肿瘤进行照射,通常是在切除肿瘤之后、关闭手术切口之前。这允许医生直接将放射治疗应用于手术区域,可确保更高的剂量直接照射到可能残留的癌细胞,以提高手术切除的效果,减少残留肿瘤的可能性,减少术后的肿瘤复发。

(3)术前放疗:又称为新辅助放疗(neoadjuvant radiotherapy),是在手术前进行的放射治疗,旨在减小肿瘤的体积,从而提高手术的成功率,减少术后的复发风险。

4. 根据治疗方式分类

(1)三维适形放疗(3D conformal radiation therapy,3D-CRT):利用先进的成像技术(如CT),精确确定肿瘤位置,然后使用多个辐射束在三维空间上治疗肿瘤,以确保辐射更好地适应肿瘤的形状(图7-2)。该技术早期应用较多,随着放疗技术的不断革新,且因其无法完全避开与肿瘤相邻太近的危及器官,目前已基本被调强放疗所替代。

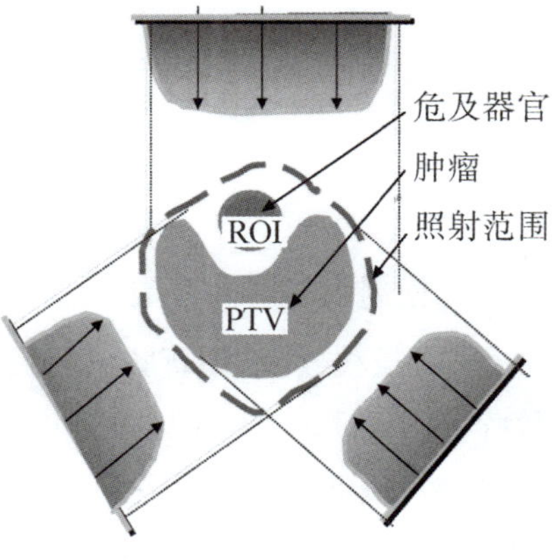

ROI:感兴趣区;PTV计划靶区。

图7-2　三维适形放射治疗示意图

(2)调强放疗(intensity-modulated radiotherapy,IMRT):可以调整辐射束的强度和方向,允许更精确地调整辐射剂量,以适应肿瘤的形状,同时最小化对周围正常组织的影响(图7-3)。这也是目前主流的放疗方式,通常一个常规疗程需要25~30次,每次照射10~15分钟。①容积弧形调强放疗(volumetric intensity modulated arc therapy,VMAT)是在IMRT基础上的一种变化,它通过旋转治疗机头,并使用连续变化的多叶准直器(multileaf collimator,mLC)配合可变剂量率提供调强辐射的放射治疗技术(图7-4),可以大幅提高治疗的效率和准确性,每次照射时间可缩短至3~5分钟,这也是目前大型医院普遍开展的放疗方式。②立体定向放疗(stereotactic radio therapy,SRT)是在较短的治疗周期内(通常一个疗程3~5次)使用高剂量辐射进行治疗(图7-5),通常仅适用于体积较小的肿瘤,如可用于治疗已扩散至肝脏、肺或骨骼的转移性结直肠癌。此外,还有固定野调强放疗。

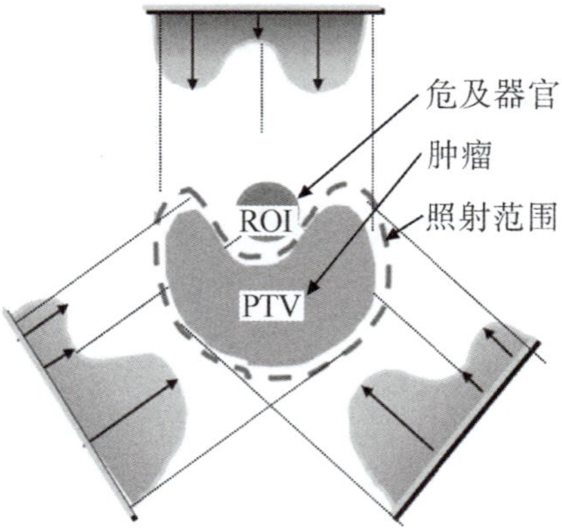

图7-3 调强放射治疗示意图

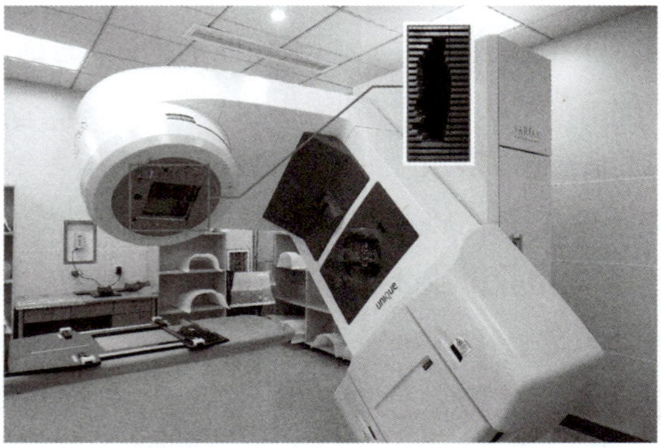

图7-4 治疗机头内置的多叶光栅

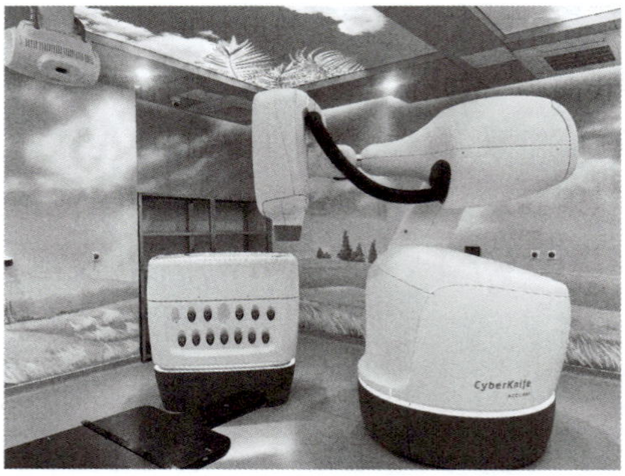

图7-5 专门用于立体定向放射治疗的射波刀

5. 根据治疗时间分类

(1)长程放疗:结直肠癌的长程放疗周期相对较长,一般分25~28次进行,每周进行5次放疗,通常需要5~6周的时间完成,是目前国内外广泛采用的方式。其优势在于每次放疗的剂量相对较低,可减少周围正常组织的受损,提高其耐受性。该方式适用于较大的、局部晚期的结直肠癌,特别是对于需要缩小肿瘤体积以提高手术成功率的患者。长程放疗常与化疗同期联合应用(长程放化疗),不仅降低了肿瘤复发转移率,还增加了更多保留器官功能的机会,受到广大医生和患者的青睐,比如近年来全程新辅助治疗(total neoadjuvant therapy,TNT)的出现。

(2)短程放疗:结直肠癌的短程放疗通常只需要1周的时间,每天进行1次放疗,总共5次。短程放疗每次放疗的剂量相对较高,可能在缩小肿瘤体积方面效果较差,但可以在较短时间内提供较高的剂量，有助于迅速减轻症状。该方式适用于一些特定患者，如对较长时间的治疗不太耐受的老年患者，或肿瘤较小、早期的结直肠癌患者。在短程放疗结束后应尽快给予手术治疗，同期不进行化疗。

二、放疗准备

结直肠癌的放疗一般选择外照射，所以关于内照射的流程在此不做详细阐述。无论是术后辅助放疗或现在比较推荐的术前新辅助放疗，其整个放疗流程是一样的，可以划分为临床检查及诊断、确定治疗方案、模拟定位、计划设计、治疗验证、计划执行和随访共 7 个阶段（表 7 - 1）。如果将整个放疗过程看成一个链条，那么每个阶段就是链条上的一个环节，这些环节环环相扣，任何一个环节出现问题，都会影响放疗效果。

表 7 - 1　结直肠癌放疗流程

阶段		执行者
临床检查及诊断	CT、肠镜、病理等检查，以明确诊断	放疗医生
确定治疗方案	确定治疗目的和治疗模式，如采用根治、姑息治疗、综合治疗（与手术综合，术前、术中或术后放疗与化疗综合）或单一放疗	放疗医生
	确定放射源（外照射治疗：常规、适形或调强、近距离治疗）	放疗医生、物理师
模拟定位	选择体位	放疗医生、技师
	制作或准备体位固定附件	技师
	确定体表参考标记	技师、放疗医生
	常规模拟机下拍片或 CT 模拟机断层扫描	技师
计划设计	定义靶体积	放疗医生
	定义危及器官	放疗医生、物理师
	开剂量处方	放疗医生
	设计照射方案	物理师
	评价照射方案	物理师、放疗医生
	制作铅挡块	技师
	等中心校位	放疗医生、技师
治疗验证	位置验证	放疗医生、技师
	剂量验证	物理师
计划执行	第 1 次治疗摆位（对光野、拍射野片或采集射野影像）	放疗医生、物理师、技师
	每周拍射野片或采集射野影像	技师、放疗医生
	每周核对治疗单	物理师
	每周检查患者（必要时更改治疗计划）	放疗医生
	治疗结束时进行总结	放疗医生、技师
随访	CT、肠镜等检查，以明确治疗效果	放疗医生、护士

(一)临床检查及诊断

在进行放射治疗之前,医生需进行一系列的临床检查和诊断,以确保对患者的放射治疗计划制订准确、安全和有效。

1. 病史和体格检查

(1)收集患者的详细病史,包括症状的持续时间、病程、病患的生活方式和家族病史等。

(2)对患者的一般健康状况进行评估,确保患者能够接受放射治疗。

2. 影像学检查

(1)CT:通过利用X线和计算机技术,获取身体内部的详细影像,有助于确定肿瘤的位置、大小和周围结构,这几乎是所有肿瘤患者必然会做的一项检查。

(2)MRI:利用磁场和无线电波来生成更为详细的图像,尤其适用于观察软组织,所以对于结直肠癌患者这项检查也是必不可少的。

(3)PET-CT:此检查结合了PET和CT扫描,是反映病变的基因、分子、代谢及功能状态的显像设备,可提供有关肿瘤代谢活性和在身体中的分布信息,能够为医生提供更加全面的评估依据和诊断参考。因此项检查暂未纳入医保,患者可在医生建议下根据自身条件进行选择。

3. 病理学检查

通过组织活检或手术获取肿瘤样本,以确定肿瘤的类型、分级、浸润深度及其他特征,有助于制订个体化的治疗计划,同时也是确定如何进行放化疗的关键一环。

4. 生化检查

通过血液检查、肿瘤标志物检查等评估病患是否存在与特定类型的癌症相关的特殊标志物及一般健康状况。

(二)确定治疗方案

根据患者各项检查结果进行多学科的讨论确定最佳治疗方案,并制订个性化的放射治疗计划。

(三)模拟定位

模拟定位是放射治疗过程中的重要步骤之一,其目的是确保放疗过程中准确照射到患者的目标肿瘤区域,同时最小化对周围正常组织的伤害。此阶段有两方面的任务,分别是体位固定和靶体积定位。体位固定是为患者选择将来治疗时采用的体位,并用专门的器具固定住,以保证在每次治疗时患者位置的重复一致性。靶体积定位是确定肿瘤的位置、范围及其与周围其他正常组织的空间位置关系,为下一阶段的计划设计获取必要的解剖数据。

1. 选择体位

结直肠癌患者以前多采用膀胱充盈俯卧位以减少小肠受照射剂量和体积,但近年来研究表明,IMRT技术可以很好地避开小肠受照射,俯卧位、仰卧位无明显差异,且仰卧位患者更加舒适,体位重复性更好,故基本采用仰卧位进行放疗。

2. 制作体位辅助固定装置

结直肠癌患者的固定装置一般有两种，热成形塑料固定膜或真空垫，特殊患者有时候两者会同时配合使用。①热成形塑料固定膜是将高分子低温水解塑料放置在 75 ~ 80 ℃温水中软化，一旦热塑膜达到足够的柔软度，将其取出并迅速放置在患者的治疗区域上，通过轻压的方式，使热塑膜紧贴患者的身体表面，待热塑膜适应患者的体型，形成一个与患者身体形状相匹配的固定装置。热塑膜成型过程中，患者需保持固定姿势不动，以确保膜与患者的皮肤完全贴合。②真空垫是由一个真空泵和装入塑料或橡胶袋中的塑料微粒球组成，躺在真空垫上的患者得到所要求的体位后，抽真空，塑料微球彼此挤压成型。

3. 标记参考点

在体位辅助固定装置下行定位 CT 扫描并通过激光标记参考点，此时需再次在固定装置下进行 CT 扫描，用于确定患者在放疗过程中的准确位置和姿势。

1）用途和目的。

（1）诊断 CT：通常在癌症的初步诊断和分期中使用，主要用于获得详细的解剖学信息，以帮助医生确定病变的位置、大小和周围组织的状态，确诊疾病、评估病变的性质和范围。

（2）定位 CT：是为了帮助制订放疗治疗计划，主要用于获取患者在放疗过程中使用的定位装置（如热塑膜、真空垫等）的影像，以及患者在模拟定位中的确切姿势。

2）扫描条件和设置。

（1）诊断 CT：通常采用较大的扫描范围，以覆盖整个区域，并获取高分辨率的三维图像。这种扫描通常不要求患者在特殊的治疗定位装置中，姿势相对自由。

（2）定位 CT：要求患者在治疗定位装置中，如热塑膜或真空垫，以模拟治疗的真实条件。扫描的区域通常限定在放疗目标区域，而且需要获取模拟装置的影像。

（四）计划设计

放疗的计划设计是一项复杂且关键的环节，旨在确定如何最有效地使用辐射照射治疗区域，同时最小化对周围正常组织的损伤。这一设计过程通常由放射医生和医学物理师共同配合完成，也是患者放疗前等待时间最长的阶段，一般需要 1 周左右的时间。

1. 定义靶体积和危及器官

（1）靶体积（target volume）：指需要接受辐射治疗的目标组织或肿瘤区域及其周围可能存在的潜在病灶（图 7 – 6）。靶体积的定义是多层次的，包括：①肿瘤区（gross target volume，GTV），明显的肿瘤体积，即肉眼可见的原发肿瘤和转移灶；②临床靶区（clinical target volume，CTV），由 GTV 扩展而来，考虑了潜在的微观扩散和区域性淋巴结的涉及；③计划靶区（planning target volume，PTV），考虑到定位误差和治疗计划的不确定性，将 CTV 扩展一定的边缘，确保目标区域得到适当的辐射剂量，这也是最终照射的范围。

（2）危及器官（organ at risk，OAR）：指那些可能受到辐射治疗影响的正常组织或器官（图 7 – 6）。这些器官对于生命功能至关重要，其损伤可能导致不可逆的不良反应，影响患者的生活质量,因此需要在制订放疗计划时予以特殊保护。在结直肠癌患者的放疗中,小肠、膀胱、股骨头颈是重点考虑的危及器官,而对于年轻患者需尽量保护卵巢和睾丸的功能,避免性腺受到照射。

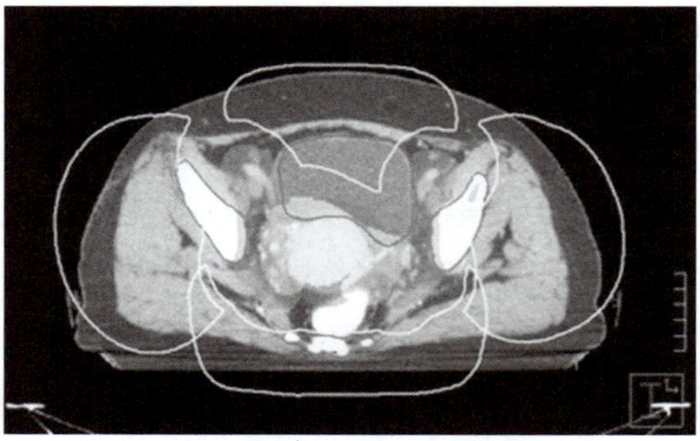

图7-6 放疗计划系统内定义靶体积及危及器官

2. 确定剂量处方

医生根据前期的检查结果及患者具体情况确定放疗处方,制订个性化放疗方案,选择长程或短程放疗。

(1)长程放疗。①术前:放射治疗剂量为45~50.4 Gy,分25~28次进行,单次剂量为1.8 Gy。为减少肠道的受照体积和剂量,在照射45 Gy后,应考虑对局部肿瘤或瘤床区追加剂量,追加剂量为每次1.8 Gy。②术后:放射治疗剂量为45~54 Gy,分25~30次进行,单次剂量为1.8 Gy。同样在照射45 Gy后,应考虑对局部肿瘤或瘤床区追加剂量,追加剂量为1.8~3 Gy或1.08~1.8 Gy。

(2)短程放疗:通常情况下放射治疗剂量为25 Gy,分5次照射,单次剂量为5 Gy。

3. 设计照射方案

根据医生定义的靶体积和危及器官,按照给定的放疗处方剂量,由物理师利用放疗计划系统(treatment planning system,TPS)设计出可供临床执行的放疗方案。

4. 评估照射方案

医生和物理师共同评估该方案是否达到临床治疗要求,经过反复调整直至最优。

(五)计划验证

治疗计划验证是放射治疗中的一个重要步骤,其主要目的是确保制订的治疗计划在实施过程中能够达到预期的治疗效果,并确保治疗计划的准确性、可行性和安全性。

1. 剂量准确性

验证治疗计划中的剂量参数,如总剂量、每次剂量、治疗分次等,通过专用模体测量剂量分布,包括在目标区域和周围正常组织中的剂量以确保其符合医生的预期,且不会对患者造成不必要的辐射风险。

2. 设备准确性

为确保放疗设备(如直线加速器)能够按照计划准确地传递辐射剂量,设备的准确性验证包括机械参数的检查和校准等。

3. 治疗计划的可实施性

确保制订的治疗计划在放疗设备上能够被准确实施，这包括设备参数的可行性、治疗机械结构的可靠性等方面的验证。

（六）计划执行

放疗计划的执行是治疗过程中的实际治疗阶段，这个过程涉及将事先设计好的治疗计划应用到患者身上，确保辐射剂量能准确传递到目标区域。

1. 患者定位

按照做定位 CT 扫描时的体位将患者用辅助固定装置固定在治疗床上，以确保其处于相对于放疗设备的准确位置。

2. 位置验证

利用图像引导放疗（image – guided radiation therapy，IGRT）技术，在治疗前微调患者的位置以及治疗期间实时监测患者的位置，确保其在整个治疗过程中能始终保持正确的体位。

（1）电子射野影像装置（electronic portal imaging device，EPID）：作为放射治疗机的标准配置被广泛应用于放疗中，类似于 X 线片，其优势是可以提供较高的图像分辨率，而且通常是低剂量的，不会显著增加患者的辐射暴露，并且允许在治疗期间实时监测患者的解剖结构和辐射剂量分布。但 EPID 只能提供二维静态成像，不能提供关于解剖结构的立体信息。

（2）锥形束计算机断层成像（cone beam computed tomography，CBCT）：相较于 EPID，CBCT 能提供高质量的三维成像，更全面地显示患者的解剖结构，且具有较高的对比度，使得肿瘤和周围正常组织更易于区分，所以目前更多的医院使用 CBCT 来进行图像引导。但 CBCT 成像需要更多的辐射剂量，可能增加患者的辐射暴露；成像通常需要一些时间，所以不适用于实时监测患者在治疗中的位置变化。

（3）磁共振引导放射治疗（MRI guided radiation therapy，MRI GRT）：是一种结合了磁共振成像和放射治疗技术的先进治疗方法，强调了在放疗过程中利用 MRI 进行高分辨率实时成像和引导，可以更清晰地分辨结直肠癌患者的肿瘤和周围组织的解剖结构，且不会增加额外的辐射暴露。但由于其准入条件要求高，费用昂贵，只有少数大型三甲医院拥有该设备。

（4）体表追踪引导放射治疗（surface guided radiation therapy，SGRT）：使用高分辨率的摄像系统，通常是 3D 相机或摄像机阵列，以捕捉患者身体表面的图像。利用实时成像和追踪患者皮肤轮廓，以确保放疗精确、准确地定位和照射肿瘤。因其和 MRI 一样在位置验证时不会使用 X 线，所以不会增加额外的辐射暴露，而且由于无须使用传统的定位方法，如体位辅助装置等模具，患者在治疗期间更为舒适。缺点在于它只能实时监控患者体表变化，对于人体体内的器官运动暂时不能匹配，所以通常多用在肿瘤在浅表位置（如乳腺癌）的患者，与 CBCT 配合使用效果最佳。

3. 治疗实施

一旦所有准备工作完成，辐射治疗过程即可正式开始。治疗设备会通过预先设计好的放疗计划进行照射，治疗过程中患者需保持不动，部分患者可能会被要求深吸气、屏气等。整个治疗时间因人而异，一般会持续 3 ~ 15 分钟。

4. 治疗结束

治疗实施全部完成后，医生进入治疗室为患者解除辅助固定装置，至此一次治疗结束。

（七）随访

患者在完成放疗后需要接受定期的随访，以监测健康状况、治疗效果和可能的不良反应等。随访的频率和方式可能因个体情况而异，但一般来说随访过程包括血液检查、影像学评估、治疗效果评估、生活方式和康复建议等。初期随访可能较为密集，随着时间的推移，如果患者状况良好，随访频率可能逐渐减少。

第二节　放疗常见不良反应与护理

一、全身性放疗不良反应与康复

全身性放疗反应的轻重与照射剂量、照射野大小、时间长短及患者个体情况有关，常见的临床表现有骨髓抑制、全身不适、精神不振、疲乏、头痛、失眠及胃肠道反应，轻微者可不做处理，重者应及时治疗。

1. 骨髓抑制

(1)给予营养支持，如高蛋白质、高热量、高维生素饮食，嘱其多饮水，避免进食生冷不卫生的饮食。

(2)白细胞特别是粒细胞数量下降时，感染的风险会大大提高，尤其当白细胞计数小于 $1.0\times10^9/L$ 时需停止放疗，采取保护性隔离措施，避免交叉感染。患者需注意防寒保暖，预防感冒的同时也应注意个人口腔、皮肤卫生，避免发生感染。

(3)当血小板计数小于 $5.0\times10^9/L$ 时需注意预防出血，协助患者做好生活护理，密切观察有无出血症状。要求患者尽量少运动、轻柔缓慢活动，避免磕碰，保持大便通畅，避免抠鼻、剔牙和屏气用力咳嗽，男性患者避免刮胡须等行为。

(4)避免服用阿司匹林等含水杨酸类的药物，注意定期监测出血、凝血时间。发生出血时，患者会自觉疲乏，应嘱患者多休息，必要时遵医嘱给予吸氧和输血治疗。

(5)定期进行血常规检查，了解血象变化情况。

2. 胃肠道反应

可偶发轻微恶心呕吐、消化不良、腹胀、腹泻等。放疗期间饮食以清淡、易消化食物为主，忌油腻、生冷食物。宜分次进餐，选自己喜好的食物，进食时可转移注意力，弱化恶心感。酌情遵医嘱用药，吐后及时清洁口腔。

3. 全身不适、精神不振、疲乏

需采取 24 小时留陪护，防止坠床、跌倒的发生。

二、局部放疗不良反应与护理

（一）放射性皮炎

1. 发生机制

放疗过程中由于接受射线（主要是β射线、γ射线和X射线）辐射能量较大，造成照射范围内皮肤黏膜不同程度损伤的炎症反应。此症状在治疗后2～3周出现，可持续4周左右直至放疗结束。

2. 临床表现和分级

根据放疗皮肤反应可分为干性反应和湿性反应两种。干性反应主要表现为皮肤干燥、红斑、色素沉着、脱皮，有烧灼感、刺痒感，无渗液，可产生永久性浅褐色斑；湿性反应主要表现为湿疹、水疱，严重时出现糜烂、破溃伴继发感染。

美国放射肿瘤协作组（RTOG）对急性放射损伤分级标准如下：0级，无变化；1级，滤泡样暗红色斑、脱发、干性脱皮及出汗减少；2级，触痛性或鲜红色斑，片状湿性脱皮，中度水肿；3级，皮肤皱褶以外部位融合的湿性脱皮及凹陷性水肿；4级，溃疡、出血、坏死。

3. 预防措施

①选择宽大、亲肤性强、吸水性强的全棉内衣；②外出时照射野皮肤应防止日光直接照射，如头部放疗的患者使用遮阳伞或遮阳帽，颈部放疗的患者可佩戴围巾；③照射野皮肤可用温水和全棉毛巾轻轻沾洗，过程中禁止用力擦洗和热水浸浴；④照射野位于颈部、腋下、乳房下面、腹股沟、会阴等多汗、皱褶处时保持清洁干燥，在室内适当暴露通风；⑤照射野皮肤严禁使用含碘酒、乙醇等刺激性的消毒药物，切勿随意涂擦药物、护肤品或贴胶布，不使用含氧化锌等重金属的软膏或贴剂，因其重金属可产生二次射线，加重皮肤反应；⑥照射野皮肤避免与粗糙毛巾、硬衣领、首饰等进行摩擦；⑦照射野皮肤切勿冷热刺激，如热敷、冰袋等；⑧照射野皮肤切忌用手搔抓，皮肤脱屑禁撕剥，并要勤洗手、勤剪指甲；⑨当患者开始放疗时，可遵医嘱对照射部位皮肤涂抹厚1～2 mm的保护剂，并轻轻按摩至完全吸收，每日2～3次以防治放射性皮炎。

4. 康复指导

皮肤干性反应以保护性措施为主，在照射野皮肤均匀涂抹皮肤保护剂，大量补充多种维生素，促进表皮修复。皮肤湿性反应以暴露疗法为主，保持照射野局部皮肤清洁、干燥，避免摩擦，如已破溃需停止放疗，给予换药，每天1～2次，重组人表皮生长因子喷破损处，每天2～3次，或使用新型敷料覆盖，促进愈合。

（二）放射性肛周皮炎

1. 发生机制

放射线可引起*p53*. *Bax*等凋亡诱导基因过表达和*Bel22*. *Ras*等凋亡抑制基因低表达，结果导致过度的细胞凋亡，引起皮肤损伤；生长因子含量不足的原因与成纤维细胞、内皮细胞等数量减少及功能受抑有关。电离辐射还可产生自由基和活性氧损伤基底层细胞，随着放疗剂量增加，部分基底层细胞被完全破坏，导致干性脱皮；高剂量的放疗会引起湿性脱皮甚至溃疡、坏死。放疗后发生肛周皮肤损伤的概率高达90%。

2. 临床表现和分级

肛周皮肤放射性皮炎的表现包括红斑反应、色素沉着、干性脱皮、湿性脱皮、溃疡、坏死及皮肤萎缩等,可分为5个级别。Ⅰ级,肛周皮肤存在淡红的红斑或干性脱皮。Ⅱ级,肛周皮肤存在明显红斑,皮肤褶皱内出现斑片状湿性脱皮,水肿程度中度。Ⅲ级,皮肤褶皱外存在湿性脱皮,轻微创伤则出血。Ⅳ级,皮肤全层发生坏死、溃疡,受损皮肤发生自发性出血。Ⅴ级,患者死亡。

3. 康复指导

当患者出现腹泻时,可遵医嘱酌情使用调节肠道菌群药和止泻药以控制症状。若患者肛门疼痛,里急后重,可保留灌肠治疗。当肛周皮肤发生湿性反应时,可在生理盐水清洁后使用高流量氧气喷氧治疗,同时使用重组表皮生长因子和放射性医用皮肤保护剂。

(三)放射性肠炎

1. 发病机制

放射性肠炎(radiation enteritis,RE)可累及小肠、结肠、直肠,但其发病机制复杂,目前尚未完全明确。RE的发生与照射时间、剂量、部位等基本成正比,且当照射剂量大于40 Gy时,发病率会逐渐增加,当照射剂量继续增大时,发病率则迅速增加。放射性肠炎分为急性和慢性两种,急性放射性直肠炎发生在照射后1周至1个月内,慢性放射性肠炎发生在放疗后6个月至2年,慢性放射性肠炎多由急性放射性肠炎迁延导致,或直接照射半年后引起局部组织缺血造成。

2. 临床表现

放射性肠炎表现为反复的腹泻、腹痛、里急后重、大便黏液脓血样,甚至可出现血便,如未积极有效地治疗,疾病迁延日久不愈,则易出现贫血、电解质紊乱、肠穿孔或肠梗阻等并发症,严重时可影响患者生活质量。目前肠镜辅助检查较为可靠,镜下可见急性期肠道黏膜充血、水肿,甚至有溃疡形成,触之易出血;慢性期黏膜水肿、颜色苍白呈细小颗粒状。

3. 康复指导

(1)帮助患者建立健康的饮食习惯,尽量少食多餐,且多食用易消化、营养丰富、易吸收的食物,建议以高蛋白、高能量、低脂肪等食物为主。

(2)一般治疗后,患者会出现不同程度的焦虑及抑郁,因此需要结合患者的实际情况对其行心理指导,通过成功案例增强患者战胜疾病的信心。加强与患者的沟通,纾解他们不安情绪和心理压力,进而帮助患者积极主动配合治疗。

(3)由于放射治疗需要不断增大放疗剂量,患者会逐渐出现进食量减少、大便次数增多、恶心呕吐等情况,因此应密切观察患者的疾病状况及生命体征,做好更新记录并向医生及时汇报,并积极采取对该疾病有针对性治疗的方法及护理措施。

(4)随着患者排便次数的增多,肛周皮肤也会进一步受到刺激,因此需注意对患者肛门的护理,指导患者便后及时用清水清洗,确保肛周皮肤清洁干燥,减少损伤。

（5）确保休养环境干净、舒适，每天保持 7～8 小时睡眠时间，避免过度劳累影响排便。积极地预防便秘，每天晨起后可饮用一杯淡盐水或温开水，定时排便。

（四）放射性膀胱炎

1. 发生机制

放射性膀胱炎（radiation cystitis，RC）是恶性肿瘤放疗后因射线照射，对膀胱黏膜产生不同程度的损害和功能障碍的严重并发症。

2. 临床表现及分级

放射性膀胱炎以膀胱固有层水肿、充血和炎症为主要病理改变，以尿频、尿急、尿痛伴有顽固性血尿为主要临床表现。放射性膀胱炎在放射治疗中的发病率已经超过 50%，严重影响患者的生活质量和身心健康。

按病情轻重程度可分为 3 个级别：①轻度，仅有轻微病症及临床症状，如尿频、尿急、尿痛等。膀胱镜检查，由此可见黏膜混浊、血肿、水肿。②轻、中度放射性膀胱炎，除所述病症外，还有毛细管扩张性血尿，可反复发病。膀胱镜检查时可见黏膜水肿，化学纤维膜、毛细血管扩大，可伴随溃疡出现，病变经常在膀胱三角区后壁及尿道管间的褶皱处。③中、重度放射性膀胱炎，表现为膀胱阴道瘘产生。

3. 康复指导

①在进行盆腔放疗前，嘱患者排空小便；腔内放疗时，通过在阴道内填塞纱布来增加放射源和膀胱之间的距离，减轻膀胱受累。②轻、中度急性放射性膀胱炎主要选择保守疗法，嘱患者每天饮水量达到 1000～2000 mL，及时进行抗感染、止血及对症治疗，缓解膀胱刺激征；每次排尿后做好外阴及尿道口的清洁工作，防止逆行感染。③重度放射性膀胱炎且反复出血、肉眼血尿者应输注新鲜血，纠正贫血，改善全身情况；可遵医嘱使用地塞米松 5 mg＋盐酸肾上腺素 1 mg＋生理盐水 50 mL 进行揍胱灌注，尽量在排尽尿液后灌注。灌注过程中注意勤翻身并改变体位，使药液充分与膀胱内壁进行接触，更好达到消炎、止血的作用，促使上皮组织修复与黏膜愈合。

三、放疗中其他不良反应及对应措施

1. 疼痛

（1）多与患者交流，分散其注意力，让患者身心得到放松，缓解疼痛。

（2）对患处进行冷敷使血管收缩，对于缓解疼痛也有一定的效果。

（3）当患者疼痛难忍时，可以遵医嘱使用止痛药，用药时注意药物的不良反应，及时观察处理。利用三阶梯止痛法的用药原则交替用药，以免产生耐药性。

2. 心理支持

可成立心理咨询小组，给予患者积极的心理支持，鼓励其表达内心感受，帮助患者舒缓压力、放松心情，以更积极乐观的心态配合治疗，并坚持做好护理相关工作。

第八章　结直肠癌的靶向治疗与康复

CHAPTER8

虽然手术完全切除肿瘤及其转移部位有所改善，在结直肠癌患者的总生存期（OS）中，大约25%的结直肠癌在一年内被诊断出来晚期伴远处器官转移，手术治疗困难。

不可切除的晚期或复发性结直肠癌采用化疗、靶向治疗和（或）放疗以减小肿瘤体积，延长患者生存期。目前已经开发和研究了几种对结直肠癌适用的靶向药物。这些药物的目标是肿瘤细胞中参与肿瘤发生的分子及其相关信号通路这使得它们不同于正常细胞。此外，肿瘤微环境，包括肿瘤周围的血管组织和免疫细胞，也都有受这些靶向药物的影响，可抑制肿瘤生长，提高抗肿瘤免疫能力监视与攻击。

第一节　基因检测与靶向治疗

一、基因检测与靶向治疗

转移性或复发性结直肠癌建议行错配修复（MMR）蛋白表达检测或微卫星不稳定性基因检测，以及*RAS*、*BRAF*基因突变检测。

1. 错配修复蛋白或微卫星不稳定性基因检测

免疫组织化学方法检测常见MMR蛋白（mLH1、MSH2、MSH6、PMS2）的表达，阳性表达定位于细胞核。任何1个蛋白表达缺失为错配修复功能缺陷（dMMR），所有4个蛋白表达均阳性为错配修复功能完整（pMMR）。

微卫星不稳定（MSI）：建议采用美国国家癌症研究所（NCI）推荐的5个微卫星（MS）检测位点（BAT25、BAT26、D5S346、D2S123、D17S250）。判断标准为三级：所有5个位点均稳定为微卫星稳定（MSS），1个位点不稳定为微卫星低度不稳定（MSI－L），2个及2个以上位点不稳定为微卫星高度不稳定（MSI－H）。

微卫星不稳定性多由MMR基因突变及功能缺失导致，也可以通过检测MMR蛋白缺失来反映微卫星不稳定性状态。一般而言，dMMR相当于MSI－H，pMMR相当于MSI－L或MSS。dMMR/MSI－H的结直肠癌治疗具有特殊性。

2. *RAS*和*BRAF*基因突变检测

*RAS*和*BRAF*基因突变检测位点包括*KRAS*、*NRAS*基因的第2、3、4号外显子及*BRAF*基因

的 V600E。结直肠癌原发灶与转移灶的 *RAS*、*BRAF* 基因状态一致性较好，基于样本的可获取性，原发灶及转移灶均可进行检测。当原发灶和转移灶对治疗反应不一致时，建议对原发灶和转移灶都进行检测。除在转移性结直肠癌中具有疗效预测作用以外，*RAS* 和 *BRAF* 基因状态对结直肠癌患者也具有预后指导意义。

二、基因突变检测可采用 DNA 直接测序法或 ARMS 法

通量更高、速度更快的高通量测序技术(high - throughput sequencing)或二代测序技术(next - generation sequencing technology，NGS)也逐步运用于临床基因检测。使用获得认证的 NGS 技术平台和检测产品，经过严格的质量控制，执行规范的操作流程，才能确保检测结果的准确性。建议在检测报告中明确基因状态(如野生、突变或可疑)。使用 NGS 等定量检测方法检测 *RAS* 和 *BRAF* 基因突变时，建议以 5% 作为突变丰度的截断值。

第二节　靶向药物的选择

靶向药物的主要类型是单克隆抗体还有小分子抑制剂，可根据肿瘤类型的分子特征进行选择。然而，大量患者在接受标准治疗后仍出现病情进展。在未来将发展为个性化医疗，其中药物和药物组合可根据每个患者的遗传和表观遗传数据进行优化特征和改变，提高治疗效果，减少不良反应造福癌症患者。

一、EGFR 靶向治疗策略

1. EGFR 信号传导的分子机制

EGFR 是 ErbB 受体家族的一员，是四个受体酪氨酸的一个亚家族激酶，包括 EGFR(ErbB - 1)、HER2(ErbB - 2)、HER3(ErbB - 3)和 HER4(ErbB - 4)。它由细胞外、跨膜和细胞内结构域组成，调节细胞增殖、存活、分化和迁移。配体结合到额外的细胞结构域的 EGFR 促进受体二聚化，激活下游信号如 RAS/Raf/丝裂原活化蛋白激酶(MAPK)/细胞外信号调节蛋白激酶(ERK)、磷脂酰肌醇 3 激酶(PI3K)/Akt、Janus 激酶(JAK)/信号转导及转录激活蛋白(STAT)和磷脂酶 C(PLC) - γ/蛋白激酶 C(PKC)，导致基因转录的激活，阻碍癌症的发生和发展。一些肿瘤，包括 mccs，过表达 EGFR，异常的 EGFR 信号与不良预后相关。因此，该受体是转移性结直肠癌(mCRC)治疗的一个有希望的靶点。

2. 西妥昔单抗和帕尼单抗注射液

西妥昔单抗和帕尼单抗是美国食品药品监督管理局(FDA)批准的靶向 EGFR 的药物，用于单独治疗或联合化疗治疗 RAS 野生型转移性结直肠癌患者。多个报告已经证明了对西妥昔单抗或帕尼单抗的反应仅发生在没有 KRAS 和 NRAS 密码子 12 突变的转移性结直肠癌患者，以及外显子 2 的密码子 13，外显子 3 的密码子 59 和 61，外显子 4 的密码子 117 和 146。西妥昔单抗是一种 IgG1 亚类嵌合小鼠 - 人单克隆抗体。它具有最高的能力刺激抗体依赖性细胞介导的细胞毒性(ADCC)与其他同型(如 IgG2、IgG3 和 IgG4)相比。人们认为 ADCC 主要由

自然杀伤细胞或巨噬细胞介导，是其治疗性抗体的重要作用模式之一。帕尼单抗是一种全人源单克隆 IgG2 抗体，而西妥昔单抗嵌合鼠 - 人单克隆抗体，可诱发免疫原性反应；帕尼单抗对这种情况的发生更少。帕尼单抗在西妥昔单抗失败后显示有效，西妥昔单抗在帕尼单抗失败后显示有效，这表明这两种药物的作用机制不同。

虽然西妥昔单抗和帕尼单抗已被用于治疗转移性结直肠癌，但它们的使用仅限于野生型 RAS 患者。

二、VEGF/VEGFR 靶向治疗策略

血管生成是由现有血管形成或改造新血管的过程，肿瘤血管生成在肿瘤生长中起着重要作用。VEGF/VEGFR 信号通路促进肿瘤血管生成，参与肿瘤的多个过程通过激活宿主血管内皮细胞进行进展。虽然，以 VEGF/VEGFR 为目标的策略已被用于结直肠癌患者有或没有 RAS 突变，以及左侧和右侧转移性结直肠癌患者。因此有 KRAS/NRAS/BRAF 突变的患者应考虑进行 VEGF/VEGFR 靶向治疗含药物的化疗方案。贝伐单抗是一种重组人源化抗 VEGF - A 单克隆 IgG1 抗体，通过阻止 VEGF - A 与血管内皮细胞上的 VEGFR - 1 和 VEGFR - 2 结合进而抑制血管生成和降低血管通透性，被美国食品药品监督管理局批准用于治疗转移性结直肠癌。

第三节　靶向治疗不良反应与康复

靶向药物为结直肠癌患者提供了更有效的治疗选择，但它们同样可能伴随着一些不良反应。相比于传统的化疗药物，靶向药物的作用更为特异，但也可能引发一些独特的不良反应，这些不良反应在很大程度上取决于药物的靶点、机制及个体的生理状况。结直肠癌临床广泛运用的靶向药物主要有以 EGFR 为靶点的西妥昔单抗，以及以 VEGF/VEGFR 为靶点贝伐珠单抗。

一、西妥昔单抗的不良反应及康复

1. 皮肤反应

痤疮样皮疹是使用西妥昔单抗时最为普遍的皮肤反应，表现为小丘疹或脓疹，可能伴随鳞屑。这种皮疹通常分布在面部、颈部、前胸和后背，伴随瘙痒和颜面潮红。其他皮肤反应包括皮肤干燥、甲沟炎、毛发异常、黏膜炎及眼睫毛或面部毛发增长。这些反应可能因个体差异而异。

防晒和保湿应贯穿整个治疗过程。由于日晒可能加重皮肤不良反应，建议患者采取防晒措施，使用温和的防晒乳，并在外出时穿戴遮阳衣物。清洁和洗浴方面建议保持皮肤清洁，使用温水清洗，避免热水浸浴。使用温和的清洁用品，避免使用碱性肥皂和含乙醇的化妆品。衣物和用具选择方面避免用粗毛巾擦拭，穿着柔软的衣物，选择宽松的鞋袜。男性护理方面建议避免胡须过度生长，剃须时使用须前润肤膏和保湿须后水，避免使用乙醇性须后水。饮食方面建议避免摄入辛辣刺激食物。对于痤疮样皮疹达到 2 级的情况，可考虑局部涂抹莫匹罗星软

膏、抗生素软膏或糖皮质激素软膏。

2. 输液相关不良反应

西妥昔单抗输液还会产生变态反应，引起此反应的原因主要为西妥昔单抗的鼠源性成分。大部分变态反应出现在首次输注时，多在开始输液30分钟以内，患者表现为发热寒战、荨麻疹、急性气道阻塞、过敏性休克、心肌梗死甚至心搏骤停。每次用药前，可预先使用抗组胺类药物（苯海拉明或异丙嗪）和糖皮质激素（地塞米松磷酸钠注射液）进行预防。首次用药应输注120分钟，并在输注前、输注中直至输注后至少1小时，严密监测生命体征以及面色，是否有出汗或头痛等，以便发现是否出现早期的超敏反应征象，配备复苏设备。如无不良反应，以后每次输注时间为1小时。如发生轻度到中度的输液反应（如发热、寒战、皮疹或恶心），立即减慢输液滴速，这部分患者在今后的输注过程中，要始终采用较慢的输液滴速。如出现中度（3～4级）超敏反应，应立即并永久停用此类药物，同时对患者进行急救。

3. 消化道症状

西妥昔单抗用药后的消化道症状主要表现为口腔和胃肠黏膜炎、腹泻、恶心、呕吐等。口腔和胃肠道黏膜炎可导致溃疡、出血、吞咽困难、感染。腹泻是黏膜损伤及离子分泌增加的结果，严重的腹泻可导致脱水、电解质紊乱、肾衰竭及心功能不全，甚至病情恶化，可显著影响患者的生活质量。饮食调整、水合作用和其他药物（如抗恶心药物）可有助于缓解这些症状。如果这些问题持续存在或加重，应及时向医生报告。

4. 肺毒性

西妥昔单抗治疗过程中产生的肺毒性分为直接肺损伤和间接肺损伤。直接肺损伤是药物或其中间代谢产物直接对肺组织产生损伤，可能是由于药物的特性或代谢产物对肺部细胞的有害影响。间接损伤是由于患者的炎症反应和免疫反应间接导致的肺损伤，可能包括免疫系统过度激活或炎症反应引起的损伤，临床表现为咳嗽、干咳、呼吸急促、劳力性呼吸困难、发热等，肺部CT可显示为双肺磨玻璃影及实变影，这些影像学特征可能与肺泡损伤、炎症或渗出相关。严重的西妥昔单抗所致肺损伤可因弥漫性肺泡损伤而死亡。

5. 低镁血症

西妥昔单抗可能通过阻碍表皮生长因子受体与瞬时性受体电位通道6（TRPM6）之间的信号传导途径，影响肾脏对镁离子的重吸收，导致镁离子在尿液中的排出增加，最终导致低镁血症的发生。镁是身体中的重要电解质，参与许多生物过程，包括神经肌肉传导、酶活性和细胞能量代谢。当血液中的镁离子水平过低时，可以导致多种系统功能受损。严重低镁血症的典型症状包括抽搐、痉挛、低血压，心动过缓甚至死亡。因此，及时发现并纠正低镁血症至关重要。通常通过血液检测来确认镁离子水平，并根据病情严重程度采取相应的治疗措施，包括口服或静脉注射补充镁离子等。

二、贝伐珠单抗的不良反应及康复

1. 高血压

贝伐珠单抗治疗各种实体瘤时，高血压是常见的不良反应之一。在结直肠癌、肺癌、乳腺癌、肾癌等多种实体瘤中,由贝伐珠单抗引起的高血压可能呈剂量依赖性。处理贝伐珠单抗相关高血压的原则如下。

(1)患者选择:贝伐珠单抗不宜用于未控制高血压的患者,使用前需要监测基线血压。对于曾有高血压病史的患者,在开始治疗前血压应控制在 150/100 mmHg(20/13.33 kPa)以下。对于有糖尿病或肾脏疾病的患者,血压应控制在 130/80 mmHg(17.33/10.67 kPa)以下。

(2)血压监测:在用药期间需要密切监测血压,对于治疗期间曾经发生高血压或原有高血压加剧,以及终止治疗时血压仍高的患者,应定期监测血压直至血压恢复正常。

(3)降压药物:目前尚无证据表明对于贝伐珠单抗引起的高血压,某一类降压药物更为有效。因此,对于高血压患者采用常规的降压药物进行治疗即可。

(4)治疗调整及停止:若患者发生中度以上的高血压(收缩压高于 160 mmHg,舒张压高于 100 mmHg),应暂停贝伐珠单抗并给予降压治疗,直至血压恢复到治疗前水平或低于 150/100 mmHg 才可考虑恢复贝伐珠单抗治疗。如果患者的高血压在治疗 1 个月后仍未得到控制或发生高血压危象,应永久停用贝伐珠单抗。

2. 伤口愈合综合征

伤口愈合综合征指伤口裂开或延迟愈合的一系列症状,其发生机制与贝伐珠单抗对伤口愈合过程中的新生血管的抑制作用相关。新生血管是伤口愈合过程中的重要组成部分,因为它们供应氧气和养分,促进组织修复。然而,贝伐珠单抗可抑制这一过程,表现为伤口裂开或延迟愈合的症状。为了避免出现影响伤口愈合或伤口开裂的风险,预计进行择期手术前 28 天内应暂停使用贝伐珠单抗进行治疗。对于急诊手术的患者,应在进行风险受益的评估后谨慎决定是否使用贝伐珠单抗,因为可能存在治疗效果与伤口愈合之间的权衡。

3. 胃肠道穿孔

胃肠道穿孔指胃或肠道的壁发生破裂,导致消化道内容物泄漏到腹腔或其他腔隙。在使用贝伐珠单抗时,胃肠道穿孔的发生机制可能与其对微循环的抑制作用有关,这可能导致局部缺血,特别是在结直肠癌患者或存在胃肠道器质性病变的患者中表现尤为明显。胃肠道穿孔的发生率较低,但死亡率极高。患者和医生在治疗过程中应密切合作,以最大限度地减少胃肠道穿孔的风险,并在必要时迅速采取干预措施。以下是与贝伐珠单抗使用相关的预防和处理措施。

(1)高风险患者慎用:对于腹腔炎症、肿瘤坏死、憩室炎、化疗/放疗相关结肠炎、既往有胃肠道梗阻或穿孔及高龄患者(可能伴有合并疾病如憩室或腹部血管的动脉狭窄),在使用贝伐珠单抗时应慎重考虑。

(2)加强监测:在整个治疗期间应加强患者的监测,特别是关注腹痛等症状。一旦发生,应考虑胃肠道穿孔的可能性进行鉴别诊断。

(3)停药判断:一旦出现胃肠道穿孔的症状,应立即给予相应治疗,并考虑永久停用贝伐珠单抗。

4. 蛋白尿

蛋白尿指尿液中蛋白质的浓度异常增高,通常是由于肾小球的损伤导致蛋白质从血液中泄漏到尿液中，是贝伐珠单抗联合化疗治疗多种肿瘤时的一种常见不良反应。在使用贝伐珠单抗的患者中，蛋白尿的发生及其严重程度可能因患者而异。在开始使用贝伐珠单抗之前检测 24 小时尿蛋白，当尿蛋白水平≥2g/24h，需要推迟贝伐珠单抗治疗，直到尿蛋白水平恢复到<2g/24h，再开始治疗；如果超过 3 个月持续 24 小时尿蛋白≥2g/24h，则需要永久终止贝伐珠单抗治疗；如果发生肾病综合征，也需要永久终止贝伐珠单抗治疗。即使在终止贝伐珠单抗治疗后，患者仍需要进行定期的随访和监测肾功能状态，每 3 个月检测一次 24 小时尿蛋白。通过定期检测尿蛋白评估肾脏的功能，并判断是否有肾损害的进一步恶化趋势。目标是使 24 小时尿蛋白稳定在 1g 以内的水平。

5. 出血

使用贝伐珠单抗可能导致出血，主要分为皮肤黏膜出血和肿瘤相关出血。皮肤黏膜出血包括鼻出血、口腔黏膜出血、牙龈出血以及阴道不规则出血等。肿瘤相关出血指肺癌患者可能出现肺出血及咯血，结直肠癌患者可能出现便血，胃肠道出血等。在整个治疗期间，对所有患者密切监测大便隐血、凝血指标、血压等相关临床症状和体征。对具有先天出血体质、后天凝血障碍，以及在开始使用贝伐珠单抗治疗之前服用全剂量抗凝血剂治疗血栓栓塞的患者需特别注意监测出血征象。

6. 血栓栓塞

贝伐珠单抗在联合化疗治疗肿瘤患者中可能引发血栓栓塞性疾病。贝伐珠单抗主要作用是抑制血管内皮生长因子，降低了内皮的防御和修复能力，导致内皮表面的完整性丧失、基膜下胶原的暴露及组织因子激活，促进了血小板的聚集，增加了血栓形成的风险。有动脉血栓史或年龄大于 65 岁接受贝伐珠单抗与化疗联合治疗的患者，在贝伐珠单抗治疗过程中发生动脉血栓栓塞的风险可能增加，既往发生过静脉血栓事件的患者复发风险更高，用药时应对患者的病史、年龄和其他相关因素进行综合评估，密切监测患者的血栓栓塞风险，并在治疗中灵活调整，以确保患者的安全。

第四节　靶向治疗间歇期居家康复

靶向药物每一个周期结束到下一周期开始之前的时间称为间歇期。这个时期，患者往往是在家中度过，但是靶向药物的不良反应在间歇期仍不能消失，若不给予积极的治疗和护理，将会导致下一周期的治疗无法按时进行。因此，必须做好结直肠癌患者间歇期的居家康复护理。

一、血糖、血脂及饮食监测与控制

在没有相关食物过敏史的前提下，根据美国国立综合癌症网络（National Comprehensive Cancer Network，NCCN）癌症幸存者指南和美国临床肿瘤学会推荐，应进食多样化的饮食，强调营养在癌症患者生活中的重要性。

（1）鼓励患者摄入蔬菜、水果、鱼类、豆类和坚果，这些食物含有丰富的营养素，有助于维护身体健康和免疫系统功能。减少谷类和红肉的摄入量,可能有助于控制体内的炎症反应,并降低患上其他慢性疾病的风险。

(2)避免使用动物油、辛辣调味料和采用过度高温烹饪的方式(如煎、炸、烤、焗),避免产生不利的化学物质,损害健康。保持食材的自然新鲜,保留更多的营养成分,并避免摄入过多的添加剂和防腐剂。

推荐的饮食方式主要是为了提供身体所需的营养,帮助患者保持健康的生活方式,并且有助于减少患者后续患上其他慢性疾病的风险。

二、血压监测与控制

1. 血压监测

(1)频率:血压应定期监测,尤其是对于已经被诊断为高血压或有高血压风险的个体,监测的频率可根据医生的建议而异。

(2)设备:可以使用电子血压计或袖带式血压计进行测量,自动电子血压计更为便捷,但在使用时应确保操作正确。

(3)记录:记录血压值并跟踪变化对于评估治疗效果和调整治疗方案至关重要。

2. 血压控制

(1)生活方式干预:通过调整生活方式来控制血压是首要的,包括减少盐分摄入、保持健康体重、适度运动、戒烟和限制饮酒等。

(2)药物治疗:在一些情况下,生活方式干预可能不足以控制血压,此时可考虑使用降压药,具体选择取决于个体的健康状况和响应。

(3)定期随访:高血压患者需要定期复诊,以确保血压得到有效控制,也便于医生调整治疗方案,确保患者的健康状况得到最佳管理。

(4)自我管理:患者应该积极参与自己的健康管理,按照医生的建议执行治疗计划,配合生活方式的调整,以维持稳定的血压水平。

三、适当锻炼

1. 个体化计划

不同阶段的治疗可能对体力有不同的要求,因此需要制订个性化运动计划,确保安全性和有效性。

2. 规律运动

每周进行至少150分钟的中等强度运动,运动方式包括步行、快走、慢跑、游泳、自行车骑行、拉伸练习等,提高心肺功能,增强肌肉力量,维持关节的灵活性,减轻肌肉紧张,提高运动效果,促进整体身体健康。

3. 适当运动

要避免久坐,每隔一段时间站起来活动,进行简单的伸展运动,有助于改善血液循环和缓解不适感,承担适当的、轻体力家务活动。在运动过程中,要注意身体的信号。如果出现不适或疼痛,应该及时停止运动,并告知医生。

四、戒烟

戒烟不仅有助于预防癌症和其他慢性疾病,还有助于提高患者的生活质量。在戒烟的过程中,密切关注身体和心理的变化,及时寻求医疗和心理支持,可以帮助患者更好地戒烟并维持戒烟状态。

五、心理社会健康

鼓励患者保持社交活动,与家人和朋友保持联系;参与支持团体,分享经验;保持积极的心态,面对治疗过程中可能的挑战。

第九章　结直肠癌的免疫治疗与康复

CHAPTER9

一、概述

近年来，随着肿瘤免疫治疗取得突破，多种免疫药物已广泛应用于临床，在肿瘤的治疗中扮演着重要角色。免疫治疗可激活人体自身免疫系统，对抗肿瘤生长，维持肿瘤免疫微环境，促使机体恢复正常的抗肿瘤免疫反应，实现精准清除肿瘤。

常见的免疫治疗手段包括肿瘤疫苗、细胞免疫治疗、靶向 T 细胞的免疫调节药物，以及免疫检查点抑制剂(ICI)等，其中关于免疫检查点抑制剂的研究还曾获得诺贝尔奖。免疫检查点指一系列分子在免疫细胞上表达，具有调节免疫激活程度的功能，防止自身免疫作用的发生。肿瘤细胞通过表达特定物质激活免疫检查点，一旦被激活，就像踩下“刹车”一样，阻碍抗原被提呈至 T 细胞，从而阻断了肿瘤免疫环节中的抗原提呈过程，抑制了 T 细胞的免疫功能，使肿瘤细胞能够摆脱监视并存活。常见的免疫检查点有 PD－1/PD－L1、CTLA－4、LAG－3、LMTK3、TIM3、TIGHT。2011 年，CTLA－4 的阻断性抗体伊匹单抗(ipilimumab)被批准用于治疗晚期黑色素瘤，标志着免疫治疗的新纪元。其他免疫检查点抑制剂，如 PD－1、PD－L1 和 LAG－3 等的抗体，也在各种癌症治疗中得到广泛研发并获准使用。

二、生物标志物

在结直肠癌中，免疫治疗中一个明显获益的筛选标志物是 MMR/MSI。错配修复(mismatch repair，MMR)指在 DNA 分子中含有错配碱基时，通过修复方式使核苷酸序列恢复正常。当错配系统功能失调或发生突变时，DNA 序列中的错误无法及时修复，永久整合到肿瘤 DNA 中。dMMR 的患者在右半结肠中更为常见(30.8%)，而在左半结肠(5.3%)和直肠(7.6%)中相对较少。

微卫星是分布在真核生物基因组中的 DNA 序列，以 1～6 bp 为一个重复单元，重复次数不超过 60 次。微卫星不稳定性是由基因复制错误引起基因组中重复序列次数的增加或减少，而导致微卫星片段长度发生缩短或延长的现象。由于错配修复系统功能缺失，这些 DNA 复制过程中的错误无法及时修复。微卫星不稳定性的检测通常使用 PCR 方法，目前特异性及敏感性最高的 5 个检测位点为 BAT－25，BAT－26，NR－21，NR－24 和 ONO－27。大肠癌中 dMMR/MSI－H 亚型约占所有病例的 15%。由于 dMMR/MSI－H 的遗传不稳定性，肿瘤具有高免疫原性，因此能够激活免疫系统的抗肿瘤作用。这使得 dMMR/MSI－H 患者对以 ICI 为基础的免疫治疗更具响应性。

三、结直肠癌免疫检查点治疗研究进展

结直肠癌的免疫治疗领域近年来取得了一些重要进展，尽管在早期免疫治疗领域的进展较为缓慢，但一些关键的研究结果仍为这一领域带来了曙光。某些结直肠癌患者在临床试验中对免疫检查点抑制剂治疗表现出了积极的反应，特别是对于具有高突变负荷、微卫星不稳定（MSI－H）的结直肠癌患者，免疫检查点抑制剂表现出了较好的疗效。此外，在某些研究中也发现免疫治疗联合其他治疗方法可能会提高结直肠癌患者的治疗效果。

四、免疫不良反应特点

免疫检查点抑制剂治疗时，可能引起一系列免疫相关不良反应（irAEs）。这些不良反应不具有器官特异性，可以影响全身各个组织和器官。大多数 irAEs 表现为轻至中度，偶尔会发生危及生命的情况。皮肤、肠道、内分泌系统、肺部以及肌肉骨骼系统的不良反应相对较常见，心血管、肾脏、神经系统和眼部的不良反应则相对较少见。

免疫相关不良反应主要在治疗的早期阶段出现，通常发生在治疗的 1～6 个月内。大部分 irAEs 表现为可逆性，但这些反应可能存在延迟发作并具有相对较长的持续时间。此外，免疫治疗引起的不良反应可能贯穿整个治疗过程，甚至在治疗结束后仍可能发生。

不同种类的免疫抑制剂具有不同的毒性谱。例如，PD－1 抑制剂更容易导致肺炎、甲状腺功能减退、关节痛和白癜风等不良反应；而 CTLA－4 抑制剂更常引发肠炎、垂体炎和皮疹等各种不良反应。联合用药通常会显著增加毒性风险，相较于单一用药而言，需特别警惕。

五、免疫治疗特殊人群

免疫治疗基本原理是通过解除免疫抑制，促使免疫反应的增强。然而，在治疗过程中可能发生免疫过度激活，导致不良反应。

免疫引起的不良反应主要通过以下机制产生：①ICI 破坏原有的免疫耐受机制，从而促进免疫激活；②肿瘤细胞释放宿主抗原，触发抗原交叉呈递，引发自身免疫反应；③免疫细胞释放炎性介质导致组织免疫损伤；④ICI 的脱靶效应。

在使用免疫治疗时，对于存在自身免疫异常的特殊人群，应充分评估潜在风险，包括身体状况较差，年老，未接受免疫接种，患自身免疫性疾病，携带乙型肝炎病毒（HBV）、丙型肝炎病毒（HCV）、艾滋病病毒（HIV）、接受造血干细胞或器官移植、妊娠期、更换 ICI 治疗及驱动基因突变阳性的非小细胞肺癌患者等。

六、免疫不良反应分级管理

《中国临床肿瘤学会（CSCO）常见恶性肿瘤诊疗指南》对 irAEs 进行了 5 个级别的分类以便实行分级管理。

（1）G1：表示轻度毒性，此时可以在密切监测下继续进行 ICI 治疗。

（2）G2：表示中度毒性，建议停止 ICI 治疗，直到症状或实验室指标恢复到 G1 级毒性反应

或更低水平；如果1周后未见缓解，可考虑使用糖皮质激素，如泼尼松每天0.5～1 mg/kg或等剂量的其他激素。

（3）G3：表示重度毒性，应停止ICI治疗并开始应用高剂量糖皮质激素，如泼尼松每天1～2 mg/kg或甲泼尼龙每天1～2 mg/kg；减量过程应持续4～6周以上。如果在使用高剂量糖皮质激素48～72小时后症状未改善，可考虑使用英夫利昔单抗。在症状或实验室指标恢复到1级毒性反应或更低水平后，可以谨慎地恢复ICI治疗，尤其对于治疗早期出现不良事件的患者，不建议进行ICI剂量调整。

（4）G4：表示危及生命的毒性，需要永久停止ICI治疗，并同时应用高剂量糖皮质激素，如泼尼松每天1～2 mg/kg或甲泼尼龙每天1～2 mg/kg。

（5）G5：表示与毒性相关的死亡。

七、常见不良反应及管理

（一）皮肤不良反应

皮肤不良反应是ICI治疗中最普遍的不良反应，主要表现为皮疹、瘙痒和白癜风，而斑秃、口腔炎、皮肤干燥和光敏感等较为罕见。对于1级皮肤不良反应，可以继续使用ICI，但需避免接触可能引起刺激的物质，同时在阳光下暴露时需谨慎，建议局部使用润肤剂和（或）口服抗组胺药。2级皮肤不良反应可继续ICI治疗，治疗方案包括局部使用润肤剂、中/强效类固醇皮质激素，口服抗组胺药，每周定期检查皮肤，若未见好转，需中止ICI治疗，直至皮肤不良事件下降至1级。对于3级皮肤不良反应，应立即停止ICI治疗，直至皮肤不良事件下降至1级。在与患者沟通后，可以考虑重新使用ICI。治疗方案包括局部使用润肤剂和强效类固醇皮质激素，口服抗组胺药，严重情况下甚至需要全身性的类固醇皮质激素应用。4级皮肤不良反应需要立即停用ICI，患者可能需要住院治疗，并请皮肤科医生进行会诊。

（二）消化系统不良反应

（1）在接受标准剂量ICI治疗的患者中，肝脏不良反应的发生率为5%～10%。治疗前应仔细检查患者是否存在肝炎症状和体征，并进行血清转氨酶和胆红素水平的检测。肝脏不良反应有4个级别，对于1级患者，可继续使用ICI，并进行肝功监测。对于2级患者，建议暂停ICI治疗，随后复查谷丙转氨酶（ALT）/谷草转氨酶（AST），若持续升高，可考虑口服泼尼松龙治疗。一旦病情改善，可逐渐减少激素用量并继续ICI治疗。对于3级患者，建议中止ICI治疗，但若ALT/AST <400，胆红素、凝血酶原时间和国际标准化比值（INR）、白蛋白正常，可采用口服泼尼松龙治疗，严重者应考虑大剂量类固醇激素治疗。4级患者建议永久停止ICI治疗，并考虑使用大剂量类固醇激素。

（2）常见的胃肠道不良反应包括腹泻和小肠结肠炎等。在接受CTLA－4单抗治疗的患者中，腹泻的发生率为27%～54%，结肠炎的发生率为8%～22%。胃肠道不良反应是抗CTLA－4单抗治疗相关irAEs中最为普遍和严重的不良反应，也是导致治疗中断的主要原因。相比之下，关于抗PD－1单抗相关胃肠道irAEs的数据相对较为有限。临床需根据不同级别的胃肠道不良反应制订相应的治疗方案。1级胃肠道不良反应可继续使用ICI，并予以口服补液、止泻药物，避免高纤维饮食等治疗措施。2 级胃肠道不良反应，建议立即停用 ICI 治疗，并进行全身糖皮质激素治疗。3～4 级胃肠道不良反应，应立即停用 ICI 治疗，进行全身糖皮质激素治疗，静脉使用糖皮质激素，3～5 天内有效者可转为口服；无效者可考虑转为免疫抑制剂（吗替麦考酚酯、他克莫司等）治疗。

（三）肺炎

接受抗 PD－1/PD－L1 单抗治疗的患者，其肺炎发生率高于接受抗 CTLA－4 单抗治疗者，联合治疗后，肺炎发生率明显增加。在相关症状中，呼吸系统症状较常见，其中咳嗽和呼吸困难的发生率为 20%～40%，肺炎的发生率为 2%～5%。值得注意的是，肺炎的影像学特点缺乏特异性，主要表现为磨玻璃样变、原发性机化性肺炎样表现、间质性肺炎和过敏性肺炎。

对于不同级别的肺炎，应制订相应的治疗方案。1 级肺炎可酌情推迟治疗，每 2～3 天监测 1 次症状和体征，若病情进展，按 2 级或 3～4 级治疗。2 级肺炎应立即停止 ICI 治疗，进行影像学评估，口服泼尼松龙，症状减轻后 4～6 周开始逐渐减量，当减量至 10 mg 或更少时，可考虑重新启用 ICI。3～4 级肺炎应永久停用 ICI 治疗，收治入院，予以大剂量静脉注射类固醇皮质激素。2 天后若患者一般状况或影像学未见好转，应考虑加用免疫抑制剂方案，如英夫利昔单抗、环磷酰胺，同时加用广谱抗生素。

（四）内分泌系统不良反应

内分泌系统不良反应涵盖甲状腺疾病、垂体炎等。甲状腺疾病包含甲状腺功能亢进和甲状腺功能减退，其中甲状腺功能减退更为普遍。伊匹木单抗单药治疗的甲状腺功能障碍发生率为 1%～5%，而纳武利尤单抗、帕博利珠单抗、阿替利珠单抗的发生率在 5%～10%。联合应用伊匹木单抗和纳武利尤单抗时，甲状腺功能障碍的发生率增加至 20%。

对于亚临床甲状腺功能减退的患者，即使没有明显症状，也应考虑使用甲状腺激素替代治疗。对于有症状的甲状腺功能亢进患者，建议使用 β 受体阻滞剂。若症状未缓解，需中断 ICI 治疗，直至症状完全消失。

垂体炎在接受抗 CTLA－4 治疗的患者中较为常见，而抗 PD－1 和 PD－L1 治疗的发生率则相对较低。目前，抗 CTLA－4 治疗诱导垂体炎的具体机制仍不明确。患者可能表现为乏力、厌食、头痛和视力障碍等症状。通过脑部磁共振检查，可观察到脑垂体的肿胀或扩大，伴随血促甲状腺激素、促肾上腺皮质激素、卵泡雌激素/黄体生成素比值（FSH/LH）同时降低。根据病情程度，垂体炎可分为不同级别，治疗策略因级别而异。

（五）风湿免疫不良反应

接受抗 PD－1 单抗治疗的常见风湿免疫不良反应包括轻至中度的肌痛或关节痛，发生率为 2%～12%。此外，可能表现为脉管炎、多肌炎、颞动脉炎等。风湿免疫不良反应可分为 3 级，对于 1 级患者可继续使用 ICI，并考虑使用对乙酰氨基酚和（或）非甾体抗炎药缓解疼痛。对于 2 级及以上的患者，应立即停用 ICI 治疗，开始口服泼尼松龙 10～20 mg/d 治疗。对于有大关节症状的患者，可考虑在关节内注射类固醇激素。在症状严重的情况下，建议尽早寻求风湿科医生协助，考虑应用大剂量类固醇皮质激素和 TNF－α 受体阻断剂。

（六）肾毒性

肾毒性在接受 CTLA－4 和抗 PD－1 单抗治疗的患者中发生率不足 1%，而伊匹单抗联合纳武利尤单抗治疗后其发生率增至 4.9%。肾毒性可以分为 4 个级别：1 级，可以继续使用 ICI，每周检查肌酐，如果恶化，按照相应的管理标准进行处理；2 级，立即停止 ICI 使用，同时进行水化，监测肌酐 48～72 小时，如无改善，与肾病科专家讨论是否需要进行活检，并考虑口服泼尼松龙治疗；3～4 级，立即停止 ICI 使用，每 24 小时监测肌酐，尽早与肾病科专家讨论是否需要活检，予以大剂量类固醇激素治疗，如病情恶化，可考虑进行肾脏替代治疗。

（七）神经系统不良反应

神经系统不良反应在接受抗 CTLA－4 单抗治疗的患者中发生率为 3.8%，在接受抗 PD－1单抗治疗的患者中发生率为6.1%，而联合应用抗 CTLA－4 和抗 PD－1 单抗的患者中发生率为 12%。发病时间一般在 6～13 周，相关神经系统疾病包括多神经病、面神经麻痹、脱髓鞘、重症肌无力、格林－巴利综合征、可逆性后部白质脑病、横贯性脊髓炎、肠神经病、脑炎和无菌性脑膜炎。

神经系统不良反应分为 4 级：1 级，可降低停用 ICI 的标准，如果继续使用，应监控症状 1 周，如有改善可停止监控；2 级，应立即停用 ICI，同时予以泼尼松龙治疗，并考虑使用普瑞巴林或度洛西汀止痛；3 级，应立即停用 ICI，进行住院治疗，予以大剂量甾体类药物，静脉注射泼尼松龙。

（八）心血管系统不良反应

心血管系统不良反应在接受 ICI 治疗的患者中发病率不足 1%，单独使用纳武利尤单抗的患者发生率为 0.06%，伊匹单抗联合纳武利尤单抗的患者发生率增加至 0.27%。其表现形式涵盖心肌炎、心包炎、心律失常、心肌病和心室功能损害。心脏毒性分为 4 级，一旦出现，不分级别应立即停用 ICI，并尽早咨询心内科医生。治疗方面，可考虑使用大剂量类固醇皮质激素，并在必要时联合使用免疫抑制药物，如英夫利昔单抗等。

（九）眼部不良反应

眼部不良反应在 ICI 治疗的患者中发生率小于 1%，主要不良反应包括眼球炎症（如外周溃疡性角膜炎、葡萄膜炎、伏格特－小柳综合征），眼眶炎症（包括甲状腺相关性眼病、巩膜炎、肌炎、神经炎和泪腺炎），视网膜及脉络膜疾病（如脉络膜新生血管生成、黑色素瘤等相关视网膜病变）。眼部不良反应分为 4 级：1 级，可继续使用 ICI 治疗，但需在 1 周后复查；2 级，应立即停止 ICI 治疗，对于巩膜表层炎和前葡萄膜炎可局部应用类固醇激素，而对于严重的眼球和眼眶炎症需系统使用类固醇皮质激素；3～4 级，永久停用 ICI 治疗，同时紧急请眼科医生会诊。

八、常见靶点及代表性药物

目前已发现的免疫检查点已达 10 余种，目前已有多种针对这些免疫靶点的免疫药物上市，如表 9－1 所示。

表 9-1　肿瘤靶向治疗常见靶点及药物

靶点	作用机理	代表性药物
PD-1	阻断 PD-1 与其配体 PD-L1 结合，恢复 T 细胞抗肿瘤活性	帕博利珠单抗 纳武利尤单抗 特瑞普利单抗 替雷利珠单抗
PD-L1	阻断 PD-L1 与 PD-1 结合，激活 T 细胞	阿替利珠单抗 度伐利尤单抗 阿维鲁单抗
CTLA-4	阻断 CTLA-4 与 B7 分子结合，增强 T 细胞活化	伊匹木单抗 曲美木单抗
LAG-3	抑制 T 细胞功能，与 PD-1 协同作用	瑞拉利单抗

九、PD-1 与 PD-L1 的常见不良反应

（一）PD-1 与 PD-L1 的不良反应及护理

研究表明，PD-1 与 PD-L1 抑制剂引起的免疫相关不良反应的发生，与肿瘤和器官类型、用药剂量都有一定的相关性，有些不良反应还具有迟发性。因此，了解 PD-1 与 PD-L1 抑制剂产生的免疫相关不良反应的机制和特点，对于管理免疫相关不良反应非常有必要。

通常情况下，免疫相关不良反应一般都发生较早，大多数在给药后数周到 3 个月之间发生，也有的免疫相关不良反应在终止治疗后才开始发生。大部分免疫相关不良反应是可逆的。

作为免疫检查点抑制剂，PD-1 抑制剂的不良反应主要包括心脏不良反应、皮肤不良反应、胃肠道不良反应、肝肺不良反应以及内分泌系统不良反应。

1. 心脏不良反应

心脏不良反应包括心肌炎、心脏收缩力下降、应激性心肌病、心包疾病和各种心律失常等。其中，心肌炎发生率最高，易伴随心律失常和心力衰竭出现。心肌炎和心包疾病则较少重叠出现。心律失常多伴有左心室功能异常，但也可独立出现。左心室功能不全常由心肌炎引起，伴随肌钙蛋白升高，部分患者可表现为不伴随肌钙蛋白升高的孤立性左心室功能不全。

2. 皮肤不良反应

皮肤不良反应可影响多达 50% 的患者，一般出现较早，通常在 PD-1 抑制剂治疗之后 2～4 周内出现，其中大多数为轻度反应。最常见的皮肤不良反应是红斑、皮疹（如斑丘疹、脓疱疹）、瘙痒、反应性毛细血管增生症和白癜风（最常见于黑色素瘤患者）。一些不常见的皮肤不良反应还包括斑秃、口腔炎、皮肤干燥症和光敏感，也有银屑病加重，以及在既往无皮肤病史的患者中发生银屑病或苔藓样皮肤反应的报道。此外，还有一些罕见皮肤不良反应，如中毒性表皮坏死松解症、重症多形红斑型药疹、药物反应伴嗜酸性粒细胞增多症和系统症状（drug reaction with eosinophilia and systemic symptoms，DRESS）、急性发热性中性粒细胞增多性皮肤病

(Sweet 综合征)。

以最常见的皮疹为例,斑丘疹可能是其他免疫相关皮肤不良反应的早期表现。美国国家综合癌症网络将斑丘疹分为轻度(1 级)、中度(2 级)、重度(3～4 级)。中国临床肿瘤学会则将其分为 3 级:1 级,覆盖 <10% 的斑丘疹,无症状;2 级,覆盖 10%～30% 的斑丘疹,有或无症状,日常工作受限;3 级,覆盖 10%～30% 的斑丘疹,生活自理受限。欧洲肿瘤内科学会则将斑丘疹分为 4 级:除上述 3 级外增加第 4 级,皮肤脱落 >30%,具有红斑、紫癜、表皮分离等症状。

1 级或 2 级斑丘疹通常覆盖不到 30% 的身体表面积,且具有自限性,可继续使用免疫抑制剂,并使用口服抗组胺药、局部涂抹类固醇或润肤乳。对于非典型病变,或持续,或复发的 2 级、3 级皮疹,推荐皮肤活检。对于持续或无法耐受的 2 级、3 级皮疹,应考虑延迟免疫治疗并口服皮质类固醇(每天 0.5～2 mg/kg)。患者症状改善后,应在 1 个月内将类固醇逐渐减量,在停药后 12 周内且当类固醇剂量小于 10 mg 时恢复免疫治疗。

重症多形红斑型药疹临床表现为非特异性斑丘疹、水疱、表皮坏死剥脱,主要累及躯干,可出现黏膜和生殖器溃疡,可伴有发热、咽痛、关节痛或腹痛。病理显示为角质形成细胞凋亡,真皮淋巴细胞浸润和表皮分离,真表皮交界处及病灶处皮下有 $CD8^+$ T 细胞浸润及坏死角质形成的细胞。出现以后需要永久停用免疫制剂,并且请皮肤科急会诊,予泼尼松/甲泼尼龙每天 1～2 mg/kg,静脉免疫球蛋白治疗。

3. 胃肠道不良反应

PD－1 抑制剂相关的消化道不良反应发生率较低,其中腹泻发生率约为 16%,3 级以上腹泻(3 级为与基线相比,腹泻次数≥7 次/日,或造瘘口排出物重度增加;4 级为危及生命,需要紧急救治;5 级为死亡)发生率约为 3%,在开始治疗后的第 6～8 周出现;其他胃肠道不良反应包括恶心、呕吐、腹痛多发生于使用 PD－1 抗体后的 5～10 天。胃肠道不良反应的早期诊断及处理非常重要。1 级,轻微症状,密切监测,对症给予口服补液处理和胃肠动力抑制剂(如洛派丁胺或复方地芬诺酯),2～3 天后如症状仍持续但无加重时,可用布地奈德。2 级,中度腹泻,需要评估粪便情况,排除感染病因,给予皮质类固醇治疗,同时行结肠镜检查,明确有无结肠炎。3 级以上,严重甚至危及生命的结肠炎,永久停用 PD－1 抑制剂。

4. 内分泌系统不良反应

PD－1 抑制剂相关的内分泌系统不良反应通常出现较慢,但时间跨度较大,一般发生在治疗期间的第 10～24 周,主要包括甲状腺功能异常(主要是甲状腺功能减退、甲状腺功能亢进和甲状腺炎等)和急性垂体炎(导致垂体功能减退,包括中枢性甲状腺功能减退、中枢性肾上腺功能不足和低促性腺激素引起的性腺功能减退症等),发生率分别为 5%～10% 及 0.4%,高于抗 CTLA－4 抗体(0%～5%)。也有其他免疫相关内分泌疾病的报道,包括原发性肾上腺功能减退、1 型糖尿病、高钙血症和甲状旁腺功能减退等,但少有发生。

免疫制剂引起的甲状腺毒症的症状包括心悸、出汗、发热、腹泻、震颤、体重下降、疲劳,ICI 引起的甲状腺功能减退症状为全身疲劳、厌食、便秘、心动过缓或体重增加,血清 TSH 水平升高,血清 FT4 和(或)FT3 水平降低。由 ICI 引起的甲状腺毒症其血清 TSH 水平被抑制,血清 FT4 和(或)FT3 水平升高。抗 TSH 受体抗体很少阳性。在大多数由 ICI 引起的甲状腺功能紊乱的病例中,甲状腺超声显示甲状腺弥漫性肿大者,甲状腺内部血流量减少,内部回声低而甲状腺闪烁扫描显示同位素摄取减少,暗示破坏性甲状腺炎。

甲状腺毒症治疗使用β受体阻滞剂能有效缓解症状,格雷夫斯病治疗时需要考虑使用抗甲状腺药物。对于甲状腺功能减退症使用左甲状腺素药物,初始剂量为 25 ~ 50 μg/d(老年人和心脏病患者 12.5 μg/d),后续根据血清 TSH 水平调整剂量。此时,ICI 药物应该暂时停用,直到通过治疗使患者一般条件稳定后再考虑使用。

5. 肝毒性

免疫相关的肝脏不良反应发生率低于胃肠道不良反应和皮肤不良反应,肝毒性通常较轻,但在罕见病例中可能较严重甚至危及生命。天门冬氨酸转氨酶(AST)和谷丙转氨酶(ALT)的无症状升高是最常见的肝脏不良反应。PD - 1 抑制剂单药使用引起的免疫相关肝脏不良反应的发生率为 3%~9%,CTLA - 4 抗体与 PD - 1 抑制剂联合应用引起肝脏不良反应发生率可达 25%~30%。对于氨基转移酶或总胆红素 2 级升高的患者需停用 PD - 1 抑制剂,并且密切监测肝功能;2 级患者肝功能指标升高持续超过 1 ~ 2 周者,需使用类固醇皮质激素治疗;对于氨基转移酶或总胆红素 3 ~ 4 级升高的患者,应永久停用 PD - 1 抑制剂,并使用类固醇皮质激素,停止免疫治疗。

6. 肺的不良反应

PD - 1 抑制剂相关的肺不良反应临床症状主要包括呼吸困难、咳嗽、发热、胸痛,偶尔会发生缺氧且快速恶化以致呼吸衰竭,但也有约 1/3 的患者无任何症状,仅有影像学异常(如磨玻璃结节影或斑片结节浸润影)。目前的研究数据显示,接受 PD - 1 抑制剂治疗的患者,肺炎的发生率约为 3.6%,出现的时间相对较晚。

使用 PD - 1 抑制剂引起的肺炎偶有致命的后果。任何患者出现肺部症状,如上呼吸道感染、新发咳嗽或气短,应考虑为肺炎并依据影像学评估。中度情况时,应在使用免疫抑制剂前利用纤维支气管镜检查以排除感染因素;在严重情况时,应高剂量使用糖皮质激素,如静脉给予 2 mg/kg 的醋酸泼尼松龙。

(二)配伍禁忌及注意事项

(1)在没有进行配伍性研究的情况下,帕博利珠单抗不应与其他药物经相同的静脉通道合并输注,对帕博利珠单抗活性成分和辅料过敏者禁用。

(2)在接受帕博利珠单抗治疗的患者中有重度的输液相关反应报告,包括超敏反应和变态反应。出现轻度或中度输液反应的患者在密切监测下可继续接受治疗,并用解热镇痛类抗感染药和抗组胺药预防。对于重度输液反应,必须停止输液并停用帕博利珠单抗。

(3)纳武利尤单抗不得采用静脉推注和单次快速静脉注射给药,仅供静脉注射使用,需在 30 分钟内完成。输注时所采用的输液管必须配有一个无菌、无热源、低蛋白结合的输液管过滤器(孔径为 0.2 ~ 1.2μm)。为可采用 10 mg/mL 溶液直接输注,或采用 0.9% 氯化钠溶液或 5% 葡萄糖溶液(50 mg/mL),浓度可低至 1 mg/mL。对于体重 ≥40 kg 的患者,总输注量不得超过 160 mL。体重 <40 kg 的患者,总输注量按体重计算不得超过 4 mL/kg。

(4)联合用药:纳武利尤单抗与伊匹木单抗联用时,应先输注纳武利尤单抗,之后同一天输注伊匹木单抗;在同日联合含氟尿嘧啶和铂类药物化疗时,应先输注纳武利尤单抗,然后给予含氟尿嘧啶和铂类药物化疗;与含铂双药化疗联用时,应先输注纳武利尤单抗,之后同一天给予含铂双药化疗。每次输注需使用单独的输液袋和过滤器,输注结束时冲洗输液管,勿通过同一根输液管同时给予其他药物。

(5)恩沃利单抗仅供皮下注射给药,不得采用静脉注射给药。建议使用 1 mL 注射器以保证给药剂量准确,被注射的部位必须没有活动性皮肤病,包括晒伤、皮疹、发炎、感染、银屑病活跃区、纹身和瘢痕等。

十、CTLA-4 的常见不良反应

(一)不良反应及护理

1. 皮肤不良反应

伊匹木单抗诱发的皮疹和瘙痒多为 1 级或 2 级。对于在接受伊匹木单抗 3 mg/kg 单药治疗的患者,从治疗开始至中度或重度或致命性(2~5 级)皮肤不良反应发生的中位时间为 3 周(通常为 0.9~16 周)。进行系统化治疗后,多数病例(87%)得到缓解,从发生到缓解的中位时间为 5 周(通常为 0.6~29 周)。

伊匹木单抗诱发的 1 级或 2 级皮疹患者可以通过对症治疗(如抗组胺药)继续进行伊匹木单抗治疗;对于持续 1~2 周的轻度至中度皮疹,或轻度瘙痒并且局部使用皮质类固醇不能改善的患者,应开始口服皮质类固醇治疗;对于患有重度(3 级)皮疹的患者,应暂停伊匹木单抗的治疗。如果初始症状改善至轻度(1 级)或缓解,则可恢复伊匹木单抗治疗;对于非常严重(4 级)的皮疹或重度(3 级)瘙痒的患者,必须永久性停止伊匹木单抗的治疗,并应立即开始全身性高剂量静脉注射类固醇皮质激素治疗(如每天 2 mg/kg 甲泼尼龙)。一旦皮疹或瘙痒得到控制,应根据临床判断开始逐渐减少皮质类固醇用量,逐渐减量应至少持续 1 个月。

2. 胃肠道不良反应

对于晚期(不可切除或转移性)黑色素瘤的研究中,接受伊匹木单抗 3 mg/kg 单药治疗的患者,从治疗开始至发生重度或致命(3~5 级)免疫相关性胃肠系统反应的时间为 8 周。根据方案规定进行管理的病例约 90% 出现缓解,从发生至缓解的中位时间为 4 周。

对患者的胃肠系统体征和症状必须密切监测,这些体征和症状可能提示免疫相关的结肠炎或胃肠穿孔,临床表现可能包括腹泻、排便频率增加、腹痛或便血,伴有或不伴有发热。在临床试验中,免疫相关性结肠炎与黏膜炎症(伴有或不伴有溃疡)、淋巴细胞和中性粒细胞浸润的证据相关。皮质类固醇难治性免疫相关结肠炎患者中,已有巨细胞病毒(CMV)的感染或再激活的报道。在出现腹泻或结肠炎时,应进行粪便感染检查(包括 CMV、其他病毒病因学、培养物、艰难梭菌、寄生虫或虫卵),以排除感染或疾病。

腹泻或结肠炎的治疗应基于症状的严重程度,轻度至中度(1 级或 2 级)腹泻(每天最多增加至 6 次排便)或疑似轻度至中度结肠炎(如腹痛或便中带血)的患者,可以继续接受伊匹木单抗治疗,建议给予对症治疗(如洛哌丁胺,补液)和密切监测;如果轻度至中度症状复发或持续5～7天，应暂停伊匹木单抗的计划剂量，并应开始皮质类固醇治疗（如泼尼松1 mg/kg，每日一次或当量），如果缓解至0～1级，则可以恢复伊匹木单抗治疗。重度（3级或4级）腹泻或结肠炎患者必须永久性停止伊匹木单抗的治疗，并且立即开始全身性高剂量静脉注射皮质类固醇治疗。每天使用2 mg/kg甲泼尼龙进行治疗，一旦腹泻和其他症状得到控制，应根据临床判断开始逐渐减少皮质类固醇用量。需要注意的是，快速减量（在1个月时间内）导致部分患者腹泻或结肠炎复发，必须评估患者是否有胃肠穿孔或腹膜炎的证据。

3. 肝脏毒性

在接受伊匹木单抗3 mg/kg单药治疗的患者中，从治疗开始至中度、重度或致命性（2～5级）免疫相关性肝脏毒性的发生时间为3～9周，从发生到缓解的时间一般为5天～2周。

因为早期实验室数值变化可能表明新的免疫相关性肝炎的出现，所以伊匹木单抗每次给药前必须评估肝转氨酶和胆红素。在无临床症状的情况下，肝功能试验指标可能会升高。应评估AST和ALT或总胆红素的升高以排除肝损伤的其他病因，包括感染、肿瘤进展或伴随用药，并监测直至缓解。免疫相关性肝毒性患者的肝脏活检提示急性炎症证据的存在。

对于2级转氨酶或总胆红素升高的患者，应暂停伊匹木单抗的计划剂量，并且必须监测肝功能试验指标直至缓解，病情改善后可恢复伊匹木单抗治疗。对于3级、4级转氨酶或总胆红素升高的患者，必须永久性停止治疗，并立即开始全身性高剂量静脉注射类固醇皮质激素治疗（如每天2 mg/kg甲泼尼龙或当量）。一旦症状缓解且LFT显示持续改善或恢复至基线，应根据临床判断开始逐渐减少皮质类固醇用量，至少持续1个月。减量期间，LFT升高可以通过增加皮质类固醇剂量和放慢减量速度来控制。

对于皮质类固醇治疗难治性LFT显著升高的患者，可考虑在皮质类固醇治疗方案中加用另一种免疫抑制剂，如吗替麦考酚酯可用于对皮质类固醇治疗没有反应的患者，或在皮质类固醇减量期间LFT升高，且对皮质类固醇剂量增加无反应的患者。

4. 神经系统不良反应

必须评估持续超过4天的不明原因的运动神经病、肌无力或感觉神经病，并应排除非炎症病因，如疾病进展、感染、代谢综合征和伴随用药。对于可能与伊匹木单抗有关的中度（2级）神经病（伴有或不伴有感觉神经病的运动神经病）患者，应暂停计划剂量。如果神经系统症状缓解至基线，患者可恢复伊匹木单抗治疗。对于怀疑与伊匹木单抗有关的重度（3级或4级）感觉神经病患者，必须永久性停止伊匹木单抗治疗，患者必须根据治疗感觉神经病的相关诊疗方案进行治疗，并应立即开始静脉注射皮质类固醇（如每天2 mg/kg甲泼尼龙）。

5. 内分泌系统不良反应

伊匹木单抗对内分泌系统的不良反应表现为垂体炎、垂体功能减退、肾上腺功能不全和甲状腺功能减退，并且可能出现类似于脑转移或基础性疾病等其他病因的非特异性症状。最常见的临床表现包括头痛和疲乏，其他症状可见视野缺损、行为改变、电解质紊乱和低血压，必须排除肾上腺危象作为患者症状的病因，伊匹木单抗相关的内分泌疾病的临床经验有限。

对于接受伊匹木单抗3 mg/kg单药治疗的患者，从治疗开始到出现中度至非常严重（2～4

级）免疫相关性内分泌疾病的发生时间为 7 ~ 20 周，通常使用免疫抑制剂治疗和激素替代治疗来进行控制。

如果出现任何肾上腺危象，如重度脱水、低血压或休克，建议立即静脉注射有盐皮质激素活性的类固醇皮质激素，且必须评估患者是否存在脓毒症或感染。如果出现肾上腺功能不全的迹象但未出现肾上腺危象，则应考虑实验室检查和影像学评估。内分泌功能的实验室结果评估可以在皮质类固醇治疗之前进行。如果垂体影像学或内分泌功能的实验室检查异常，建议短期使用高剂量皮质类固醇治疗（如地塞米松 4 mg，每 6 小时 1 次，或当量）来治疗受累腺体的炎症，并应暂停伊匹木单抗的计划剂量。目前，尚不清楚皮质类固醇治疗是否会逆转腺体功能障碍。应开始恰当的激素替代治疗，必要时需要长期激素替代治疗。一旦症状或实验室异常得到控制，并且患者整体情况改善明显，则可恢复伊匹木单抗治疗，并应根据临床判断开始逐渐减少皮质类固醇用量，逐渐减量应至少持续 1 个月。

6. 其他不良反应

伊匹木单抗 3 mg/kg 单药治疗的患者曾报告了怀疑与免疫相关的不良反应，如葡萄膜炎、嗜酸性粒细胞增多症、脂肪酶升高和肾小球肾炎。此外，接受伊匹木单抗 3 mg/kg 联合 GP100 肽疫苗治疗的患者还有虹膜炎、溶血性贫血、淀粉酶升高、多器官衰竭和肺炎的报告，有些还出现了伏格特 - 小柳综合征。

同种异体造血干细胞移植之前或之后接受 CTLA - 4 受体阻断抗体的患者可发生严重或致命的移植物抗宿主病，应密切关注患者的移植物抗宿主病的证据并及时进行干预，需考虑同种异体造血干细胞移植后接受 CTLA - 4 受体阻断抗体治疗的获益及风险。

（二）伊匹木单抗与 PD - 1 或 PD - L1 抑制剂联合治疗

在伊匹木单抗单药治疗和伊匹木单抗与 PD - 1 或 PD - L1 抑制剂（包括纳武利尤单抗）联合治疗中观察到噬血细胞性淋巴组织细胞增生症，伊匹木单抗作为单药治疗或与 PD - 1 或 PD - L1 抑制剂联合治疗时均应谨慎，如果确诊噬血细胞性淋巴组织细胞增生症，应停止伊匹木单抗或伊匹木单抗与 PD - 1 或 PD - L1 抑制剂联合给药，并开始噬血细胞性淋巴组织细胞增生症治疗。

相比纳武利尤单抗单药治疗，纳武利尤单抗与伊匹木单抗联合给药时，免疫相关性不良反应的发生率更高。

第十章　中医与胃肠功能康复

CHAPTER10

第一节　针灸疗法

结直肠癌患者在术后常出现胃肠功能紊乱，部分患者进食后可出现腹痛、腹胀、恶心及呕吐等不适。为加速外科康复，有必要寻找一种促进胃肠道功能早期恢复的治疗措施，通过针刺治疗，能促进胃肠蠕动，加快术后胃肠功能恢复，提高患者生存质量。

一、概述

针灸疗法在我国已有数千年的应用，分为刺法和灸法。近代研究发现，针刺疗法在治疗癌症患者胃肠功能紊乱中优势明显。针刺能够促进胃肠蠕动和排空功能的恢复，缩短腹部手术后首次排气时间，改善术后排便，帮助患者尽早恢复流质饮食。而电针通过改善胃肠电节律，提高阈值，调节血浆胃动素的含量，减轻术后炎症反应，改善胃肠起搏细胞，起到改善胃肠功能的作用。

与现代药物相比，针灸疗法具有安全性高、无明显不良反应等特点，具有突出的优势和特色，值得推广。

二、针刺的种类

根据针具的不同形制、用途、刺激方式等，可将针刺分为以下类别。

(1)毫针疗法：用毫针(包括芒针)刺入皮内。

(2)皮肤针疗法：用多支短针浅刺入皮肤。

(3)皮内针疗法：以特制的小型针具固定于穴位的皮内或皮下，进行较长时间埋藏。

(4)火针疗法：用特制的针，将针尖用火烧红，迅速刺入人体的一定穴位或部位以治疗疾病。

(5)水针疗法：又称穴位药物注射法，是用注射针刺入皮肤后，推注相应药物治疗疾病。

(6)鍉针疗法：用鍉针按压经络腧穴治病。

(7)电针疗法：在毫针针刺得气的基础上，利用电针仪输出的脉冲电流，通过毫针作用于人体的某些部位，以达到防治疾病的治疗方法。

(8)刺络疗法:用三棱针刺血络以放血治病。

(9)圆利针疗法:用圆利针点刺体表或挑刺皮下组织。

三、针刺的适用人群与禁忌人群

1. 适用人群

(1)年龄在 18~75 岁者。

(2)经病理组织学或细胞学证实,明确诊断为原发性结直肠癌患者。

(3)肿瘤未有转移者。

(4)行结直肠癌根治术,手术为择期手术者。

(5)术后出现胃肠功能紊乱症状,符合诊断标准者。

(6)卡氏评分≥60 分,或美国东部肿瘤协作组(ECOG)体力状态评分≤1 分,预计生存期≥3 个月者。

2. 禁忌人群

(1)行腹会阴联合手术者。

(2)合并严重心、脑、肺、肝、肾及血液系统疾病者。

(3)合并神经肌肉疾病,或合并骨髓抑制,易存在感染及出血风险者。

(4)曾接受消化道手术或存在造瘘口者。

(5)卡氏评分<60 分,或 ECOG 评分≥2 分,预期生存期小于 3 个月者。

(7)意识不清,不能表达主观不适症状及精神病患者。

(8)出现严重不良反应,不宜继续治疗者。

(9)治疗期间出现严重并发症或病情恶化,需采取紧急措施者。

(10)中途提出退出临床治疗者。

(11)不合作,不服从治疗,经临床医生反复解释无效者。

(12)经本方法治疗 2 周无效者。

四、操作流程

1. 进针法

在进行针刺操作时,一般应双手协同操作,紧密配合。左手爪切按压所刺部位或辅助针身,故称为“押手”;右手持针操作,主要是以拇、食、中三指夹持针柄,其状如持毛笔,故称为“刺手”。刺手的作用是掌握针具,施行手法操作。进针时,运指力于针尖,而使针刺入皮肤;行针时应便于左右捻转,上下提插或弹震刮搓;出针时的手法同进针,只是方向相反。

(1)夹持进针法:又称骈指进针法,指用左手拇、食二指持捏消毒干棉球,夹住针身下端,将针尖固定在所刺腧穴的皮肤表面位置(图 10-1);右手捻动针柄,将针刺入腧穴。此法适用于长针的进针。

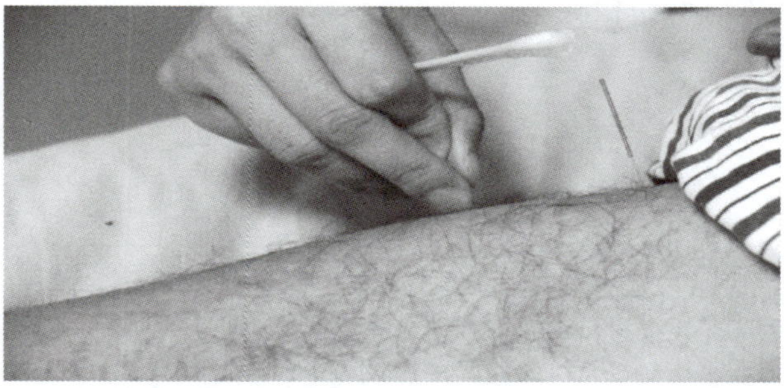

图 10－1 提捏进针法

(2)舒张进针法

舒张进针法指用左手拇、食二指将所刺腧穴部位的皮肤向两侧撑开,使皮肤绷紧;右手持针,使针从左手拇、食二指的中间刺入。此法主要用于皮肤松弛部位进针。

(3)提捏进针法

提捏进针法指用左手拇、食二指将针刺腧穴部位的皮肤捏起,右手持针,从捏起的上端将针刺入。此法主要用于皮肉浅薄部位的腧穴进针,如印堂穴等。

2. 留针法

将针刺入腧穴行针施术后,使针留置穴内,称为留针。留针的目的是加强针刺的作用和便于继续行针施术。一般病症只要针下得气而施以适当的补泻手法后,即可出针或留针10～20分钟。但对一些特殊病症,如急性腹痛、破伤风、角弓反张、寒性及顽固性疼痛或痉挛性病证,可适当延长留针时间,有时留针可达数小时,以便做间歇性行针,增强、巩固疗效。

3. 出针法

出针时一般先以左手拇、食指按住针孔周围皮肤,右手持针做轻微捻转,慢慢将针提至皮下,然后将针起出,用消毒干棉球揉按针孔,以防出血。若用除疾、开阖补泻时,则应按各自的具体操作要求将针起出。出针后,患者应休息片刻方可活动;医者应检查针数,以防遗漏。

五、电针操作

1. 用物准备

治疗盘、电针仪、无菌针盒(各型毫针)或一次性无菌针灸针、无菌干棉球及棉签、75%乙醇棉球、止血钳、弯盘、浴巾、屏风等。

2. 电针透穴前准备

(1)电针仪准备:首次使用电针仪前应仔细阅读产品说明书,对电针仪的性能、参数、使用方法、注意事项及禁忌证等要有全面的了解。保证主机有充足的电量,检查电源开关、输出电极丝,并保证良好的导电性,确保电针仪工作正常。确认电针仪各旋钮或按键是否灵敏,并调至“零”位。应根据疾病及患者的耐受程度选择适宜的电针强度及波形。

(2)针具准备:根据患者的体质、年龄、病情及腧穴情况,选择不同规格的针具。短针主要用于皮肉较浅薄部位的穴位,用于浅刺;长针多用于肌肉丰厚部位的穴位,用于深刺。在每次使用针具前，应对针具进行严格检查，以防止意外事故的发生。如发现不合格的毫针（如损坏等），应予以废弃处理。

3. 选穴

天枢、中脘、上巨虚、足三里、三阴交；除中脘外，均为双侧取穴。

4. 操作

对皮肤常规消毒后，将黏性胶垫和塑料导管底座附着于皮肤表面，将毫针置于塑料导管内，沿导管方向刺向皮肤。将针刺入穴位后，采用捻转、提插手法使得气，同侧天枢与中脘接电针仪，两电极夹金属面不能相互接触。打开电源开关，选择经针模式，疏密波，频率 2Hz/100Hz，电流强度在 0.1～1.0mA 范围，以患者耐受为宜，留针 30 分钟。

六、穴位注射

1. 治疗恶心、呕吐、腹泻

（1）选穴：足三里。

（2）操作：嘱患者取仰卧位，选取带 5 号针头的 5 mL 一次性注射器，抽吸药品盐酸甲氧氯普胺注射液 4 mL，取双侧足三里穴，常规局部皮肤消毒后，垂直进针，深度为（3 ± 0.5）cm，回抽无回血后，缓慢注入药液 2 mL，注射完毕，用干棉签按压针口并轻揉局部，使药液渗透均匀。

2. 治疗神经毒性

（1）选穴：足三里、三阴交、合谷。

（2）配穴：上肢麻痛者，可加手三里；手指麻者，加十宣；下肢麻痛者，可加环跳、承山；足趾麻木，加八邪。

（3）操作：操作方法同上，需对穴位进行替换。

七、针刺联合穴位注射

1. 选穴

足三里、大肠俞、长强。

2. 操作

（1）针刺：嘱患者取俯卧位或侧卧位，以 75% 乙醇对皮肤进行常规消毒后，取直径 0.30 mm、长 50 mm 的一次性毫针，于足三里、大肠俞垂直进针 35 mm，长强穴斜刺 45°进针，针尖向上与骶骨平行，进针 30 mm，均施提插捻转补泻法，每隔 5 分钟施以捻转提插行针 1 次，留针 30 分钟。

（2）穴位注射：针刺治疗结束后，选取大肠俞、足三里，采用 2 支 1 mL 无菌注射器分别抽取维生素 B_1 注射液和维生素 B_{12} 注射液各 1 支备用，局部皮肤常规消毒后，于大肠俞行维生素 B_1 穴位注射，足三里行维生素 B_{12} 穴位注射，每次注射一侧穴位，两侧穴位交替进行。

八、注意事项

在针刺治疗过程中，由于患者心理准备不足等多种原因，可能出现以下异常情况，应及时处理。

1. **晕针**

晕针是针刺治疗中较常见的异常情况，主要由于患者心理准备不足，对针刺过度紧张，或患者在针刺前处于饥饿、劳累等虚弱状态，或患者取姿不舒适，医者针刺手法不熟练等。如患者在针刺或留针过程中突然出现头晕、恶心、心慌、面色苍白、出冷汗等表现，应立即停止针刺，起出全部留针，令患者平卧，闭目休息，并饮少量温开水，周围环境应避免嘈杂。若症状较重，则可针刺人中、内关、足三里、素髎等穴促其恢复。经上述方法处理后如仍不见效，并出现心跳无力、呼吸微弱、脉搏细弱，应采取相应急救措施。为了防止晕针，针刺前应先与患者交代针刺疗法的作用，可能出现的针感，消除患者的恐惧心理。对于过度饥饿、体质过度虚弱者，应先饮少量水后再行针刺；对于刚从事重体力劳动者，应令其休息片刻后再针刺。

2. **滞针**

在针刺行针及起针时，医者手上对在穴位内的针体有涩滞、牵拉、包裹的感觉称滞针。滞针使针体不易被提插、捻转，不易起针。滞针的主要原因是针刺手法不当，使患者的针刺处发生肌肉强直性收缩，致肌纤维缠裹在针体上。出现滞针后，不要强行行针、起针。应令患者全身放松，并用手按摩针刺部位，使局部肌肉松弛。然后，轻缓向初时行针相反方向捻转，提动针体，缓慢将针起出。为了防止滞针，针刺前应向患者做好解释工作，不使患者在针刺时产生紧张，并在针刺前将针体擦净，不可使用针体不光滑甚至有锈斑或弯曲的毫针。针刺时一旦出现局部肌肉挛缩造成体位移动时，医者应注意手不能离开针柄，可用左手按摩针刺部位，缓慢使患者恢复原来体位，轻捻针体同时向外起针，不得留针。另外，在行针时应注意不要大幅度向单方向捻转针体，避免在行针时发生滞针。

3. **弯针**

针刺在穴位中的针体于皮下或在皮外发生弯曲，称为弯针。在皮外的弯针多是由于留针被其他物体压弯、扭弯，起针时应注意用手或镊子持住弯针曲角以下的针体，缓慢将针起出。发生在皮下的弯针，多在走针时被发现，是由于患者在留针或行针时变动了体位，或肌肉发生挛缩，致使刺在关节腔内、骨缝中、两组反向收缩的肌群中的针体发生弯曲；若选穴不准确，手法过重、过猛，使针刺在骨组织上，也会发生针尖弯曲或针尖弯成钩状。起针时若发现在皮下的弯针，应先令患者将变动的肢体缓慢恢复到原来进针时的姿态，并在针刺穴位旁适当按摩，同时用右手捏住针柄做试探性、小幅度捻转，找到针体弯曲的方向后，顺着针体弯曲的方向起针。若针尖部弯曲，应注意一边小幅度捻转，一边慢慢提针，同时按摩针刺部位，减少疼痛。切忌强行起针，以免钩撕肌肉纤维或发生断针。为防止弯针，针刺前应先使患者取舒适体位，全身放松。留针时，针柄上方不要覆盖过重的衣物，不要碰撞针柄，不得变动体位或旋转、屈伸肢体。

4. **断针**

针体部分或全部折断在针刺穴位内，称为断针。常见原因是针根部锈蚀，在针刺时折断。如果自针根部折断时，部分针体仍暴露在皮肤外，可立即用手或镊子取出残针。另一个原因是滞针、弯针等处理不当或强行起针，造成部分针体断在皮下或肌肉组织中。此时应令患者肢体放松，不得移动体位，对于皮下断针，可用左手拇指、食指垂直下压针孔旁的软组织，使皮下断针的残端退出针孔外，并用右手持镊子捏住断针残端起出断针。若针体折断在较深的部位时，则需借助X线定位手术取针。为了防止断针，应注意在针刺前仔细检查针具，对于针柄松动、针根部有锈斑、针体曾有硬性弯曲的针，应及时剔弃不用。针刺时，切忌用力过猛。留针期间，患者不应随意变动体位，当发生滞针、弯针时，应及时正确处理。

5. 血肿

出针后，在针刺部位出现皮下出血、皮肤隆起，称为皮下血肿。出现皮下血肿时，应先持乙醇棉球压按在针孔处的血肿上轻揉片刻。如血肿不再增大，不需处理，局部皮肤发绀可逐渐消退。如经上述按揉后，血肿继续增大，可加大按压范围并冷敷，然后加压包扎，48小时后局部改为热敷，消散瘀血。为了防止血肿的发生，针刺前应仔细检查针具，针尖有钩的不能使用。针刺时一定要注意仔细观察皮下血管走行，避开血管行针刺。

第二节 热敷疗法

一、中药热敷的定义

中药热敷是一种传统的中医疗法。热罨包即将加热的中药包（中药药物、中草药贴敷等）置于身体患病部位或相关穴位，通过罨包的热气使局部毛细血管扩张、血液循环加快，利用药效和温度通过渗透作用，达到温经通络、祛湿祛寒、活血化瘀、强筋健骨、缓解疼痛目的的一种体外疗法。

二、常用的热敷药方

1. 四散子热罨包

（1）组成：紫苏子、莱菔子、吴茱萸、白芥子各30g，粗盐250g，艾条适量。

（2）适应证：腹部手术后、疼痛、尿潴留。

（3）禁忌证：开放性创伤、冻疮。

（4）操作方法：如表10－1所示。

表10－1 热罨包操作方法

项目	内容
用物准备	热罨包
操作流程	（1）热敷前，询问患者药物过敏史，根据具体病症安放患者体位，取得配合
	（2）艾条对足三里穴位施灸3～5分钟，灸距2～3 cm，每日2次
	（3）将四散子包加粗盐混匀后，使用纱布包裹，将热罨包外层喷湿，置微波炉中以中火加热3分钟，60～70 ℃为宜，热敷腹部穴位，热敷穴位按顺时针方向于左侧天枢、中脘，两侧天枢、气海等穴位进行，最后适应温度时放置在患者神阙穴。每日2次，持续5天

注意事项：注意保暖，防止烫伤、感染。

2. 粗盐联合吴茱萸循经中药热熨法

(1)组成:吴茱萸、粗盐。

(2)适应证:腹腔镜手术后、胃功能障碍、腹痛、腹胀。

(3)禁忌证:开放性创伤、冻疮。

(4)操作方法:如表 10－2 所示。

表 10－2　粗盐联合吴茱萸循经中药热熨法

项目	内容
用物准备	热罨包
操作流程	(1)热敷前,询问患者药物过敏史,根据具体病症安放患者体位,取得配合
	(2)将吴茱萸与粗盐混匀后,使用纱布包裹,将热罨包外层喷湿,置微波炉中以中火加热 3 分钟,50～70 ℃为宜,热敷神阙穴,每日 1～2 次,每次 20～30 分钟,持续 5 天
	(3)循经取穴方法:医者从患者关门走至水道,外加脾经自腹部直到府舍等部位。每日 1 次,持续 5 日

注意事项:注意保暖,防止烫伤、感染。

3. 药熨疗法

(1)组成:大黄、小茴香、木香、食盐等。

(2)适应证:阑尾切除术后、腹部手术后。

(3)禁忌证:开放性创伤、冻疮。

(4)操作方法:如表 10－3 所示。

表 10－3　药熨疗法

项目	内容
用物准备	热罨包
操作流程	(1)热敷前,询问患者药物过敏史,根据具体病症安放患者体位,取得配合
	(2)将大黄、小茴香、木香、食盐适量混匀后包于纱布中,浸湿后置于微波炉加热 3 分钟,温度控制在 60 ℃左右,以患者体感舒适为宜,将药袋置于患者中脘、天枢、神阙、大横等穴位进行热敷。一日 2 次,一次 30 分钟

注意事项:注意保暖,防止烫伤、感染。

4. 葛根芩连汤药方

(1)组成:葛根芩连汤由葛根 15 g、茯苓 10 g、黄芩 10 g、黄连 10 g、金银花 10 g、陈皮 20 g、通草 10 g、甘草 6 g 构成。中药神阙贴由木香、陈皮、法半夏、藿香、姜等组成。

(2)适应证:急性胃肠炎、胃肠功能紊乱。

(3)禁忌证:开放性创伤。

(4)操作方法:如表 10－4 所示。

表 10－4 葛根芩连汤药方操作方法

项目	内容
用物准备	葛根芩连汤、神阙贴
操作流程	(1)操作前,询问患者药物过敏史,根据具体病症安放患者体位,取得配合
	(2)将葛根芩连汤按药方水煎至 300 mL,每日 1 剂,分 2 次服用
	(3)将中药神阙贴敷于腹部神阙穴处,每日 1 次,每次 4～5 小时

注意事项:注意保暖,防止烫伤、感染。

5. 中药足浴疗法

(1)组成:川芎、丹参、白花蛇舌草、酸枣仁、白术、当归、芍药、党参、黄芪、鸡血藤、桑寄生、伸筋草、威灵仙、红花、甘草等。

(2)适应证:胃肠道肿瘤手术后。

(3)禁忌证:严重腹泻、开放性创伤、烧烫伤。

(4)操作方法:如表 10－5 所示。

表 10－5 中药足浴疗法

项目	内容
用物准备	足浴药
操作流程	(1)操作前,询问患者药物过敏史,根据具体病症安放患者体位,取得配合
	(2)将中药足浴的药方煎煮,去渣留汤。加入足浴盆中,并适当加入温水,保持水温在 40～50 ℃。嘱患者睡前将双足浸泡于药液中,浸泡时间为半小时左右,每日 1 次,14 天为一疗程

注意事项:注意保暖,防止烫伤、感染。

三、配合疗法

中药热敷后配合胃肠推拿按摩,具有增效作用。

(1)手指拉结肠向右,从盲肠向结肠肝曲移动,进行伸展操作(图 10－2)。

(2)先将双手拇指分别放于左、右结肠内侧,向足部推动横结肠,再将双手拇指分开,维持伸展(图 10－3)。

(3)沿着肠系膜上动脉从左至右带动小肠襻并加压,再给小肠向左伸展诱导(图 10－4)。

(4)手指呈扇形展开,将整个乙状结肠推向髂嵴(图 10－5)。

(5)嘱患者侧卧,推动结肠向右侧移动(图 10－6)。

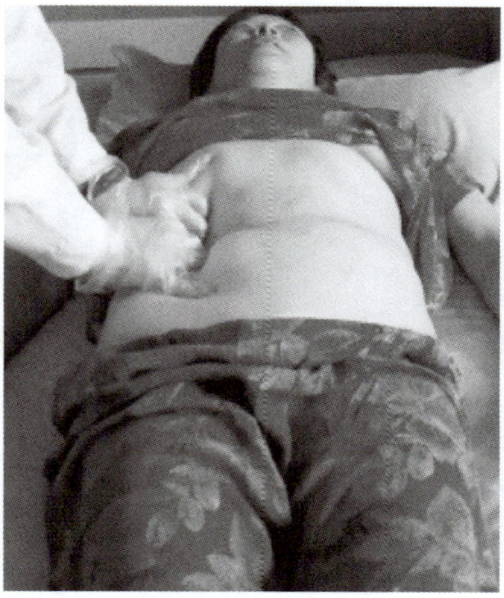

图 10－2 伸展操作

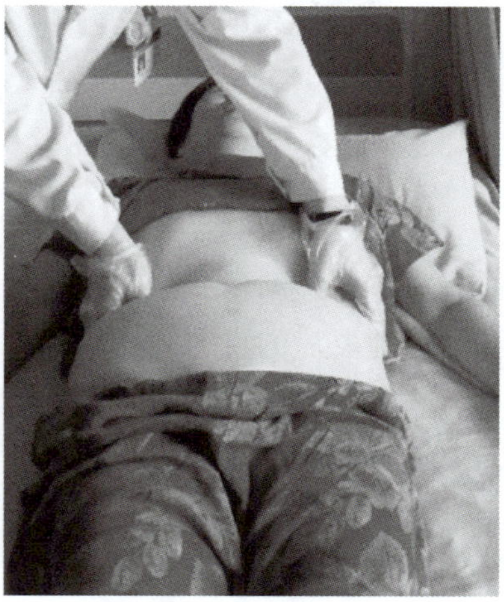

图 10－3 维持伸展

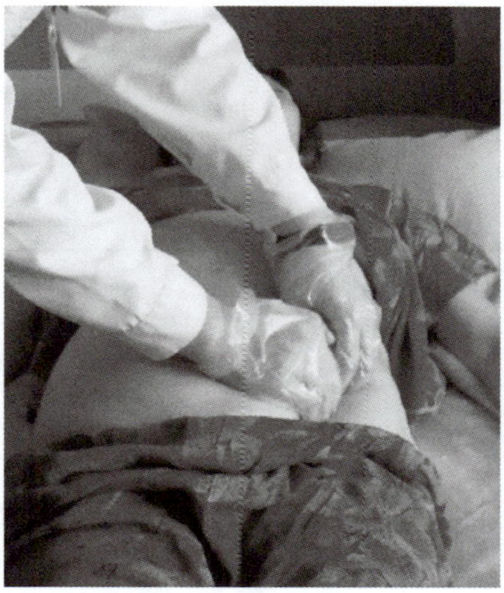

图 10－4 向左伸展诱导

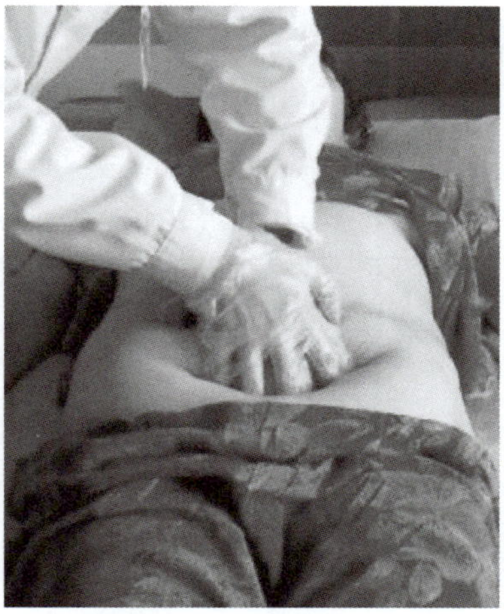

图 10－5 扇形展开

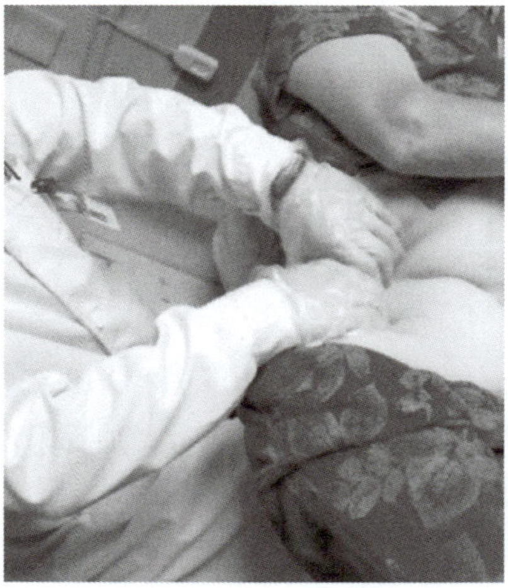

图 10－6 向右推结肠

第三节　中药灌肠

一、概述

中药灌肠指将中药汤剂自肛门灌入直肠至结肠，保留在直肠或结肠内，通过肠黏膜吸收，以达到治疗各种慢性炎症的目的。其作用机制为肺与大肠通过经脉络属构成表里关系，直肠吸收药物后通过经脉上输于肺，通过肺的宣发作用输布全身，从而达到治疗目的。

二、常用药方

1. 大承气汤药方

（1）组成：大承气汤由大黄 12 g、厚朴 15 g、枳实 12 g、芒硝 9 g 组成，煎汤内服。中药封包由厚朴、大黄、吴茱萸、肉桂组成，外敷。

（2）适应证：结肠癌术后。

（3）禁忌证：出血、急腹症、过敏体质及妇女妊娠期。

（4）操作方法：如表 10－6 所示。

表 10－6　大承气汤药方操作方法

项目	内容
用物准备	大承气汤灌肠药物
操作流程	（1）操作前，询问患者药物过敏史，解释操作目的，根据具体病症安放患者体位，取得配合
	（2）抬高床头 20°～30°，嘱患者取侧卧位，头高足低
	（3）将煎煮好的灌肠剂每次取 150 mL 倒入直肠滴注袋，灌肠温度 41 ℃左右，在直肠滴入器前段涂抹石蜡油润滑，经肛门缓慢插入直肠 15 cm 左右（特殊术式插入深度另选），持续滴入药物，滴入速度控制在 25～30 滴/分，观察患者情况，保留药液 0.5～1 小时。此方法于术后 6 小时开始，每 12 小时 1 次
	（4）将中药混匀，包入纱布中，浸湿后，用微波炉加热 2～3 分钟，温度控制在 40 ℃左右，将中药热敷包放置在神阙、中脘、足三里穴处，热敷 30 分钟，密切观察患者皮肤及神情意识

注意事项：注意保暖，保护患者隐私，防止烫伤、感染。

2. 中药灌肠药方

（1）组成：芒硝、桃仁各 6 g，大黄 8 g，枳实 10 g，丹参 12 g，枳实 11 g，赤芍 7 g。恶心呕吐加藿香 10 g，体虚加生地黄 14 g、党参 12 g，腹胀严重者加香附 10 g。

（2）适应证：危重症感染、胃肠道功能障碍。

（3）禁忌证：出血、急腹症、过敏体质及妇女妊娠期。

（4）操作方法：如表 10－7 所示。

表 10－7　中药灌肠药方操作

项目	内容
用物准备	灌肠药物
操作流程	(1)操作前，询问患者药物过敏史，解释操作目的，根据具体病症安放患者体位，取得患者配合
	(2)将上述中药灌肠方药煎煮 2 次，去渣后保留药液 100 mL，加热药液至适宜温度，加入灌肠器，润滑后插入肛门行保留灌肠，灌肠时间在 20 分钟内，每日 1 次

注意事项：注意保暖，保护隐私，防止烫伤、感染。

3. 复方承气汤

(1)组成：芒硝 20 g、生大黄 20 g(后下)、厚朴 30 g、枳实 30 g、炒莱菔子 30 g、赤芍 15 g、桃仁 15 g、牡丹皮 15 g。

(1)适应证：腹部手术后。

(2)禁忌证：出血、严重心脑血管疾病、过敏体质及妇女妊娠期、哺乳期。

(3)操作方法：如表 10－8 所示。

表 10－8　复方承气汤操作

项目	内容
用物准备	复方承气汤灌肠药物
操作流程	(1)操作前，询问患者药物过敏史，解释操作目的，根据具体病症安放患者体位，取得患者配合
	(2)将复方承气汤灌肠方药煎煮 2 次，去渣后保留药液 200 mL，每次取 100 mL 加热药液至适宜温度，加入灌肠器，润滑后插入肛门行保留灌肠(结直肠术后特殊情况另定)，每日 2 次，保留药物 1～2 小时

注意事项：注意保暖，保护隐私，防止烫伤、感染。

第十一章　终末期结直肠癌的康复治疗

CHAPTER11

第一节　终末期结直肠癌

初次诊断出结直肠癌的大多数患者年龄大多超过 50 岁，只有 12% 的患者发现时小于 50 岁。总体来说，男性患结直肠癌的终生风险大约是 1/23(4.3%)，女性是 1/25(4.0%)。根据 SEER 数据库(the surveillance，epidemiology，and end result)的统计结果，在初次诊断时，21% 的患者为终末期结直肠癌患者。不同的结直肠癌亚型具有不同的预后和治疗结果，终末期结直肠癌患者的预后不佳，5 年生存率仅为 14%。

一、临床表现

结直肠癌患者早期通常无特异性症状，可合并有便血，也可表现为大便性状改变及排便习惯改变，可伴有大便不成形、大便变细、排便次数增多等；当合并有肠梗阻时，通常表现为可自行缓解的阵发性腹痛；当肿瘤较大时，可在腹部触及包块等；部分患者合并有贫血，表现为面色苍白、头晕等。

结直肠癌转移到不同部位，可伴有不同症状。当出现肝转移时，可有上腹隐痛不适等表现；当合并骨转移时，可伴有转移部位疼痛；当出现腹膜转移时，特别是广泛性的腹膜转移时，可有腹胀等表现；当出现肺部转移时，部分患者可伴有咳嗽、咯血等症状；当出现颈部淋巴结转移时，患者可自行触及颈部肿大包块。肝脏是结直肠癌远处转移最常见的部位，也是结直肠癌患者死亡的最主要原因。终末期结直肠癌患者同时可出现双下肢水肿、消瘦、严重营养不良等。

二、治疗原则

(一)肝转移的治疗

1. 初始可切除肝转移的治疗

结直肠癌确诊前或确诊时发现的肝转移称作同时性肝转移，在结直肠癌根治术后发生的肝转移称为异时性肝转移。推荐所有肝转移患者接受多学科会诊(MDT)讨论后治疗，以争取无瘤状态(NED)为目标。

1)新辅助化疗。

适应证为:①初始可根治性切除的同时性肝转移,在原发灶无梗阻、出血或穿孔的情况下,且肝转移灶切除有技术困难、有切除后复发高危时,建议术前行新辅助化疗;②可根治性切除的异时性肝转移,在原发灶切除术后未接受过化疗,或化疗 12 个月以前已完成,肝转移灶有切除后复发高危因素时,可考虑新辅助化疗;③肝转移发现前 12 个月内接受过化疗者,可直接切除肝转移灶。

2)术后辅助化疗。

肝转移灶切除后达到 NED 的患者,推荐根据术前治疗情况及术后病理决定是否行术后辅助化疗。

3)局部治疗。

(1)肝转移灶手术治疗的适应证为:①结直肠癌原发灶能够或已经根治性切除;②全身状况良好,无肝外转移病灶,或仅存肺部结节性病灶;③肝转移灶可切除,且具备足够的肝脏功能。禁忌证为:①结直肠癌原发灶不能获得根治性切除;②预计术后残余肝脏容积不足;③出现不能切除的肝外转移病灶;④患者全身状况差,不能耐受手术。

手术治疗原则如下:①同时性肝转移如条件允许,可达到根治性切除的,推荐结直肠癌原发灶和肝转移灶同步切除;②不能原发灶和肝转移灶同步切除的同时性肝转移,优先切除结直肠癌原发病灶,肝转移灶的切除可延至原发灶切除后 3 个月内进行;③急诊手术不推荐原发灶及肝脏转移病灶同期切除;④当结直肠癌根治术后发生肝转移,既往结直肠癌原发灶为根治性切除且不伴有原发灶复发,肝转移灶可切除并且肝切除量小于 70%,可手术切除肝转移灶;⑤肝转移灶切除术后复发达到手术条件的,可进行多次的肝转移灶切除。

手术方式:①转移灶的切除应符合 R0 原则,切缘至少 >1 mm;肝转移灶切除后,至少保留 3 根肝静脉中的 1 根,并且残肝容积≥40%(同时性肝切除)或≥30%(异时性肝切除);②如局限于左半或右半肝的较大转移灶且无肝硬化者,可行规则的半肝切除;③建议肝转移手术时采用术中超声或超声造影检查,有助于发现术前影像学检查未能诊断的肝转移病灶;④应用门静脉选择性的栓塞(PVE)或结扎(PVL),可以使肝转移灶切除术后预期剩余肝脏代偿性增大,增加手术切除的可能;⑤联合肝脏离断和门静脉结扎的二步肝切除术(ALPPS)可使残留肝脏的体积在较短时间内明显增大,并获得更多二期肝切除的机会。

(2)射频消融及微波消融:①射频消融也是根除肝转移灶的治疗手段之一,但局部复发率较高。一般要求接受射频消融的转移灶最大直径 <3 cm,且一次消融最多 3 枚。对于肝转移切除术中预计残余肝脏体积过小时,也建议对剩余直径 <3 cm 的转移灶联合射频消融治疗。②微波消融的指征与射频消融相似,但由于微波的传导不受组织干燥碳化的限制,可使肿瘤内部在较短的时间内产生较高的温度和更大的消融带,使肿瘤细胞坏死的更彻底。

(3)体部立体定向放疗(SBRT):给予病灶高精度、高剂量照射,是一种无创、耐受性好且有效的治疗手段。推荐肝转移灶接受 SBRT 的指征包括:患者一般情况好,疾病控制稳定,预期生存期≥3 个月;正常肝组织体积 >700 mL;肝功能 Child - Pugh 分级为 A 或 B。推荐对于大多数肝转移灶,尤其是直径≤3 cm 者,在安全的前提下,推荐生物效应剂量(biological effective dose,BED)高于 100 Gy。SBRT 慎用于与空腔脏器,如小肠、胃和十二指肠等紧密相邻的肝转移灶。开展肝转移灶 SBRT 治疗时,建议使用图像引导技术和呼吸控制技术。

2. 潜在可切除肝转移的治疗

必须经过 MDT 讨论制订治疗方案,建议全身化疗 + 靶向药物或其他治疗后再次评估,转化为可切除肝转移者才能按可切除治疗方案处理。

3. 不可切除肝转移的治疗

(1)原发灶的处理:①结直肠癌原发灶无出血、梗阻或穿孔时,可以行全身化疗,也可选择先行切除结直肠癌的原发病灶,继而进一步治疗。但对于合并始终无法切除的肝转移或肺转移者,是否必须切除原发灶目前仍有争议。②结直肠癌原发灶存在出血、梗阻症状或穿孔时,应先行切除结直肠癌原发病灶,继而进行全身化疗。治疗后每 6 ~ 8 周评估 1 次,以确定下一步治疗方案。

(2)消融治疗:包括射频消融和微波消融,适用于一般情况不适宜或不愿意接受手术治疗的可切除结直肠癌肝转移者。预期术后残余肝脏体积过小时,可先切除部分较大的肝转移灶,对剩余直径 <3 cm 的转移病灶进行射频消融。

(3)放射治疗:对于无法手术切除的肝转移灶,若全身化疗、动脉灌注化疗或射频消融治疗无效,可考虑放射治疗。

三、肺转移的治疗

肺转移灶数量、位置、大小、原发灶控制情况、肺以外的其他转移及基因分型等多种因素均影响其治疗决策与预后,因此需要在 MDT 讨论的模式下制订综合治疗措施。治疗手段包括全身系统治疗、根治性局部治疗(如 R0 手术切除、SBRT、消融术等)和局部姑息性治疗。MDT 讨论应结合患者临床特点和医疗资源可及性,确定治疗目的,从而制订合理有序的综合治疗策略。在治疗过程中,要关注肿瘤的生物学行为、对治疗的反应及肺外转移病灶情况,及时调整治疗预期和方案。

(一)可切除肺转移的治疗

1. 新辅助及辅助治疗

参考结直肠癌肝转移的相关规范,但目前对于肺转移灶切除后是否需行化疗仍有争议。

2. 局部治疗

(1)手术治疗:不需要组织病理及经皮针刺活检证据,影像学的诊断即可作为手术的依据。当影像学提示转移灶不典型等其他病情需要时,应通过组织病理对转移灶加以证实,或密切观察加以佐证。

手术治疗原则:①原发灶必须能根治性切除(R0);②肺外有不可切除病灶,不建议行肺转移病灶切除;③肺切除后必须能维持足够功能;④某些患者可考虑分次切除;⑤肺外有可切除转移病灶,可同期或分期处理。

肺转移灶切除时机尚无定论,应由 MDT 进行决策:①若即刻手术,可以避免可切除灶进展为不可切除灶,或肿瘤播散;②若延迟手术,因肺的多发转移较常见,对单个微小结节可留 3 个月的窗口观察期,可以避免重复性手术;③对于同期可切除肺及肝转移灶者,如身体情况允许,可行同时肝、肺转移灶的切除。

肺转移灶切除常用的手术方式首选楔形切除,其次为肺段切除和肺叶切除等,必要情况下可以慎重选择全肺切除。从技术角度,优先选择微创肺切除术。术前影像资料提示有同侧纵隔肺门淋巴结肿大怀疑有转移可能者,应行纵隔肺门淋巴结的清扫或采样评估。

纳米激光切除适用于多部位或转移灶深的患者。肺转移灶复发率高,如复发病灶可切除,条件合适的患者可进行二次甚至多次切除,能够有效延长患者生存期。

(2)射频消融:对于转移灶小(最大直径 <3 cm)、远离大血管的肺转移灶,射频消融表现出良好的局部控制率(约 90%)。

(3)体部立体定向放疗:SBRT 治疗肺转移的适应证为患者一般情况好、疾病控制稳定、预期生存期≥3 个月;肺转移灶分布相对局限;肺功能可耐受放疗。推荐在安全的前提下,BED 高于 100 Gy。中央型病灶紧邻气管、主支气管、食管、心脏或大血管时,需要谨慎评估剂量分割方式和正常组织耐受剂量。开展肺转移灶 SBRT 治疗建议使用图像引导技术和呼吸控制技术,并注意评估肺功能。

2. 不可切除肺转移的治疗

参见结直肠癌肝转移的相关内容。

四、其他部位转移的治疗

1. 腹膜转移的治疗

腹膜转移患者预后较差,需采用全身系统治疗,结合局部治疗的治疗方案。根据患者肿瘤负荷、胸水情况等因素,在 MDT 指导下可考虑行以下治疗方式:①肿瘤细胞减灭术(CRS),包括全腹膜切除术、联合脏器切除等;②腹腔热灌注化疗(HIPEC),联合或不联合 CRS,选择开放式或闭合式 HIPEC。

2. 卵巢转移

根据结直肠癌诊断时有无卵巢转移,分为同时性卵巢转移和异时性卵巢转移。同时性卵巢转移需要与原发性卵巢癌鉴别,尤其需要警惕伴有 CA12 -5 显著升高的患者。异时性卵巢转移多见于结直肠癌治疗后 2 年内,表现为 CA19 -9 和 CEA 的升高,影像提示卵巢体积增大或卵巢肿块。

结直肠癌卵巢转移病变进展迅速、化疗效果欠佳者,首选手术治疗,建议行切除双侧卵巢,术后需要全身系统治疗。如果卵巢转移合并其他部位转移,可行 CRS + HIPEC 治疗。

3. 脑转移

结直肠癌患者脑转移发生率为 0.6%~3.2%,分为软脑膜转移和脑实质转移,软脑膜转移预后更差。脑转移瘤的主要治疗方式是手术和放疗,化疗药物并不能延长脑转移患者的总生存期,故不推荐单纯化疗。手术可以缓解瘤周水肿、占位效应导致的神经功能障碍及颅内高压,且可以明确病理学诊断。对于全身状况良好且颅外肿瘤控制满意的单发脑转移患者,推荐手术切除＋全脑放射治疗（WBRT），放疗方案可选择 WBRT 联用立体定向放射外科治疗（SRS）；对于多发脑转移瘤患者，如果全身肿瘤已经得到控制，并且在不增加新的神经功能障碍的情况下，可选择切除具有占位效应的肿瘤。另外，推荐使用糖皮质激素以减缓病灶的占位效应，以及继发脑水肿引起的颅内高压症状。

4. 骨转移

结直肠癌合并骨转移的治疗目的是预防或处理病理性骨折并且解除神经压迫，从而缓解患者症状。对骨转移瘤应采用综合性治疗，包括手术、放疗、对原发病的系统治疗、止痛和营养支持等。由于肿瘤病理类型影响治疗方案的制订，建议行 CT 引导下活检术。对症状进行性加重并且来不及做活检的患者可以直接手术。

第二节　终末期结直肠癌的康复

终末期结直肠癌患者需要综合的护理来提供舒缓症状、减轻痛苦、提供心理支持和保持尊严。

一、疼痛管理

终末期结直肠癌患者常常伴随着剧烈的疼痛，这对患者的生活质量和心理状态带来极大的困扰。护理人员在疼痛管理方面起着重要的作用，首先需要对患者进行全面的疼痛评估，包括疼痛的程度、性质、部位、频率，以及影响患者日常活动和睡眠的程度等。其次，根据评估结果，制订个性化的疼痛管理方案。

1. 药物治疗

药物治疗是疼痛管理的主要手段，常用的镇痛药物包括阿片类止痛药（如吗啡、哌替啶）、非甾体抗炎药（如布洛芬、阿司匹林）和辅助药（如抗抑郁药和抗癫痫药）。选择药物时，需要考虑患者的疼痛程度、个体差异、药物的不良反应和相互作用等因素。

临床针对结肠癌晚期患者中重度疼痛首选阿片类药物进行镇痛。目前临床常通过阿片类药物剂量滴定来迅速控制癌痛，使重度疼痛在 24 小时内缓解。使用阿片类药物滴定时，常用按时给药滴定法（CSCO 推荐初始拟定剂量为 5～15 mg，每 4 小时 1 次；用药 1 小时后若 NRS 评分为轻度，滴量增加幅度≤25%；NRS 评分为中度，滴量增加幅度为 25%～50%；NRS 评分为重度，滴量增加幅度为 50%～100%）和按需给药滴定法（根据患者生物利用度差异个性化制订给药）两种。

阿片类药物需严格遵医嘱使用，避免成瘾和滥用。患者可能出现机械性肠梗阻、恶心、呕吐、嗜睡等不良反应，用药后应加强观察并持续进行疼痛评估；疼痛缓解时应及时调整用药。患者有阿片类药物滥用史、机械性肠梗阻、颅内压增高、慢性呼吸功能不全、肝肾功能障碍时禁止使用。

2. 物理治疗

除了药物治疗外，物理疗法也可以用于缓解疼痛。按摩、热敷、冷敷、针灸等物理疗法可以通过促进血液循环、缓解肌肉紧张和改善神经传导来减轻疼痛。

二、消化道症状管理

终末期结直肠癌患者常常伴随着消化道不良症状，如肠梗阻、恶心、呕吐、便秘、腹胀、腹水等。这会进一步影响患者的食欲、营养摄入和生活质量，进而影响身体状况。在消化道问题管理方面需要采取以下措施进行综合管理。

1. 营养支持

根据患者的实际情况制订个性化的饮食计划，包括调整饮食结构、增加高营养、高能量和高蛋白食物或补充剂。此外，还可以考虑使用胃肠道外营养支持，如经静脉输液、胃肠道插管喂养等。

2. 恶心和呕吐管理

避免食用油腻和刺激性食物，提供清淡易消化的食物。给予止呕药，如5－羟色胺拮抗剂和多巴胺受体拮抗剂等。

3. 便秘管理

鼓励患者增加膳食纤维摄入，如新鲜水果、蔬菜和全谷类食物等；充足饮水，保持水分平衡；鼓励患者进行适度的体育锻炼，如散步、轻度运动等；如果需要，可以考虑使用轻度泻剂或肠道刺激剂。

4. 腹胀管理

鼓励患者进行适度的身体活动，如散步或进行轻度运动，以促进肠道蠕动；避免摄入过多的产气性食物，如碳酸饮料、豆类和高脂肪食物等；提供腹部按摩，以促进气体排出。

5. 心理支持

终末期结直肠癌患者面临生命即将终结的现实，因此会产生焦虑、抑郁、恐惧和绝望等心理，可以采取以下措施进行调整。

（1）情感支持：倾听患者的感受和需求，理解他们的情感困扰。通过与患者建立亲密的关系，表达关怀和支持，让患者感受到他们不孤单，并鼓励他们表达内心的情感。

（2）教育和信息共享：向患者和家属提供关于终末期结直肠癌的相关信息，包括疾病的进展、预后和症状管理等。有助于患者和家属更好地理解疾病，并做出相应的决策。

（3）心理疏导：运用各种心理疏导技巧，如认知行为疗法、放松训练和心理支持小组等，帮助患者应对焦虑。

三、口腔护理

癌症治疗和疾病本身可能导致口干、口腔溃疡和食欲不振等问题。维持良好的口腔卫生对于预防感染和提高口腔舒适度非常重要。应鼓励患者进行轻柔而彻底的口腔清洁，包括刷牙、使用牙线和漱口。如果患者出现口干症状，可以考虑使用含有人工唾液的口腔喷雾或口腔润滑剂。

四、癌性疲乏

癌性疲乏是指结肠癌晚期患者长期处于持续、难以解除的疲乏状态的一种特殊类型的疲劳。这种疲乏通常不受休息的影响，可影响患者的身体、情绪和认知功能，甚至他们对治疗的依从性。

1. 营养支持

提供营养咨询和支持，帮助患者保持均衡饮食，以减轻疲乏感。

2. 改善睡眠环境

提供良好的睡眠环境和合理的睡眠安排，帮助患者规律作息，避免刺激性食物和饮品，改善睡眠质量。

3. 心理支持

提供必要的心理支持和心理咨询，帮助患者应对情绪困扰，缓解疲乏感。

4. 药物治疗

若疲乏情况严重，经综合评估后可考虑使用兴奋剂类药物或抗抑郁药进行针对性治疗。

五、缓和照顾

在终末期结直肠癌患者的护理中，缓和照顾（palliative care）是一种重要的综合性护理方法，旨在提供身体、心理、社交等方面的支持，以改善患者的生活质量。

缓和照顾的目标是减轻症状、缓解疼痛、提供精神支持，并帮助患者和家属应对终末期疾病所带来的挑战。终末期结直肠癌患者的家属和照顾者也承受着巨大的心理、情感和身体压力。缓和照顾还应当为家庭成员提供支持和指导，帮助他们应对终末期护理的挑战，提供情感支持和悲伤处理，促进家庭成员之间的沟通和理解，具体包括定期评估和监测、症状管理和药物治疗、疼痛管理、心理支持、社交支持、沟通和决策、讨论生命终结意愿、临终关怀、悼念和悲伤处理等。

缓和照顾团队在患者过世后仍然需要与患者家属保持联系，提供悼念支持和悲伤处理。他们可以组织亲友支持小组、提供心理咨询和安排追思仪式等，帮助患者家属走出悲伤，逐渐适应失去亲人的过程。

第三篇

结直肠癌随访与居家康复

第十二章　结直肠癌患者术后远期康复

CHAPTER12

第一节　营养支持

营养是人体生长发育、组织修复和维持正常生理功能的物质基础，是恶性肿瘤患者抗肿瘤治疗不可或缺的条件。恶性肿瘤患者营养不良发生率为40%～80%，术后患者营养不良会影响伤口愈合，延长住院时间，增加治疗费用；放、化疗患者营养不良会加重不良反应，导致抗肿瘤治疗周期不足或中断，降低治疗效果影响预后。结直肠恶性肿瘤是一种慢性消耗性疾病，再加上长期抗肿瘤治疗，容易造成机体能量负平衡。因此，结直肠恶性肿瘤患者营养筛查和营养评估尤为重要。通过营养状况评估可以判断出患者有无营养不良以及营养不良的严重程度，为制订营养支持计划和营养治疗提供依据。

一、营养评估指标及方法

（一）人体学测量

1. 理想体重

理想体重是标准体重±10%，世界卫生组织标准体重计算公式为男性标准体重(kg)=[身高(cm)－80]×70%；女性标准体重(kg)=[身高(cm)－70]×60%。实际体重为理想体重的60%～69%为重度营养不良，70%～79%为中度营养不良，80%～89%为轻度营养不良。

2. 身体质量指数

身体质量指数(BMI)是用于反映人体营养状况和胖瘦程度的较好指标，该指标是通过体重(kg)除以身高(m)的平方计算得来。我国的分类标准是：BMI≥28.0 kg/m^{2}为肥胖，24.0 kg/m^2≤BMI＜28.0 kg/m^{2}为超重，18.5 kg/m^2≤BMI＜24.0 kg/m^{2}为正常，BMI＜18.5 kg/m^{2}为低体重(营养不良)。

3. 上臂围

上臂围指肩峰至尺骨鹰嘴连线中点的臂围长度，反映了臂部肌肉的发达程度，是评价总体蛋白质储存的可靠指标。成人男性标准值为24.8 cm，女性标准值为21.0 cm，测定值大于标准值的90%为正常。

4. 三头肌皮褶厚度

三头肌皮褶厚度指肩峰和尺骨鹰嘴连线的上臂中点上 1 cm 处的皮下脂肪厚度。成人男性标准值为 12.5 mm,女性标准值为 16.5 mm。测量值小于标准值的 60% 为重度营养不良,60% ~80% 为中度营养不良,80% ~90% 为轻度营养不良,90% ~110% 为正常,大于 120% 为肥胖。

(二)实验室检查

(1)血清白蛋白(serum albumin,ALB):是人体血浆中含量最丰富的蛋白质,反映机体蛋白质营养状况,但是半衰期比较长(约 20 天),不能快速反映急性期营养状况。成人正常值为 40 ~55 mol/L。

(2)前白蛋白(prealbumin,PA):是血清中的一种反应蛋白,半衰期比较短(约 1.9 天),能快速反映营养状况,为早期诊断指标。成人标准值是 280 ~360 mol/L。

(三)辅助检查

CT、MRI、定量磁化率成像、超声,水同位素稀释示踪技术、PET - CT 等均可用于检查。

(四)膳食调查

膳食调查是营养评估中非常重要的环节。恶性肿瘤患者在进行抗肿瘤治疗时,如化疗的副作用等,容易导致隐性营养摄入不足和慢性体重下降。通过膳食调查了解导致患者营养不良的原因(如摄入不足、吸收障碍、消耗增加等)及类型(如能量缺乏型、蛋白质缺乏型及混合型)。目前临床较为常用的方法有食物频率法、3 天饮食记录法和 24 小时膳食回顾法。

二、营养筛查常用量表

(一)营养风险筛查 2002

营养风险筛查 2002(nutrition risk screening 2002,NRS 2002)是由欧洲肠外肠内营养学会推出的,适用于 18 ~90 岁的住院患者,不推荐未成年人使用。此量表由疾病严重程度评分、营养状况受损评分和年龄评分三个方面组成(表 12 -1)。但卧床,或有水肿、胸水、腹水及意识不清时使用受限制。

表 12 -1 营养风险筛查表

筛查内容		评分标准
第一步:初步筛查 以下任一问题回答“是”,直接进入第二步筛查;所有问题回答“否”,说明患者目前无营养风险,1 周后再次筛查		
风险初筛	1. BMI <20.5 kg/m^2	□是 □否
	2. 过去 3 个月有体重下降吗?	□是 □否
	3. 过去 1 周内有摄食减少吗?	□是 □否
	4. 有严重疾病吗?(如 ICU 治疗)	□是 □否

续表

筛查内容	评分标准
第二步:二次筛查	
疾病严重程度评分	1 分:□髋部骨折　□慢性疾病急性发作或有并发症 □COPD □血液透析　□肝硬化　□一般恶性肿瘤　□糖尿病 2 分:□腹部大手术 □脑卒中　□重度肺炎　□血液恶性肿瘤 3 分:□颅脑损伤　□骨髓移植 □APACHE >10 分的 ICU 患者
营养状况受损评分	1 分:□近 3 个月体重下降 >5%,或近一周进食量比正常需要量降低 25% ~50% 2 分:□近 2 个月体重下降 >5%,或近一周进食量比正常需要量降低 51% ~75%,或 BMI 为 18.5 ~20.5 kg/m^2 3 分:□近 1 个月体重下降 >5%(或近 3 个月体重下降 >15%),或近一周进食量比正常需要量降低 76% ~100%,或 BMI <18.5 kg/m^2 及一般情况差
年龄评分	1 分:□年龄≥70 岁 0 分:□年龄 <70 岁
疾病严重程度补充评分标准: 1. 当患者诊断未列入上述疾病诊断时须“挂靠”,如急性阑尾炎可以挂靠于“慢性病急性发作或有并发症者” 2. 当无法挂靠时采用补充标准进行评分 1 分:慢性病患者因出现并发症而住院治疗;患者虚弱但不需卧床;蛋白质需要量略有增加,但可以通过口服补充来弥补 2 分:卧床患者,如大手术后;蛋白质需求相应增加,但大多数人仍可以通过肠外或肠内营养支持得到恢复 3 分:患者在加强病房中靠机械通气支持;蛋白质需求量增加而且不能被肠外或肠内营养支持所弥补,但通过肠外或肠内营养支持可使蛋白质分解和氮丢失明显减少	
总评分≥3 分,提示患者有营养风险,需要制订营养治疗计划 总评分 <3 分,提示患者无营养风险,住院期间每周进行营养风险筛查	

注意事项:①若有多种疾病同时存在,则取最高分;②当既有体重减轻,又有摄食量减少时,应取最高分,不应累加分数;③近一周进食量减少是与正常营养需求量相比,而不是一周前的进食量相比。

(二)营养不良通用筛查工具

营养不良通用筛查工具(malnutrition universal screening tool,MUST)是由英国肠外肠内营养学会营养不良咨询组制订的,适用于住院部、门诊、社区及其他照护机构的成人患者。通过 BMI、体重变化、疾病三个方面进行评估(表 12 -2)。

表 12 -2　营养不良通用筛查工具

筛查内容	评分标准
BMI/(kg/m^2)	0 分: >20 1 分:18.5 ~20 2 分: <18.5

续表

筛查内容	评分标准
体重变化(过去3～6个月体重下降程度)	0分：<5% 1分:5%～10% 2分：>10%
疾病(急性疾病影响分数)	2分:如果患者正处于急性疾病状态和(或)大于5天不会有营养摄入
评分及临床处置 0分:低度风险,常规性临床照护;住院患者每周再筛查一次,社区居民每年再筛查一次 1分:中度风险,观察。连续3天记录饮食及液体摄入量,必要时给予饮食指导;住院患者每周再筛查一次 2分:高度风险,治疗。增强整体性的营养摄取,监测和审视治疗计划;住院患者每周再筛查一次,社区居民每月再筛查一次	

三、营养评估量表

(一)主观全面评估

主观全面评估(subjective global assessment,SGA)适用于综合医院住院患者,通过询问病史和一些临床检查进行营养评估。评估指标包括体重改变、饮食改变、胃肠道症状、活动能力改变、应激反应、肌肉消耗、皮下脂肪丢失(三头肌皮褶厚度)和踝部水肿。此评估方法无创可反复进行,但是主要靠患者的主观感受,准确性有待加强(表12－3)。

表12－3 主观全面评估

项目	A级 (营养状况正常)	B级 (轻中度营养不良)	C级 (重度营养不良)
体重改变	无/升高	减少<5%	减少>5%
饮食改变	无	轻微减少	不进食或只摄入低热量流质
胃肠道症状	无	轻微恶心、呕吐	严重恶心、呕吐
活动能力改变	无	能下床走动	卧床
应激反应	无	中度	高度
肌肉消耗	无	轻度	重度
皮下脂肪丢失(肱三头肌皮褶厚度)	正常 (>12 mm)	轻度减少 (8～12 mm)	重度减少 (<8 mm)
踝部水肿	无	轻度	重度

注意事项:①体重变化,考虑过去6个月或近2周的,若过去5个月变化显著,但近1个月无丢失或增加,或近2周经治疗后体重稳定,则体重丢失一项不予考虑;②胃肠道症状至少持续2周,偶尔1～2次不予考虑;③大面积烧伤、发热、大量出血属于高应激,慢性腹泻属于中应激,长期低热或恶性肿瘤属于低应激;④评价结果中,有5项及以上属于B级或C级,可认定为中度或重度营养不良。

（二）患者参与的主观全面整体评估

患者参与的主观全面整体评估(patient generated subjective global assessment,PG－SGA)是在SGA的基础上发展起来的专门为肿瘤患者设计的营养状况评估方法,旨在帮助医务人员全面了解患者营养状况及相关因素。PG－SGA由患者主观全面评分(A评分)、疾病评分(B评分)、应激评分(C评分)、体格检查(D评分)四个部分组成。A评分为患者自评,B～D评分为医务人员评估(表12－4至表12－7)。

表12－4 患者主观全面评分(A评分)

评估内容	评分
体重	我现在的体重是________kg □1个月前我的体重约________kg □6个月前我的体重约________kg 体重下降________%;分值________ 最近2周我的体重: □下降(1分) □无改变(0分) □增加(0分)
	Box1评分:
进食情况	与我的正常饮食相比,上个月的饭量: □没变化(0分) □比以往多(0分) □比以往少(1分) 我目前进食: □正常饮食(0分) □正常饮食但比正常情况量少(1分) □少量固体饮食(2分) □只能进流食(3分) □只能口服营养剂(3分) □几乎吃不下什么(4分) □只能管饲或静脉营养(0分)
	Box2评分:
症状	最近2周我经常存在以下问题影响摄入足够的饮食: □吃饭没有问题(0分) □呕吐(3分) □无食欲,不想吃饭(3分) □腹泻(3分) □疼痛(3分) □口腔溃疡(2分) □吞咽困难(2分) □口干(1分) □恶心(1分) □食物气味不好(1分) □感觉食品没味,变味(1分) □便秘(1分) □一会儿就饱了(1分) □其他(1分)例如:情绪低落,经济(金钱)或牙齿问题
	Box3评分:

续表

<table>
<tr><th>评估内容</th><th colspan="3">评分</th></tr>
<tr><td rowspan="2">活动和
身体功能</td><td colspan="3">过去的1个月,我的总体活动情况是:
□正常,无限制(0分)
□不像往常,但还能起床轻微活动(1分)
□多数时候不想起床活动,但卧床或坐着的时间不超过12小时(2分)
□几乎不干什么,一天多数时间卧床或坐着(3分)
□卧床不起,很少下床(3分)</td></tr>
<tr><td colspan="3">Box4 评分:</td></tr>
<tr><td colspan="4">注意事项:①A评分=体重评分+进食评分+症状评分+活动和身体功能评分。②体重评分,如下表所示,以1个月内的体重变化情况评分,没有1个月体重变化资料时,以6个月体重变化情况评分;2周内体重下降另记1分,无下降/增加为0分,两者相加为体重评分。③进食情况为多项选择,但是记分不做累加,取最高分。④症状为近两周内经常出现的症状,偶尔一次出现的症状不能作为选择,为多项选择,累计记分。⑤活动和身体功能为单项选择,选最符合项</td></tr>
<tr><td>1个月内体重下降情况</td><td>评分</td><td>6个月内体重下降情况</td><td>评分</td></tr>
<tr><td>≥10%</td><td>4分</td><td>≥20%</td><td>4分</td></tr>
<tr><td>5%~9.9%</td><td>3分</td><td>10%~19.9%</td><td>3分</td></tr>
<tr><td>3%~4.9%</td><td>2分</td><td>6%~9.9%</td><td>2分</td></tr>
<tr><td>2%~2.9%</td><td>1分</td><td>2%~5.9%</td><td>1分</td></tr>
<tr><td>0~1.9%</td><td>0分</td><td>0%~1.9%</td><td>0分</td></tr>
</table>

表12-5　疾病评分(B评分)

疾病分类	计分
癌症	1分
AIDS	1分
呼吸或心脏病恶病质	1分
出现压疮或开放性伤口或肠瘘	1分
创伤	1分
年龄超过65岁	1分
总分	

注意事项:①B评分为单项或多项选择,累计评分;②如果患者存在工作表中没有列出来的疾病,不予记分。

表12-6　应激评分(C评分)

应激因素	无(0分)	轻度应激(1分)	中度应激(2分)	重度应激(3分)
发热	无	37.2~38.3 ℃	38.3~38.8 ℃	>38.8 ℃

续表

应激因素	无 (0分)	轻度应激 (1分)	中度应激 (2分)	重度应激 (3分)
发热持续时间	无	<72 小时	72 小时	>72 小时
是否使用激素(如强的松)	无	低剂量(每日 < 10 mg 强的松或相当剂量的其他激素)	中剂量(每日 10 ~ 30 mg 强的松或相当剂量的其他激素)	大剂量(每日 > 30 mg 强的松或相当剂量的其他激素)
总分				

注意事项:①体温为评估时实测体温;②发热为本次调查时刻的体温,而不是病例体温单所记数据,如果调查时体温不高,即记录为无发热;③发热持续时间为本次发热已经持续的时间;④激素使用指因为本次发热而使用的激素,如果连续多日使用激素,取最大每日剂量。其他原因如结缔组织病使用激素,不作评估。

表 12-7 体格检查(D 评分)

项目			0分	1分	2分	3分
脂肪储备	眼眶脂肪垫	总体脂肪缺乏程度评分				
	三头肌皮褶厚度					
	下肋脂肪厚度					
肌肉状况	颞部(颞肌)	总体肌肉消耗评分				
	锁骨部位(胸部三角肌)					
	肩部(三角肌)					
	骨间肌肉					
	肩胛部(背阔肌、斜方肌、三角肌)					
	大腿(四头肌)					
	小腿(腓肠肌)					
液体状况	踝水肿	总体水肿程度评分				
	骶部水肿					
	腹水					
总分						

注意事项:①脂肪、肌肉及液体情况的评价为主观性评价,没有客观标准,以健康成人的情况比较来检查患者;②检查顺序从上到下,从头到脚;③脂肪、肌肉及液体状况项目记分按多数部位情况确定;④肌肉权重最大,以肌肉丢失得分为体格检查项目的最终得分。

通过 PG-SGA 定量评价将患者分为四类,以指导临床治疗(表 12-8)。

表 12－8　患者参与的主观全面整体评价

分值	营养状态	指导意义
0～1 分	营养良好	此时不需要干预措施，可直接进行抗肿瘤治疗(包括放疗、化疗、手术等)，治疗期间保持常规就诊及评价(住院患者 1 周复查 1 次)
2～3 分	可疑营养不良	由营养师、护士或医生进行患者或患者家庭教育，并可根据患者存在的症状和实验室检查结果，进行药物干预；营养教育的同时进行抗肿瘤治疗
4～8 分	中度营养不良	由营养师进行干预，并根据症状的严重程度，与医生和护士联合进行营养干预；在营养干预的同时，进行抗肿瘤治疗
≥9 分	重度营养不良	急需进行症状改善和(或)同时进行营养干预；先进行人工营养 1～2 周，继续营养治疗的同时，进行抗肿瘤治疗

(三)微型营养评定

微型营养评定(mini－nutritional assessment，MNA)是适用于老年患者的一种营养筛查和评估工具，包括 18 个部分，具有简单、可靠、快速等特点(表 12－9)。

表 12－9　微型营养评定表

筛查内容		得分
营养筛查	1. 既往 3 个月内有无由于食欲下降、消化问题、咀嚼或吞咽困难而摄食减少 0 分：食欲完全丧失 1 分：食欲中等程度下降 2 分：食欲正常	
	2. 近 3 个月内体重下降情况 0 分：>3 kg 1 分：1～3 kg 2 分：无体重下降 3 分：不知道	
	3. 活动能力 0 分：需卧床或长期坐立者 1 分：能不依赖床或椅子，但不能外出 2 分：能独立外出	
	4. 既往 3 个月内有无重大心理变化或急性疾病 0 分：有 1 分：无	
	5. 神经心理问题 0 分：严重智力减退或抑郁 1 分：轻度智力减退 2 分：无问题	

续表

筛查内容		得分
营养筛查	6. BMI(kg/m^2) 0 分:<19 1 分:19~21 2 分:21~23 3 分:>23	
	筛查分数(小计满分 14 分) >12 分表示正常(无营养不良危险性),无须以下评价 <11 分提示可能营养不良,请继续以下评价	
一般评估	7. 独立生活(无护理或不住院) 0 分:否 1 分:是	
	8. 每日应用处方药超过 3 种 0 分:是 1 分:否	
	9. 压疮或皮肤溃疡 0 分:是 1 分:否	
	10. 每日可以进食的完整餐数 0 分:1 餐 1 分:2 餐 2 分:3 餐	
	11. 蛋白质摄入情况 每日至少摄入一份奶制品 □是 □否 每周摄入 2 次或以上蛋类 □是 □否 每日摄入肉、鱼或家禽 □是 □否 0 分:0 个或 1 个“是” 0.5 分:2 个“是” 1.0 分:3 个“是”	
	12. 每日食用 2 份或 2 份以上蔬菜或水果 0 分:否 1 分:是	

续表

筛查内容		得分
一般评估	13. 每日饮水量（水、果汁、咖啡、茶、奶等） 0 分：<3 杯 0.5 分：3～5 杯 1.0 分：>5 杯	
一般评估	14. 进食能力 0 分：无法独立进食 1 分：独立进食稍有困难 2 分：完全独立进食	
一般评估	15. 自我评定营养状况 0 分：营养不良 1 分：不能确定 2 分：营养良好	
一般评估	16. 与同龄人相比，如何评价自己的健康状况 0 分：不太好 0.5 分：不知道 1 分：较好 2 分：好	
一般评估	17. 中臂围（cm） 0 分：<21 0.5 分：21～22 1.0 分：>22	
一般评估	18. 腓肠肌围（cm） 0 分：<31 1 分：≥31	
一般评估	一般评估分数（小计满分 16 分）	
MNA 评估	MNA 总分（量表总分 30 分）	
MNA 评估	MNA 分级标准： 总分 >24 分表示营养状况良好 总分 17～24 分为存在营养不良的危险 总分 <17 分明确为营养不良	

四、肠内营养制剂的选择与注意事项

存在营养风险和(或)营养不良、胃肠道功能尚在且能安全使用者,应首选肠内营养;能经口进食者,首选口服营养补充(ONS);无法经口进食,或饮食联合ONS无法达到60%能量目标者,可选择管饲肠内营养。

(一)肠内营养制剂的选择

可供使用的肠内营养制剂品种繁多,应根据患者疾病状态、代谢状态和人体营养素需求进行选择。

1. 氨基酸型、短肽型(要素型)肠内营养制剂

氨基酸制剂以左旋氨基酸为氮源,不需要消化即可直接或接近直接吸收,适用于肠功能严重障碍、不能耐受整蛋白和短肽类肠内营养制剂的患者。短肽类制剂氮源来自蛋白质的分解物,稍加消化即可完全吸收,适用于消化吸收功能有一定障碍或损害者。

2. 整蛋白型肠内营养制剂(非要素型)

整蛋白型肠内营养制剂的氮源是整蛋白或蛋白质游离物,等渗或近等渗,口感较好,刺激肠功能代偿作用较强,适用于有一定胃肠道功能或胃肠功能较好的患者,是应用最广泛的肠内营养制剂。大部分重症患者在启动肠内营养时建议使用整蛋白配方。

(1)平衡型:用于疾病状态下消化吸收功能正常或接近正常的患者,如烧伤、创伤、意识障碍、昏迷、营养不良的围手术期、肿瘤、有消化功能但不能正常进食者等。

(2)疾病型:①糖尿病用肠内营养制剂,有益于血糖控制,减轻胰岛素抵抗,减少胰岛素用量,更好地控制血糖;②肿瘤型肠内营养制剂,以各种营养素为基础,提高脂肪供能比(50%),富含ω-3脂肪酸,可改善食欲,维持体重和(或)肌肉量,且具有抗感染作用;③含免疫营养的肠内营养制剂,含精氨酸、ω-3脂肪酸和核苷酸等,降低术后并发症的发生率和术后住院天数,尤其适宜营养不良的肿瘤患者;④肾病用肠内营养制剂,含有8种必需氨基酸及肾功能损害时必需的组氨酸,可以使机体重新利用体内分解的尿素氮有助于合成体蛋白;⑤肝病用肠内营养制剂,富含支链氨基酸,芳香氨基酸含量低,有利于防止肝性脑病,改善肝性脑病症状和提供必需氨基酸;⑥其他类型,包括老年人适用型、儿童适用型、婴儿适用型等。

3. 组件型肠内营养制剂

组件型肠内营养制剂仅含某种或某类营养素,包括蛋白质组件、脂肪组件、糖类组件、维生素及矿物质组件。可作为平衡型肠内营养制剂的补充剂或强化剂,弥补疾病状态下使用平衡型肠内营养制剂的不平衡性。

(二)肠内营养常见并发症与注意事项

肠内营养是一种简便、安全、有效的营养支持方法,与肠外营养相比,具有并发症较少的优点。如果使用不当,也会发生并发症,增加患者痛苦且影响治疗效果。

1. 机械性并发症

机械性并发症与喂养管的质地、粗细及置管方法及部位有关,常见有鼻咽不适或损伤、食管损伤、喂养管堵塞、喂养管拔出困难、造口并发症等。

2. 胃肠道并发症

胃肠道并发症是肠内营养支持中最常见的并发症，也是影响临床肠内营养支持实施的主要障碍。

（1）恶心、呕吐：导致恶心、呕吐的原因有很多，主要原因是胃排空障碍。此时应减慢输注速度至20～25 mL/h，用促胃动力药物，患者耐受性改善后，逐步增加输注速度和量。监测胃内残余液体量，以间歇性滴注为宜。

（2）消化或吸收不良：指机体对脂肪、糖类、蛋白质、维生素、电解质、矿物质和水等的吸收障碍。实施肠内营养时，应严密监测患者情况，出现消化吸收不良症状，应改用肠外营养。

（3）腹泻：最常见的并发症。首先排除疾病或非营养药物性原因，继续肠内营养的情况下寻找腹泻原因而非停止肠内营养；使用连续恒温泵入式输注法；新鲜配制，无菌操作，避免污染；从小剂量、低浓度、低速度开始，逐步增加剂量；改用短肽配方和联合益生菌治疗；注意肛周及造口周围皮肤护理，避免腹部机械性刺激；必要时遵医嘱使用止泻剂；腹泻严重，则暂停肠内喂养，改用肠外营养支持。

（4）腹胀与肠痉挛：鉴别是否存在机械性或麻痹性肠梗阻，如果存在肠梗阻，应立即停止肠内营养，或通过调整肠内营养制剂、降低营养液浓度、减慢输注速度或注意营养液温度等来减轻或消除症状。

（5）便秘：导致便秘的原因有脱水、饮食不适当、进食过量的纤维、长时间卧床缺乏活动、肛门粪块嵌塞和肠梗阻等。

3. 代谢性并发症

肠内营养可出现多种代谢问题，包括水代谢异常、酸碱平衡紊乱、糖代谢异常、电解质和微量元素异常、维生素缺乏、必需脂肪酸缺乏和脏器功能异常等。与营养液的质量管理、监测系统是否完善有关。

4. 感染性并发症

感染性并发症主要与营养液误吸和营养液感染有关。

（1）吸入性肺炎：是最严重的并发症。防止胃内容物潴留及反流是主要措施。对高危患者需采取干预措施。①采用幽门后喂养；②若病情允许输注营养液时床头抬高30°～45°，鼻饲后半小时内保持半卧位，避免翻身叩背；③由间歇性改为持续喂养；④输注营养液时注意输注速度，营养液量、浓度，输注速度逐步递增；⑤及时检查和调整喂养管位置，防止喂养管卷曲或滑出至食管内；⑥经常检查胃潴留情况；⑦定期口腔护理；⑧使用促胃肠动力药物。

患者发生误吸时应立即处理。①立即停止鼻饲，取右侧卧位，头部放低，吸出气道内吸入物，并抽吸胃内容物，防止进一步反流；②鼓励并帮助患者咳出误吸的液体；③对于同时正常进食的患者尽早行支气管镜检查，清除食物颗粒；④改用肠外营养支持，输入一定量的白蛋白，减轻肺水肿；⑤呼吸功能严重损害时行机械通气支持；⑦应用抗生素防治肺部感染。

（2）营养液污染：营养液配制或治疗时细菌污染管道和营养液。处理方法为配制营养液前配液器具要严格消毒，输注营养液的管道应每 24 小时更换 1 次，管道的接头处应保持基本无菌状态。

5. 再喂养综合征

再喂养综合征是消耗状态下提供营养支持后出现的代谢、生理改变现象。最好的处理方法是预防，对于长期禁食的患者应在肠内营养开始前先纠正电解质缺乏和恢复循环血容量，能量摄入应从计划最大量的 50% 开始。营养支持从低剂量开始，循序渐进，同时密切监测水、电解质平衡及代谢反应。

五、肠外营养制剂的选择与注意事项

肠外营养适用于无法通过口服和(或)肠内途径满足营养需求的患者。肠外营养的输注途径有经外周静脉、经中心静脉、经外周中心静脉导管和置入式输液港。

(一)肠外营养制剂的选择

(1)氨基酸制剂：氨基酸构成肠外营养配方中的氮源，用于合成人体的蛋白质。常用的氨基酸有营养用氨基酸制剂、肝用氨基酸、肾用氨基酸及单一氨基酸制剂。临床选择应根据应用目的、病情、年龄等因素作为依据。作为机体的氮源，建议以足量的非蛋白质热卡供给为基础，避免浪费，推荐使用不含亚硫酸盐类抗氧化剂的复方氨基酸制剂以减少肝损害。

(2)脂肪乳制剂：含热量高，可为机体供能并提供必需脂肪酸，减少高糖输注相关的代谢性并发症；可提供人体必需脂肪酸和三酰甘油，特别适用于外周静脉营养，还可作为脂溶性维生素的载体，无利尿作用，也不会从尿液和粪便中丢失。

(3)糖类制剂：供静脉使用的糖的种类很多，如葡萄糖、果糖、转化糖、木糖醇、山梨醇、麦芽糖等。其中葡萄糖最符合生理需求，来源丰富、价廉且配伍禁忌少。葡萄糖、脂肪乳剂是肠外营养处方中主要的供能物质，重症患者肠外营养时需适当降低糖脂比，避免葡萄糖摄入过多而加重糖代谢紊乱，并在监测血糖的情况下应用胰岛素控制血糖。

(4)多种维生素和微量元素：对维持机体水、电解质和酸碱平衡，保持人体内环境稳定起着十分重要的作用，这些营养物质的添加应根据稳定性和相容性数据在无菌条件下完成。

(5)谷氨酰胺(Gln)双肽：肠外营养添加 Gln 双肽可维护肠黏膜屏障功能和免疫功能，减少感染性并发症，缩短住院时间。

(6)“全合一”肠外营养制剂：可减少代谢性并发症发生，降低相关感染风险，更符合机体生理代谢过程。对于需严格限制液体和电解质摄入、存在严重代谢紊乱、有特殊营养素和液体量需求的患者，建议给予院内配制的个体化肠外营养处方。

(二)肠外营养常见并发症及注意事项

(1)感染：多由于静脉导管、肠源性和配置过程污染导致。规范选择导管途径和标准化维护、尽可能恢复肠内喂养是预防感染的重要举措；预防性应用抗生素对预防导管相关感染无益。

(2)糖代谢紊乱：①高血糖和高渗性非酮症性昏迷预防与处理，输注前检查患者是否有糖尿病或胰腺手术，葡萄糖输注速度小于每分钟 5 mg/kg；定期监测血糖，发现异常升高立即处理;②低血糖的预防与处理,停止肠外营养时应逐渐减量,加强血糖监测,出现低血糖立即给予50% 葡萄糖 40 ~ 60 mL 静脉注射,或 10% 葡萄糖静脉滴注。

(3)肝功能异常:为减少肝功能损害的发生,应避免长时间过高热量及过量葡萄糖的摄入,适当调整肠外营养处方,尽早恢复肠内营养,密切监测肝功能变化。

(4)置管相关并发症:应避免空气栓塞、血栓形成,以及导管移位、静脉炎等的发生。

(5)再喂养综合征(见肠内营养常见并发症与注意事项)。

六、术后饮食选择与注意事项

结直肠癌术后初期患者的肠道功能会暂时性下降,肠道有一个缓慢恢复的过程,术后饮食除遵医嘱外,要遵循八字方针:循序渐进,少食多餐。从清流饮食—流质饮食—半流质饮食—软食—普通饮食;多次少量进食,有助于减轻肠道负担,促进食物的消化吸收。

七、术后饮食选择

1. 清流质饮食

食物为完全无渣、不产气、不含糖、不含奶、少油、少盐的液体状食物,以供应水分为主。例如,温水、过滤的米汤、无油无盐的清汤等。

2. 流质饮食

食物经煮烂、搅碎成液体状,或在口腔内能溶化为液体的食物,极易消化和吸收,只含少量纤维,不加任何刺激性的佐料。例如,米汤、面汤、去油肉汤、过滤的果汁或蔬菜汁、肠内营养粉等。

3. 半流质饮食

食物呈半流动状态,食物稀软,易消化,含粗纤维少、无强烈刺激。例如,米粥、软烂汤面、肉末、鸡蛋羹、蛋花汤、果泥、菜泥等。

4. 软食

食物是质软、易消化吸收、含粗纤维少、无强烈刺激、易咀嚼和吞咽的食物。与普通饮食结构相同,主要为固体状态。例如,软米饭、豆腐、煮烂的肉、蔬菜、面条、面片、馒头、抄手等。

5. 普通饮食

与健康成人的饮食结构相同,无特殊饮食禁忌,注意饮食的均衡和多样化,保证充足的主食和适当的蛋白质,适量增加新鲜蔬菜和水果的摄入量,避免辛辣、刺激、油腻、生冷及不易消化的食物,同时少油、少盐、少糖,戒烟限酒。

第二节　结直肠癌体能康复

体力活动(physical activity,PA)指任何由骨骼肌产生的导致热量消耗的身体活动。世界卫生组织将其分为职业性体力活动、交通行程性体力活动、闲暇时间体力活动及家务性体力活动四个方面。其中我们日常所说的运动、锻炼属于闲暇时间体力活动。

体力活动作为一项非药物疗法是改善结直肠癌患者生存质量的重要方式，适当的体力活动可加速患者术后功能恢复，改善患者因放疗、化疗引起的癌因性疲乏等症状，在一定程度上能够改善患者的生存质量，降低死亡风险等。《美国人身体活动指南(2018)》(第 2 版)指出恶性肿瘤生存者每周至少参与 150 ~ 300 分钟的中等强度有氧运动，或 75 ~ 150 分钟较大强度的有氧运动，每周至少 2 天进行抗阻运动，在进行有氧运动和抗阻运动时，结合平衡能力和柔韧性运动。在诊断早期，足够的和规律的体力活动对结直肠癌患者的生存有积极的影响，可降低 26% ~ 69% 的肿瘤特异性死亡风险。因此，体力活动在一定程度上可以改善癌症患者的预后，并对癌症患者的生存产生了积极的影响。

然而，由于肿瘤本身及其治疗的相关不良反应会导致患者机体严重受损，机体脆弱性增加，从而降低患者的体力活动水平。因此，大多数患者在术后存在低水平体力活动和高水平久坐行为。研究表明，78.2% 的结直肠癌化疗患者存在体力活动不足，65.7% 的结直肠癌永久性造口患者在术后半年均处于绞低水平的体力活动。还有研究显示，82% 结直肠癌患者缺乏体育锻炼，体力活动水平普遍较低，体力活动开展并不理想。

一、体力活动水平测量方法及工具

（一）主观测量法

主观测量法是目前研究中运用较为广泛的测量方法，通过量表或问卷来调查患者在一段时间内的体力活动状况，具有适用范围广、通用性强和成本较低的特点，常将其运用在大样本的研究调查中。但在调查时需要患者对过去情况进行回忆，存在主观性和信息不准确的问题，结果可能出现回忆性偏差。常用的调查工具主要如下。

1. 国际体力活动问卷

国际体力活动问卷(international physical activity questionnaire，IPAQ)由国际体力活动测量工作组于 2001 年制定而成，用于评估患者最近一周的体力活动状况。根据体力活动的强度(步行、中等强度和高强度)为体力活动赋 MET 值，并根据各项活动持续的时间计算能量消耗，以 MET - minutes/week 作为最终的评价指标。该问卷由长问卷(包括工作、交通行程、家务、运动锻炼 4 类体力活动和静坐时间 5 个部分)和短问卷(7 个问题)组成。其英文版已经在 12 个国家进行了相关的研究，具有良好的信效度。

2. 癌症患者体力活动测定量表

癌症患者体力活动测定量表(EPIC physical activity questionnaire，EPIC - PAQ)用于评价癌症患者体力活动状况的自评式问卷。2017 年亢东琴等对其进行了翻译汉化，并在大肠癌患者中进行了验证。该量表包括职业性体力活动、家务性体力活动、闲暇时间体力活动 3 个维度，共 9 个条目，需要调查对象回忆过去 1 年典型 1 周的体力活动状况(表 12 - 10)。

表 12－10　癌症患者体力活动测定量表

1. 工作

您工作中包含的体力活动类型及活动量。在以下 4 种工作类型中，请选择最符合您目前工作状态的类型：

□久坐工作________

工作需大多数时间保持静坐（如坐办公室）

□久站工作________

工作需长时间保持站立或行走，但是不需要消耗大量体力（如售货员、理发师、警卫等）

□轻体力活动________

主要是一些消耗体力的工作，包括移动重物和使用工具（如管道工、电工、木匠等）

□重体力工作________

非常剧烈的体力活动，包括搬运重物（如码头工人、矿工、砖瓦匠、建筑工人等）

2. 在过去 1 年的典型 1 周里，您通常每周会花费多长时间做以下各种体力活动？

（1）步行，包括步行去上班、购物及闲逛

夏天________小时/周

冬天________小时/周

（2）骑车，包括骑车去工作、购物及骑车闲逛

夏天________小时/周

冬天________小时/周

（3）庭院劳作

夏天________小时/周

冬天________小时/周

（4）在家自己动手做的活动

________小时/周

（5）运动锻炼，包括健身、有氧运动、游泳、慢跑、网球等

夏天________小时/周

冬天________小时/周

（5）做家务活，包括扫地、洗衣、做饭、照料孩子等

________小时/周

3. 在过去 1 年的典型 1 周里，您参加过哪些足以导致出汗或心跳加速的剧烈体力活动吗？

否________　　是________

如果回答“是”，您每周参加剧烈活动总的时间是多少小时？

________小时/周

在过去 1 年的典型 1 周里，您每天爬几层楼？

________层/天

3. Godin 休闲运动调查问卷

Godin 休闲运动调查问卷(godin leisure time exercise questionnaire,GLTEQ)是专门针对闲暇时间体力活动的调查问卷,能够很好地识别闲暇时间不活动者,该问卷一共有 3 个问题。其中,将剧烈运动的次数设为 a 值,适度运动的次数设为 b 值,轻度运动的次数设为 c 值。Godin 休闲运动调查问卷将体育锻炼分数作为观测指标,其计算公式为 $9a+5b+3c$。该问卷中的一些体育活动项目并不属于我国常见的运动项目,因此该问卷在国外运用较多(表 12－11)。

表 12－11　Godin 休闲运动调查问卷

一周 7 天内,在下列运动中,您平均多少次超过 15 分钟? 请在每条横线上写出次数
1. 剧烈运动(心跳快速) (如跑步、慢跑、曲棍球、足球、壁球、越野滑雪、柔道、滑旱冰、快速游泳、快速长途骑自行车) 每周________次
2. 适度运动(并不令人筋疲力尽) (如竞走、棒球、网球、慢骑自行车、排球、羽毛球、轻松游泳、高山滑雪、流行舞蹈和民族舞蹈) 每周________次
3. 轻度运动(最省力气) (如瑜伽、射箭、钓鱼、保龄球、掷马蹄铁、高尔夫、摩托雪橇、慢走) 每周________次

4. 人类活动概况量表

Fix 和 Daughton 于 1988 年编制了人类活动概况量表(human activity profile,HAP),该量表主要用于评估研究对象的体力活动能力,HAP 可分为活动类型子量表和肌群使用子量表,活动类型子量表包括自理、个人/家务、娱乐/社交、独立锻炼 4 个维度,肌群使用子量表包括上肢活动强度、下肢活动强度、背部活动强度、起立/坐卧 4 个维度,共 94 个条目(表 12－12)。

表 12－12　人类活动概况量表

活动内容	仍然在做	已经停止	从未做过
1. 坐入椅子、从椅子中站起来或上床下床(无人协助)			
2. 听收音机、看电视			
3. 阅读书籍、杂志或报纸			
4. 书写(信件、笔记)			
5. 在写字台或桌子上工作			
6. 站立(超过 1 分钟)			
7. 站立(超过 5 分钟)			
8. 穿衣或脱衣(无人协助)			
9. 从抽屉或衣柜中拿衣服			
10. 上车或下车(无人协助)			

续表

活动内容	仍然在做	已经停止	从未做过
11. 到餐馆吃饭			
12. 下棋/打麻将/打牌			
13. 洗盆浴（无人协助）			
14. 穿鞋、穿袜（无人协助）			
15. 去看电影、看戏或参加体育活动			
16. 行走 30 m（中途需要休息）			
17. 行走 30 m（中途不休息）			
18. 穿衣/脱衣（中途不休息）			
19. 乘公交车、地铁或自己驾驶（≤160 km）			
20. 乘公交车、地铁或自己驾驶（>160 km）			
21. 自己做饭			
22. 洗碗或擦干碗碟			
23. 把食物、杂物放到橱柜或架子上			
24. 熨烫或折叠衣服			
25. 擦家具/给家具除尘			
26. 洗淋浴			
27. 爬 6 级台阶（中途需要休息）			
28. 爬 6 级台阶（中途不休息）			
29. 爬 9 级台阶（中途需要休息）			
30. 爬 12 级台阶（中途需要休息）			
31. 在水平地面步行 65 m（中途需要休息）			
32. 在水平地面步行 65 m（中途不休息）			
33. 铺床（不换床单）			
34. 清洁窗户			
35. 跪下或蹲下做轻活			
36. 拿很轻的杂物			
37. 爬 9 级台阶（中途不休息）			
38. 爬 12 级台阶（中途不休息）			
39. 上坡走 65 m（中途需要休息）			
40. 上坡走 65 m（中途不休息）			
41. 购物（自己进行）			
42. 洗衣服（自己进行）			

续表

活动内容	仍然在做	已经停止	从未做过
43. 在水平地面步行 130 m(中途需要休息)			
44. 在水平地面步行 270 m(中途需要休息)			
45. 在水平地面步行 130 m(中途不休息)			
46. 在水平地面步行 270 m(中途不休息)			
47. 拖地板或擦洗墙壁			
48. 铺床(换床单)			
49. 扫地(中途需要休息)			
50. 扫地(5 分钟且中途不休息)			
51. 拿一个大箱子或打保龄球			
52. 地毯吸尘			
53. 地毯吸尘(5 分钟且中途不休息)			
54. 刷油漆(室内/室外)			
55. 在水平地面步行 800 m(中途需要休息)			
56. 在水平地面步行 800 m(中途不休息)			
57. 拿出垃圾			
58. 拿较重的杂物			
59. 爬 24 级台阶(中途需要休息)			
60. 爬 36 级台阶(中途需要休息)			
61. 爬 24 级台阶(中途不休息)			
62. 爬 36 级台阶(中途不休息)			
63. 步行 1.6 km(中途需要休息)			
64. 步行 1.6 km(中途不休息)			
65. 跑 100 m 或打篮球			
66. 跳交谊舞			
67. 做健身操或跳有氧健身操(5 分钟且中途不休息)			
68. 种花、除草			
69. 步行 3.2 km(中途需要休息)			
70. 步行 3.2 km(中途不休息)			
71. 爬 50 级台阶(中途需要休息)			
72. 铲、挖			
73. 铲、挖(5 分钟且中途不休息)			
74. 爬 50 级台阶(中途不休息)			

续表

活动内容	仍然在做	已经停止	从未做过
75. 步行 4.8 km(中途需要休息)			
76. 步行 4.8 km(中途不休息)			
77. 游泳 23 m(中途需要休息)			
78. 游泳 23 m(中途不休息)			
79. 骑自行车 1.6 km(中途需要休息)			
80. 骑自行车 3.2 km(中途需要休息)			
81. 骑自行车 1.6 km(中途不休息)			
82. 骑自行车 3.2 km(中途不休息)			
83. 跑 400 m(中途需要休息)			
84. 跑 800 m(中途需要休息)			
85. 打网球			
86. 打篮球(比赛)			
87. 跑 400 m(中途不休息)			
88. 跑 800 m(中途不休息)			
89. 跑 1.6 km			
90. 跑 3.2 km			
91. 跑 4.8 km			
92. 在 12 分钟或更短时间跑 1.6 km			
93. 在 20 分钟或更短时间跑 3.2 km			
94. 在 30 分钟或更短时间跑 4.8 km			

(二)客观测量法

客观测量法是通过运动测试和可穿戴设备等方法测量个体的体力活动水平。运动测试时需要考虑患者本身的身体状况,适用于经医学筛查可进行运动测试的恶性肿瘤患者,若患者身体情况较差或存在某些测试的禁忌证时则无法进行运动测试。常用的运动测试方法主要有6分钟步行实验、起立行走测试和坐立测试。目前使用较多的客观测量工具主要是可穿戴设备,包括计步器和加速度计。计步器便宜实用,使用便捷,能够客观地反映身体活动量还可以指导监督人们参与体力活动。但不能记录非步伐状态下的体力活动,如骑车。加速度计与计步器相比的优势在于,能够有效检测身体活动持续时间、频率和强度,还可以识别个体的久坐时间和睡眠状态。但都无法测量无位移的运动、等张运动和上肢及头部的运动,也无法提供运动强度的信息。

二、结直肠癌患者体力活动影响因素

（一）社会人口学因素

1. 年龄

随着年龄的增长，机体合成蛋白质和肌肉的能力均逐渐下降，进而导致肌肉力量和肌肉质量的减少，从而对体力活动水平造成一定的影响。同时，年龄越大合并其他慢性疾病的概率越高，脏器功能衰退，也会降低患者的体力活动水平。研究表明，年龄越高的结直肠癌患者体力活动水平越低，55～74岁的结直肠癌患者比年龄高于75岁的患者每周体力活动时间平均多3.34个小时。

2. 性别

性别对结直肠癌患者的体力活动具有一定的影响。在不同的研究中，有不同的研究结论。有的研究表明男性达到推荐活动量是女性的4.441倍，主要是因为男性身强体壮，体能较好，平时主要以中高强度的体力活动为主，在闲暇时间会更积极地参加体力活动。而有的研究指出，男性患者比女性患者体力活动未达标的风险更高，可能的原因是男女性家务劳动分工不同，女性会做更多的家务劳动，而家务劳动多属于中等强度体力活动。

3. 文化程度

文化程度也是影响患者体力活动的因素之一，可以直接影响患者的运动益处/障碍感知，而间接影响患者的体力活动，文化程度较高的结直肠癌患者对自身的健康状态更加关注，对体力活动有更加正确的认识，并积极地参与到体力活动中去。

4. 工作状况

职业性体力活动是体力活动的一部分。脑力劳动为主的工作方式，多以久坐为主，将会直接影响患者的体力活动水平。同时，不同职业的患者体力活动水平会有差异，非在职患者有更多的闲暇时间进行体力活动。因此，工作状况对患者体力活动的影响是积极的还是消极的，需要对患者工作内容进行详细的了解和分析。

（二）肠造口手术

进行造口术的结直肠癌患者因排便方式及身体形象的改变，影响其日常生活、工作和活动范围，进而会降低体力活动水平。

（三）疾病因素

由于疾病本身、手术和治疗相关的不良反应，结直肠癌患者常出现躯体功能和社会心理功能障碍，在一定程度上会影响患者的体力活动。

（四）自我效能感

自我效能感指个体对自己实施某个具体行为或产生一定结果所需行为的能力预期。研究表明，自我效能感越高的患者，其体力活动水平越高。结直肠癌患者不仅要面对与癌症疾病和治疗相关的身心损伤，有造口的患者还需要面对造口带来的诸多不便，这些因素往往会限制患者的社会活动和体力活动。自我效能感高的患者会以更积极的态度去面对疾病带来的问题和困扰,能够更加快速的接受疾病和适应疾病,更早的进行功能锻炼,回归社会生活。

三、推荐的锻炼方式

(一)有氧运动

有氧运动也称为耐力运动,指身体大肌群有节奏的、较长时间的身体运动,被认为是对抗癌症恶病质最有效的方法之一,它能够改善心肺功能和优化人体的代谢功能,从而改善患者的预后。有氧运动包括步行、快走、跑步、跳广场舞、打太极拳、骑自行车和游泳等。建议运动频率为每周3~5天,150分钟的中等强度或75分钟的高强度有氧运动,运动前后要有5~10分钟的预热和恢复性的低强度有氧锻炼。步行锻炼具有方式简单、强度低、不受时间和空间的限制的优点,是结直肠癌患者术后早期锻炼的最佳选择。

(二)抗阻运动

抗阻运动指人体调动身体的骨骼肌收缩拮抗自身或外界阻力的运动方式。抗阻运动的负荷远高于有氧运动,具有强度大、持续时间短等特点,因而能够增加癌症生存者的肌肉力量。抗阻运动的运动方式主要有克服自身体重完成的运动(如深蹲、弓箭步、仰卧起坐等)和利用自由器材(如弹力带、杠铃、哑铃或固定器械)。运动频率为每周2~3天,每天至少1组,每组8~12次,从低强度开始,小幅度的增加。

(三)有氧运动结合抗阻运动

有氧运动主要维持或提高心肺功能,优化人体代谢功能,而对于肌肉的作用相对较小。因此,有氧运动联合抗阻运动可结合二者的优点,有效规避单独一类运动模式的不足。

(四)柔韧性运动

柔韧性运动是以增加肌肉柔韧性和关节活动度的一项缓慢、柔和、有节奏的运动,常在有氧运动或抗阻运动前后作为放松运动进行。主要的运动形式有弓箭步压腿、后拉腿、正侧压腿等。运动频率为每周2~3天,在可以忍受的情况下在关节活动范围内活动。

四、体力活动中的注意事项

(1)正在接受系统治疗的患者,可以做一些日常生活中的体力活动,如一些力所能及的家务。

(2)患者应选择较为缓和的运动方式,不适合较为剧烈的运动方式。

(3)有氧运动对早期肿瘤患者有益,但不适合已经产生恶病质且预期生存期很短的患者。

(4)对于术后有造口的患者,在进行运动之前应该清空造口袋。为了避免增加发生造口旁疝的风险,抗阻运动应该从低阻力开始,并在有监督的情况下缓慢进行,避免任何可能会导致腹内压增大的动作。对于接受回肠造口术的患者脱水的发生风险增加,应掌握保持最佳水合作用的方法,以确保维持良好的身体水分平衡和健康状态。

(5)由于疾病本身及治疗相关因素,90%以上的患者会经历癌因性疲乏,这会限制患者的体力活动能力,但也应该避免体力活动不足。有氧运动是对抗癌因性疲乏最好的方式之一,轻中度强度的体力活动可以减轻疲乏，但剧烈强度的体力活动可能会加重病情。

(6)骨转移的患者要注意骨折风险，应该避免撞击性运动并降低运动强度和减少每一次运动的时间。

第三节　排便功能康复

术后胃肠功能障碍(postoperative gastrointestinal dysfunction，POGD)是继发于手术、创伤、休克及其他全身性病变的一种胃肠道急性病理生理改变，以胃肠道黏膜损害、屏障功能破坏以及胃肠道运动障碍为主要特征。临床上 POGD 可表现为恶心、呕吐、腹胀、排气或排便延迟、肠梗阻、消化道出血，甚至可引起肠源性感染及继发性多器官功能障碍。术后肠梗阻在结直肠癌术后患者中尤其常见(高达 25% 的结肠切除术患者可见排便障碍)，其病理机制涉及神经、内分泌和药物因素等，可导致营养不良、脱水、电解质失衡、吸入性肺炎和潜在的严重并发症。

一、排便功能评估量表

(一)肛门失禁量表

肛门失禁量表(Wexner 失禁量表)是用于评估患者排便困难的程度，是低位直肠癌经括约肌间切除术后肛门功能评价最常用的量表，该量表共 5 个项目(从不：既往 4 周内未发生；偶尔：既往 4 周内发生过 1 次；有时：既往 4 周内发生至少 1 次但少于 1 次/周；经常：既往 4 周每周大于 1 次或以上；总是：既往 4 周每日 1 次或以上)(表 12－13)。

表 12－13　肛门失禁量表

变量	从不	偶尔	有时	经常	总是	得分
排气	0 分	1 分	2 分	3 分	4 分	
稀便	0 分	1 分	2 分	3 分	4 分	
固体便	0 分	1 分	2 分	3 分	4 分	
护垫	0 分	1 分	2 分	3 分	4 分	
生活方式改变	0 分	1 分	2 分	3 分	4 分	
总分						

(1)评分标准：总分为各项分数之和，分值范围为 0～20 分，0 分为正常，分数越高失禁程度越严重，评分 >9 分表示生活质量严重受损，20 分为完全失禁。

(2)存在问题：该量表更注重的是患者对失禁的一种主观体验，患者记录的大便失禁发作次数和严重程度可能有助于临床医生来判断病情严重程度，但是通过症状频次对评估内容赋予相同权重的评分，可能会出现评分和症状相互矛盾的问题，导致可能无法真实、全面反映肛门控制大便的情况。

(二)胃肠道症状评定量表

胃肠道症状评定量表(gastrointestinal symptom rating scale，GSRS)是用于评估胃肠道症状

的量表,共有5个维度15个问题(表12－14)。

表12－14 胃肠道症状评定量表

评定内容	评分
1. 腹痛(身体不适、疼痛的主观感觉,据程度、频率、疼痛时间、缓解因素和社会活动影响评分) 0分:无疼痛或一过性疼痛 1分:偶尔疼痛,疼痛会影响部分社会活动 2分:疼痛时间延长,需要治疗,并且影响很多社会活动 3分:严重疼痛,影响所有社会活动	
2. 胃灼热(表现为胸骨后不适或烧灼感,根据程度、频率、疼痛时间、缓解因素和社会活动影响评分) 0分:无或一过性胃灼热 1分:偶发的短暂胃灼热 2分:频发的长时间不适,需要治疗缓解 3分:持续的不适,只能通过抗酸药物获得短暂缓解	
3. 胃酸反流(表现为突然发生的胃酸反流,根据程度、频率、疼痛时间、缓解因素和社会活动影响评分) 0分:无或短暂反流 1分:偶发的令人反感的反流 2分:每天反流1~2次,需要治疗缓解 3分:每天反流数次,抗酸药治疗只能短暂缓解或不明显缓解	
4. 上腹部紧抽感(表现为可经进食或抗酸药缓解的上腹部紧抽感,如果不能进食或服药,抽吸感进展为疼痛,根据程度、频率、疼痛时间、缓解因素和社会活动影响评分) 0分:无或一过性抽吸感 1分:偶发的短暂不适,两餐之间无须食物或抗酸药物缓解 2分:时间延长,频率增加的不适感,两餐之间需要食物或抗酸药物缓解 3分:持续的不适,频繁需要食物或抗酸药物	
5. 恶心、呕吐(代表恶心和由恶心加重到呕吐,根据程度、频率、疼痛时间、缓解因素和社会活动影响评分) 0分:无恶心 1分:偶发的短暂不适 2分:频发的长时间恶心,无呕吐 3分:持续的恶心,频繁的呕吐	
6. 腹鸣(表现为腹部的隆隆声,根据程度、频率、疼痛时间、缓解因素和社会活动影响评分) 0分:无或一过性腹鸣 1分:短暂偶发的腹鸣不适 2分:频发的长时间腹鸣,可以通过活动控制不影响社会活动 3分:持续的腹鸣,严重影响社会活动	

续表

评定内容	评分
7. 腹胀(表现为腹部膨胀,根据程度、频率、疼痛时间、缓解因素和社会活动影响评分) 0 分:无或一过性腹胀 1 分:短暂偶发的腹胀 2 分:频发的长时间腹胀,可以通过调整着装控制 3 分:持续腹胀,严重影响社会活动	
8. 嗳气(根据程度、频率、疼痛时间、缓解因素和社会活动影响评分) 0 分:无或一过性的嗳气 1 分:偶尔发生的令人反感的嗳气 2 分:频发的嗳气影响部分社会活动 3 分:频发的嗳气严重影响社会活动	
9. 排气增多(根据程度、频率、疼痛时间、缓解因素和社会活动影响评分) 0 分:排气没有增加 1 分:短暂偶发的不适 2 分:频发的时间延长不适,影响部分社会活动 3 分:发作次数增加,严重影响社会活动	
10. 排便减少(根据程度、频率、疼痛时间、缓解因素和社会活动影响评分) 0 分:每天 1 次 1 分:每 3 天 1 次 2 分:每 5 天 1 次 3 分:每 7 天 1 次或更少	
11. 排便增多(根据程度、频率、疼痛时间、缓解因素和社会活动影响评分) 0 分:每天 1 次 1 分:每天 3 次 2 分:每天 5 次 3 分:每天 7 次或更多	
12. 稀便(根据程度、频率、疼痛时间、缓解因素和社会活动影响评分) 0 分:标准稠度 1 分:略稀 2 分:糊状的 3 分:水样的	
13. 硬粪(根据程度、频率、疼痛时间、缓解因素和社会活动影响评分) 0 分:标准稠度 1 分:略硬 2 分:硬粪 3 分:硬粪且分节,偶尔与腹泻混合	

续表

评定内容	评分
14. 排便紧迫感(表现为排便紧迫感,不能控制排便的感觉,根据程度、频率、疼痛时间、缓解因素和社会活动影响评分) 0分:正常控制 1分:偶有排便紧迫感 2分:频繁的排便紧迫感,突然需要如厕的感觉,影响社会活动 3分:便失禁	
15. 排便不尽感(表现为排便用力或排便不尽感,根据程度、频率、疼痛时间、缓解因素和社会活动影响评分) 0分:无排便不尽感或费力感 1分:偶有排便困难,偶有排便不尽感 2分:明确有排便困难,通常伴有排便不尽感 3分:排便极度困难,通常感觉排便不尽	
总分	

该量表在有胃肠道症状的普遍人群中具有较高的测量性能,其信度、效度良好,适用于疾病治疗效果评价,但是存在适用人群不明确的问题,只能用于区分患者和健康人群,衡量症状的严重程度,无法区分疾病类型,也不能作为诊断标准。

(三)生命质量测定量表

生命质量测定量表(QLQ－C30)是欧洲癌症研究和治疗组织(EORTC)研究的用于所有癌症患者的生活质量评估,由30个条目组成,分为15个维度,即5个功能维度(躯体、角色、认知、情绪和社会功能)、3个症状维度(疲劳、疼痛、恶心呕吐)、1个总体健康状况维度和6个单一条目(每个条目作为一个维度)(表12－15)。

表12－15　生命质量测定量表

序号	评估内容	没有(1分)	稍有(2分)	较多(3分)	很多(4分)
在过去一周内有没有以下症状					
1	当您做一些费力的工作时,如搬运重的购物袋或行李箱,是否感到困难?				
2	长途旅行您是否感到困难?				
3	在室外短途散步,您是否感到困难?				
4	您是否在日间大部分时间需卧在床上或躺在椅子上?				
5	您是否需要别人协助吃饭、穿衣、洗澡或上厕所?				
6	您是否觉得您的工作或日常生活受到限制?				
7	您是否觉得您喜欢的或其他的闲暇活动受到限制?				
8	您有过气促吗?				
9	您有疼痛感吗?				

续表

序号	评估内容	没有 (1分)	稍有 (2分)	较多 (3分)	很多 (4分)
10	您曾需要休息吗?				
11	您难以睡眠吗?				
12	您曾感到虚弱吗?				
13	您曾感到缺乏食欲吗?				
14	您曾感到恶心吗?				
15	您曾有呕吐吗?				
16	您曾有便秘吗?				
17	您曾有腹泻吗?				
18	您感到疲乏吗?				
19	疼痛妨碍您的日常活动吗?				
20	您难以集中精力做事吗,如看报纸或看电视?				
21	您曾感到紧张吗?				
22	您有担心吗?				
23	您感到易怒吗?				
24	您感到压抑吗?				
25	您感到记事困难吗?				
26	您的身体状况或医疗状况妨碍了您的家庭生活吗?				
27	您的身体状况或医疗状况妨碍了您的社交活动吗?				
28	您的身体状况或医疗问题导致您经济困难吗?				
29	您怎样评价过去一周内的总体健康情况?				
30	您怎样评价过去一周内的总体生命质量?				

(1)评分标准:功能领域和总体健康状况领域得分越高,表示功能状况或总体健康状况越好,症状领域得分越高,表明生活质量越差。其中,第29、30条目由差到好记分为1~7分,其余各个条目记分1~4分,各个领域所包含的条目得分相加再除以所包含的条目数即为该领域的得分即粗分(raw socre,RS),即 $RS=(Q_1+Q_2+Q_3+\cdots+Q_n)/n$。采用极差化方法将粗分转化为0~100内取值的标准化得分(standard score,SS),具体转化公式为:功能领域,$SS=[1-(RS-1)/R]\times100$;症状领域,$SS=[(RS-1)/R]\times100$(R 为各领域或条目的得分全距)最终生活质量总评分 $=SS$(功能领域+总体健康状况)$-SS$(症状领域+6个单项)。

(2)存在的问题:该量表已为多个国家使用,对肿瘤患者具有较高的信效度和内部一致性,但作为通用量表,其对于失禁患者缺乏特异性,区分效度和敏感度变化也未得到证实。

(四)改良生命质量测定量表

改良生命质量测定(QLQ-CR38)量表是关于结直肠癌的特异性量表,用于结直肠癌患者生活质量评估,其包括4个功能维度(7个条目)和8个症状维度(31个条目)(表12-16)。

表 12－16 改良生命质量测定量表

序号	评估内容	没有（1 分）	稍有（2 分）	较多（3 分）	很多（4 分）
请对过去一周内是否出现以下情况据实回答					
1	您白天有小便频繁吗?				
2	您夜间有小便频繁吗?				
3	您小便时疼痛吗?				
4	您腹胀吗?				
5	您腹痛吗?				
6	您会阴部疼痛吗?				
7	您因胃肠气胀而烦恼吗?				
8	您打嗝吗?				
9	您体重减轻了吗?				
10	您口干吗?				
11	由于疾病或治疗,您头发稀疏或无光泽吗?				
12	食物和饮料的味道与平常有不同吗?				
13	由于疾病或治疗,您感到外形上的吸引力减少了吗?				
14	由于疾病或治疗,您感到女性或男性的魅力减弱了吗?				
15	您对自己的形象不满意吗?				
16	您为自己将来的健康担心吗?				
在过去的四周内		没有（1 分）	有一点（2 分）	有些（3 分）	非常（4 分）
17	您对性生活有多大兴趣?				
18	您性生活的主动性强吗(伴有或不伴有性交)?				
19	如果您有性生活回答此问题:性生活给您带来多大程度的快乐?				
在过去的一周内		没有（1 分）	有一点（2 分）	有些（3 分）	非常（4 分）
男性回答 20～21 题					
20	您对达到或维持阴茎勃起有困难吗?				
21	您射精有问题吗(比如:所谓的“干射精”)?				
女性回答 22～24 题					
22	您性交时阴道干燥吗?				
23	您性交时有疼痛吗?				
24	您腹部有结肠造口吗?				

续表

在过去的一周内		没有（1分）	有一点（2分）	有些（3分）	非常（4分）
请没有结肠造口的患者回答25～31题					
25	您白天大便频繁吗？				
26	您夜间大便频繁吗？				
27	您感到大便急而实际上没有大便吗？				
28	您有大便失禁吗？				
29	您大便带血吗？				
30	您排大便困难吗？				
31	您排大便疼痛吗？				
请有结肠造口的患者回答32～38题					
32	您害怕别人听到您有腹壁人工肛门吗？				
33	您害怕别人闻到您大便的气味吗？				
34	您担心您的人工肛门可能有泄漏吗？				
35	您照顾您的人工肛门有困难吗？				
36	您人工肛门周围的皮肤发炎了吗？				
37	您因您的人工肛门感到尴尬吗？				
38	您因人工肛门感到身体的完整性减少了吗？				

（1）评分标准：除第24个条目外，每个条目评分赋予1～4分，各个维度所包含的条目得分相加再除以所包含的条目数即为该领域的得分为粗分，即 $RS=(Q_1+Q_2+Q_3+\cdots+Q_n)/n$，采用极差化方法将粗分转化为0～100内取值的标准化得分，功能领域得分越高即表示功能状况或总体健康状况越好，症状领域得分越高表明症状领域问题越严重。

（2）存在问题：该量表作为结直肠癌患者生活质量评估的特异性工具，在临床中有良好的信效度。但该量表涉及性方面等隐私问题多，导致问卷回收率低，数据部分丢失。此外，因该表常与其他量表联用，导致条目数量增加，患者花费时间延长，致使部分患者配合度不高。

（五）造口适应量表

造口适应量表（ostomy adjustment scale，OAS）用于评估肠造口术后患者对造口的适应情况（表12－17）。

表12－17　造口适应量表

序号	评估内容	极不同意（1分）	很不同意（2分）	稍不同意（3分）	稍同意（4分）	很同意（5分）	极同意（6分）
1	虽然有造口，我仍能很好生活						
2	虽然有造口，我仍能正常生活						

续表

序号	评估内容	极不同意（1分）	很不同意（2分）	稍不同意（3分）	稍同意（4分）	很同意（5分）	极同意（6分）
3	如果没有造口，我可以干更多事						
4	虽然有造口，但我觉得随时都可以自由旅行						
5	造口手术后，我觉得有足够的信心参加体育和健身活动						
6	因肠造口的存在，我发现自己减少了一些不必要的活动						
7	造口手术后，我可以干更多的工作						
8	造口手术后，若健康状况良好，我感到享受性生活并不难						
9	由于造口，我有时感到缺乏自信						
10	我对自己的造口感到羞愧，我觉得它是我身心的不足						
11	造口手术后，面对没有造口或健康的朋友，我有时感到很痛苦						
12	我的自尊没受造口的影响						
13	我觉得造口是“脏”的或不干净的						
14	为了避免产生异味，我会尽快离开洗手间						
15	我对自己的身体外表和造口满意						
16	有时我觉得造口是对我的一种惩罚						
17	当意识到要终生戴着肠造口生活时，我感到压抑						
18	我能与医生讨论有关造口中最难堪的事						
19	当与医生谈到我的造口时，我总是在抱怨						
20	我避免告诉我的医生造口的变化以及它的功能改变						
21	我觉得已被很好地告知有关造口的信息及如何护理						
22	我相信我已知道如何正确处理我的造口						
23	自从手术后，我感到我比其他人更容易得病						
24	我发现自己总担心手术不能治愈我的病						
25	我比以前更怕孤独						
26	我为我的造口感到羞愧，好像它是见不得人的事						

续表

序号	评估内容	极不同意（1分）	很不同意（2分）	稍不同意（3分）	稍同意（4分）	很同意（5分）	极同意（6分）
27	由于我的造口，我感到我不再像以前那样性感						
28	现在，我能对造口引起的尴尬一笑置之						
29	我几乎忘了我有造口，已不在乎						
30	我担心正常性生活时会出现某些尴尬的事						
31	我想当其他人知道我的造口后，他们可能感到尴尬						
32	在公共场所时，我确信我可以依靠我的造口用具						
33	我的手术使我明白什么是我生命中最重要的事						
34	我的造口提醒我，能够行手术治疗是多么幸运						

（1）评分标准：每个问题分别赋予1～6分，根据总分以及3个维度的评分程度，分为不适应、低度适应、中度适应、高度适应，量表总分为34～204分，得分越高代表患者对术后造口适应水平越好。

（2）存在问题：该量表对术后患者对造口适应水平的测量具有特异性，能够较好的评估患者术后生理、心理及社会适应水平，但是对于回肠代膀胱造口、泌尿造口等患者的适应水平测量缺乏针对性。

（六）低位直肠前切除综合征评分量表

低位直肠前切除综合征（LARS）评分量表用于直肠癌患者直肠前切综合征的初步筛查工具，共包含5个条目，包括气体失禁、稀便失禁、排便次数、里急后重和排便急迫感的内容（表12－18）。

表12－18 低位直肠前切除综合征评分量表

评估内容	评分
1. 您是否偶尔会控制不住地排气的情况？ 从未有过 （0分） 是的，但每周不超过一次 （4分） 是的，每周至少一次 （7分）	
2. 您是否偶有稀便自肛门漏出的情况？ 从未有过 （0分） 是的，但每周不超过一次 （3分） 是的，每周至少一次 （3分）	

续表

评估内容	评分
3. 您每天的大便次数(请尽量选择一个最接近的平均数)? 每天排便 7 次以上 (4 分) 每天排便 4～7 次 (2 分) 每天排便 1～3 次 (0 分) 每天排便不到 1 次 (5 分)	
4. 您是否有刚排完大便 1 小时内就再次排便的情况? 从未有过 (0 分) 是的,但每周不超过一次 (9 分) 是的,每周至少一次 (11 分)	
5. 您是否有过大便急迫,需要立刻如厕的情况? 从未有过 (0 分) 是的,但每周不超过一次 (11 分) 是的,每周至少一次 (16 分)	
总分	

(1)评分标准:可分为 3 个等级,无 LARS(0～20 分),轻度 LARS(21～29 分),重度 LARS(30～42 分)。

(2)存在问题:该量表用于诊断直肠前切综合征的灵敏度较好,但临床应用时缺乏特异性,LARS 的相关症状表现在普通人群也很常见。

第四节 结直肠癌术后性功能与生育

一、结直肠癌术后性功能康复

(一)结直肠癌术后性功能改变的原因

1. 盆腔神经丛损伤

盆神经中与性功能有密切关系,主要是属于交感神经的骶前神经和属于副交感神经的盆内脏神经,两者是参与构成盆丛的主要组成部分,发出分支至直肠、膀胱、前列腺、精索、精囊腺、子宫和阴道等。结直肠癌术后性功能障碍目前多以男性的射精和勃起功能障碍为特征。射精是在骶前神经作用下,输精管等处的平滑肌突然收缩,先将精液由输精管、精囊、前列腺驱入后尿道,再在阴部神经作用下,海绵体肌收缩射出体外完成的。因此,骶前神经又称射精神经。勃起是在盆内脏神经作用下,阴茎内的小动脉扩张,海绵体内的血管充血膨胀,阴茎的体积增大形成的。因此,盆内脏神经又称勃起神经。当骶前神经、盆内脏神经及盆丛遭受不同程度损伤后,患者便会出现轻重不一的射精和勃起障碍。

2. 内分泌激素水平变化

手术可能会影响体内激素的水平，尤其是性激素，如睾酮和雌激素。这些激素水平的改变可能对性功能产生影响。

3. 药物不良反应

结直肠癌手术后的治疗（如化疗和放疗），可能对性功能产生不良反应。例如，化疗药物可能导致勃起功能障碍和精子生成减少。

4. 心理因素

结直肠癌术后患者可能因为担忧健康状况、治疗不良反应、疾病复发等原因，出现焦虑、抑郁等情绪。手术创伤给患者造成心理打击，尤其是行肠造口手术的患者。肠造口给性行为带来多种不便，也可导致患者心理障碍，从而导致性功能问题。

（二）性功能测定量表

男性性功能评估可通过国际勃起功能指数量表（IIEF－5）及射精功能评分表（CIPE）来评价。女性性功能评估可采用女性性功能指数量表（FSFI）来评价（表 12－19 至表 12－22）。

表 12－19　国际勃起功能指数量表

请根据您过去 6 个月的性生活实际情况回答以下问题。

评分内容	0 分	1 分	2 分	3 分	4 分	5 分	得分
1. 对阴茎勃起及维持勃起有多少信心？	无性活动	很低	低	中等	高	很高	
2. 受到性刺激后有多少次阴茎能够坚挺地插入阴道？	无性活动	几乎没有或完全没有	只有几次	有时或大约一半时候	大多数时候	几乎每次或每次	
3. 性交时有多少次能在进入阴道后维持阴茎勃起？	没有尝试性交	几乎没有或完全没有	只有几次	有时或大约一半时候	大多数时候	几乎每次或每次	
4. 性交时保持勃起至性交完毕有多大的困难？	没有尝试性交	非常困难	很困难	有困难	有点困难	不困难	
5. 尝试性交时是否感到满足？	没有尝试性交	几乎没有或完全没有	只有几次	有时或大约一半时候	大多数时候	几乎每次或每次	
IIEF－5 评分：							

注：IIEF－5 评分小于 7 分，为重度勃起功能障碍；8～11 分，为中度勃起功能障碍；12～21 分，为轻度勃起功能障碍；总分大于 21 分，为性功能正常。

表 12－20　射精功能评分表

评分内容	1 分	2 分	3 分	4 分	5 分	得分
1. 您平时的性欲望或性兴趣程度如何?	很低	低	一般	较高	很高	
2. 性生活时,阴茎勃起硬度足以插入阴道的频度如何?	几乎没有	少数几次	一半左右	多数时候	几乎总是	
3. 性生活时,能够维持阴茎勃起直到完成性生活的频度如何?	几乎没有	少数几次	一半左右	多数时候	几乎总是	
4. 性生活时,从阴茎插入阴道直到射精的时间有多久?	极短(＜30 秒)	很短(1 分钟)	短(2 分钟)	比较短(3 分钟)	不短(＞3 分钟)	
5. 性生活时,您试图延长性交时间的困难程度如何?	很困难	困难	有些困难	一般	没有困难	
6. 总体而言,您对性生活的满意程度如何?	很不满意	不满意	一般	满意	非常满意	
7. 总体而言,您的配偶对性生活的满意程度如何?	很不满意	不满意	一般	满意	非常满意	
8. 性生活时,您的配偶达到性高潮的频率如何?	几乎没有	少数几次	约一半作用	多数时候	几乎总是	
9. 您对圆满完成性生活的自信程度如何?	很低	低	一般	自信	很自信	
10. 性生活时,有多少次感到焦虑、紧张或不安?	几乎总是	多数时候	一般	少数几次	几乎没有	
CIPE 评分:						

注:10～33 分,为确定有早泄;34～35 分,为处于临界边缘状态,接近早泄;36～50 分,为确定无早泄。

表 12－21　女性性功能指数评估

评分内容	0 分	1 分	2 分	3 分	4 分	5 分	得分
1. 在过去的 4 周里,您有性需求或是性兴趣(冲动)的频率是?	没有	几乎没有或没有	一些时候(少于一半)	有时(多于一半)	大多数	经常	
2. 在过去的 4 周里,您如何评价您的性需求或性兴趣程度?	没有	非常低或根本没有	低	温和的	高	非常高	
3. 在过去的 4 周里,在性活动或性交时,您多久会被唤醒?	没有性行为	几乎从不或从不	一些时候(小于一半)	有时(大约一半)	大多数(大于一半)	几乎经常	

续表

评分内容	0分	1分	2分	3分	4分	5分	得分
4. 在过去的4周里，在性活动或性交时，您如何评价您的“性兴奋”程度？	没有性行为	非常低或根本没有	低	温和的	高	非常高	
5. 在过去的4周里，在性活动或性交中，您对性唤起有信心吗？	没有性行为	低信心或没有信心	低信心	温和的信心	高信心	非常高的信心	
6. 在过去的4周里，您有多少次对您的性唤起感到满意？	没有性行为	几乎从不或从不	很少数（小于一半）	有时（大概一半）	绝大多数（多于一半）	几乎经常	
7. 在过去的4周里，您在性活动中要多久变得润滑？	没有性行为	几乎从不或从不	很少数（小于一半）	有时（大概一半）	绝大多数（多于一半）	几乎经常	
8. 在过去的4周里，您在性活动中使阴道变得润滑的困难程度是？	没有性行为	非常困难或根本不可能	非常困难	困难	轻微的困难	没有困难	
9. 在过去的4周里，在性活动中您能保持润滑多长时间？会持续到结束吗？	没有性行为	几乎从不或从不	很少数（小于一半）	有时（大概一半）	绝大多数（多于一半）	几乎经常	
10. 在过去的4周里，在您性生活时保持润滑的困难程度是？	没有性行为	非常困难或根本不可能	非常困难	困难	轻微的困难	没有困难	
11. 在过去的4周里，当您过性生活时，多久使您达到性高潮？	没有性行为	几乎从不或从不	很少数（小于一半）	有时（大概一半）	绝大多数（多于一半）	几乎经常	
12. 在过去的4周里，当您过性生活时，您达到性高潮的困难程度是？	没有性行为	非常困难或根本不可能	非常困难	困难	轻微的困难	没有困难	
13. 在过去的4周里，您对您在性活动中达到性高潮的能力满意吗？	没有性行为	非常不满意	有点不满意	一半满意一半不满意	比较满意	非常满意	

续表

评分内容	0分	1分	2分	3分	4分	5分	得分
14. 在过去的4周里，您对您和性伴侣之间亲密情感程度有多满意？	没有性行为	非常不满意	有点不满意	一半满意一半不满意	比较满意	非常满意	
15. 在过去的4周里，您对您和性伴侣之间的性关系有多满意？	没有性行为	非常不满意	有点不满意	一半满意一半不满意	比较满意	非常满意	
16. 在过去的4周里，您对您性生活总体的满意程度是？	没有性行为	非常不满意	有点不满意	一半满意一半不满意	比较满意	非常满意	
17. 在过去的4周里，在性交进行(阴茎插入阴道)时，您有疼痛或不舒服的经历吗？	从没有尝试插入	几乎经常或经常	大多数时候(大于一半)	有时(大概一半)	有些时候(小于一半)	几乎没有或没有	
18. 在过去的4周里，您在阴茎插入阴道后感到阴道疼痛或不适的频率是？	从没有尝试插入	几乎经常或经常	大多数时候(大于一半)	有时(大概一半)	有些时候(小于一半)	几乎没有或没有	
19. 在过去的4周里，您在阴茎插入阴道时或过后感到阴道疼痛或不适的程度是？	从没有尝试插入	非常高	高	轻微的	低	非常低	

表12－22　FSFI得分计算方法

项目	问题	得分范围(分)	因素(分)	最小得分(分)	最大得分(分)	得分(分)
性欲望	1,2	1～5	0.6	1.2	6.0	
性兴奋	3,4,5,6	0～5	0.3	0	6.0	
阴道润滑	7,8,9,10	0～5	0.3	0	6.0	
性高潮	11,12,13	0～5	0.4	0	6.0	
性满意度	14,15,16	0(或1)～5	0.4	0.8	6.0	
疼痛	17,18,19	0～5	0.4	0	6.0	
总得分范围				2.0	36.0	

注：FSFI各条目得分采用0～5分或1～5分，总分为36分。分数越低，性功能障碍越严重。一般认为低于26.55分时，患者有性功能障碍。

（三）性功能改善的方法

针对不同水平的性功能改变，可采取不同的治疗手段。

1. 保持积极心态

患者应保持积极心态面对疾病和治疗带来的挑战。可以通过参加病友交流会、有益的社会活动等方式来转移注意力、缓解压力。

2. 寻求专业帮助

如果感到自己无法应对术后性功能障碍带来的困扰，可以寻求专业心理咨询师或医生的帮助，提供更具体的建议和治疗方案。

3. 健康生活方式

养成健康的生活方式有助于改善性功能障碍，包括健康饮食、适度运动、保持良好的睡眠习惯等。

4. 避免过度疲劳

在康复期，患者需要充分休息以恢复体力。避免过度疲劳，以免加重术后身体负担。

5. 预防感染

术后一段时间内，患者身体抵抗力较弱，容易感染病菌，应注意个人卫生，预防感染的发生。

6. 家属支持

结直肠癌术后性功能障碍可能会给患者带来一定的社会歧视和压力，特别是对于那些尚未完成角色转变或面临婚姻关系紧张的患者。因此，在康复期内，患者和家属需要得到足够的情感支持。患者家属可以通过与患者沟通、给予关爱和支持等方式来帮助他们应对术后性功能障碍带来的困扰和压力。

7. 教育宣传

通过教育宣传提高公众对结直肠癌术后性功能障碍的认识和理解，减少社会歧视和压力。同时也可以为患者提供更全面的康复指导和支持。

二、结直肠癌术后生育

（一）结直肠癌手术对生育的影响

结直肠癌手术可能对生育功能产生一定的影响，如手术过程中可能会损伤卵巢的血管供应，导致卵巢功能下降；如手术过程中可能会损伤子宫的神经和血管供应，导致子宫功能下降；手术和化疗可能会影响患者的性生活质量，导致性欲减退、疼痛等问题，最终影响生育能力。因此，建议有生育需求的患者在开展化疗和放疗等治疗前，采取专业的生育保护技术，比如留取精子和卵子等。

（二）结直肠癌术后生育的注意事项

结直肠癌术后生育是一个复杂的问题，需要患者在医生的指导下进行相关决策。通过咨询专业医生、接受必要的检查、调整生活方式、避免过度焦虑、定期随访以及遵循医生的建议等方法，患者可以最大限度地保护自己的生育能力，并实现生育愿望。

（1）咨询专业医生：包括肿瘤科医生和生殖技术科医生，准确评估患者身体情况，提供相关的建议和治疗方案。

（2）接受必要的检查：在考虑生育之前，患者应该接受必要的检查，包括卵巢功能检查、子宫功能检查等。

（3）调整生活方式：患者可以通过调整生活方式来提高生育能力，如保持健康的饮食习惯、进行适当的锻炼、避免吸烟和酗酒等。

（4）避免过度焦虑：患者可能会因为担心手术对生育能力的影响而感到焦虑，进而影响生育能力。因此，患者应该尽可能地放松身心，避免过度焦虑。

（5）定期随访：患者在术后需要定期随访，以确保癌症没有复发或转移。在随访期间，患者应该向医生报告任何与生育相关的问题或疑虑。

第十三章　结直肠癌患者术后随访

CHAPTER13

2006年，世界卫生组织正式把肿瘤纳入慢性病的范畴，这意味着昔日被视为“绝症”的癌症成为可控制的慢性病。在癌症慢病管理中，定期随访工作的作用显得尤为突出，它不仅是慢病管理工作的基本要求，更体现了慢病管理与单纯治疗的根本区别。手术虽然已经切除了原发肿瘤病灶，但仍有一些肿瘤细胞存在于血液循环中，而这些肿瘤细胞目前无法通过有效的手段予以清除，有可能会在某些器官中定植形成转移病灶。有研究表明，在肿瘤已经得到切除的情况下，仍有20%～25%的患者会出现肿瘤的局部复发和远处转移（包括肝、肺、卵巢、骨、腹膜后淋巴结等），复查的意义即是尽早地发现并治疗可能的转移灶。

结直肠癌手术后的随访对于患者的康复和疾病的控制非常重要。根据结直肠癌的病理分期，随访的时间频率有所不同。Ⅰ期通常为每6个月1次，共5年；Ⅱ～Ⅲ期通常为每3个月1次，共3年；然后每6个月1次，至术后5年；5年后每年一次随访。对结直肠癌患者的复发与转移高风险患者，会提出更加频繁的随访频率要求，比如每3个月1次的5年随访复查建议，或5年后还是要求患者每半年进行一次随访复查。本章将介绍结直肠癌患者术后随访的目的、手段以及处理异常结果的方法。

第一节　随访监测的目的

结直肠癌随访与康复具有重要的临床价值和意义。通过定期随访和康复指导，可以早期发现复发和转移，对结直肠癌患者进行规范化管理，评估治疗效果，提供心理支持和康复指导，预防并处理康复阶段的并发症，提高其生活质量和生存率。因此，结直肠癌患者术后的随访工作十分重要，医生需认真对待，并与患者密切合作，共同努力实现患者的康复和治愈。

一、早期发现复发和转移

手术后的结直肠癌患者存在肿瘤复发的风险，通过定期进行体格检查、相关检验和影像学检查等手段，可以尽早发现病情的异常变化（如盆腹腔肿块、淋巴结肿大、肝脏转移、肺转移等），以便及时采取治疗措施或调整治疗方案。

相比于症状更严重的进展期复发肿瘤，无症状患者中检测到的早期复发癌可以更有效地治疗。30%～50%的结直肠癌患者根治性切除后会复发。研究表明，85%的复发患者多出现在 2.5 年内,所有复发部位的复发时间大致相同,中位数为 17 个月。50% 的肠癌肝转移患者在治疗 21 ~22 个月内出现明显的临床症状;10% ~22% 的患者有肺转移,其中约 10% 的患者为孤立的肺转移,多则在 22 ~34 个月内出现明显的临床症状。在所有复发病例中,腹腔内复发占 84% ;15% 的复发仅涉及远处转移,约 35% 的患者有肝转移,其中约 20% 的转移仅发生在肝脏。

二、评估治疗效果

手术切除、放疗和化疗都是常见的治疗手段,但不同患者对治疗的反应可能不同。通过随访监测,可以及时了解患者术后的情况和病情发展,包括术后切口愈合情况、术后并发症及治疗后的生活质量等,从而评估治疗措施的有效性,并根据结果调整和优化治疗方案。

三、提供心理支持和康复指导

对于结直肠癌患者来说,术后的康复过程不仅涉及身体的恢复,还包括心理的调整和适应。随访过程提供了与医生的交流机会,患者可以向医生反映自己的康复进展、身体不适或心理困扰等问题。医生通过专业的指导和建议,可以帮助患者更好地理解和应对康复期间可能遇到的困难和挑战,在情感上给予他们支持和鼓励,为患者提供心理支持和康复指导,帮助他们尽快适应新的生活方式。

四、预防并处理康复阶段的并发症

结直肠癌患者康复有一系列关键问题需要注意,如排便困难、腹泻、肠梗阻、淋巴水肿等。随访过程中,医生可以针对患者的康复情况和个体特点,给予相应的康复指导,包括饮食建议、运动指导、药物治疗等措施,以预防并处理康复阶段的并发症。

五、提供相关咨询和教育

术后随访过程也是向患者提供相关咨询和教育的重要机会。医生可以向患者介绍肿瘤知识,如结直肠癌的预防和早期发现方法、良好的饮食习惯和生活方式的重要性等。此外,还可以就特定问题向患者提供专业的建议,以帮助患者更好地管理自己的健康和康复。

第二节　随访监测的手段

多数复发患者发生在根治术后 3 年内,需要密切随访。不同分期的患者,随访策略有所不同。Ⅰ期患者复发转移风险低,随访频率和复查内容相对简单。Ⅱ ~ Ⅲ期,以及Ⅳ期已行 R0 切除的患者复发转移风险逐级升高,随访力度也应逐步加强。外科医生和患者应该了解术后密切随访发现复发和转移的局限性,讨论制订个体化随访方案,以适应每个患者的需要。

一、病史询问

仔细地询问病史是有效的监测手段。研究表明,21% ~48% 的晚期肿瘤患者首先由症状和体征提示复发。有研究对 168 名结肠直肠癌切除患者至少每 15 周随访一次,随访时间长达

4 年,在 48 例复发患者中,41 例体格检查、生化和放射学检查阳性结果之前就出现了症状,包括咳嗽、腹痛和盆腔痛、排便习惯改变、直肠出血和不适。

二、体格检查

体格检查是发现复发的重要手段,特别是肛门指检,约 70% 局部复发病灶都能够通过肛门指诊得到发现。检查时,医生在手指和肛门部位涂些润滑油,将示指慢慢置入肛门内,检查时会有些不舒服,但完全可以忍受。此外,通过定期进行详细的体格检查,包括体温、血压、脉搏等常规指标的测量,以及通过触诊和听诊等方法检查患者的腹部、肝脏、淋巴结等是否有异常。观察患者的一般情况和身体状况,有症状或体格检查发现的复发性癌,大多已是晚期不可治愈。虽然体格检查是发现复发的重要手段,但不如症状敏感。所有体格检查阳性患者均已出现症状或 CEA 阳性。

三、肿瘤标志物检测

结直肠癌患者术后常会监测肿瘤标志物的水平变化,如 CEA、CA19 - 9、碱性磷酸酶等指标,用于判断疾病的复发和转移情况。

1. CEA

CEA 是鉴定复发或转移的敏感标志物。CEA 水平升高最常见于肝转移患者,95% 的肝转移患者血浆 CEA 水平升高。但另一方面,腹部或盆腔局部复发患者中,17% ~25% 的患者 CEA 水平正常。在 70 例复发患者中,89% 的患者通过其他方法检测到复发前血浆 CEA 水平的升高。然而,CEA 并不总是在可切除的阶段发现复发或转移。此外,另有研究报道表明在 48 例 CEA 升高患者中,只有 1 例有可切除的病变。但在另一组 146 名 CEA 升高的无症状患者中,95% 的患者有复发迹象,其中 58% 的患者可以切除以获得治愈。在 417 例接受 CEA 监测复发患者中,59% 的患者 CEA 浓度升高。在 600 例接受 CEA 监测无复发的患者中,16% 的患者出现假阳性结果。CEA 检测对肝或腹膜后转移最为敏感,但对局部、肺或腹膜转移相对不敏感。115 例 CEA 升高的患者进行手术探查,47 例复发,通常为肝脏,可进行根治性切除。38 名 CEA 浓度正常患者和 23 名未被监测的患者也进行了手术切除,通常是由于肺部或局部复发。尽管包括 CEA 评估在内的术后强化随访的确能更早发现复发,从而提高可切除率,但它们并不能转化为更高的生存率。

2. CA19 - 9

CA19 - 9 是结直肠癌和胰腺癌的标志物,血清 CA19 - 9 阳性的临界值为 35 U/mL。血清 CA19 - 9 监测消化道肿瘤,具有较高的阳性率,其中结直肠癌为 58%,胰腺癌为 90%,肝胆癌为 70%,胃癌为 67%。同时在观察化疗、靶向治疗、放疗等抗肿瘤治疗的疗效方面也有一定的作用。血清 CA19 - 9 进行治疗前、中、后的监测,对于监测消化道肿瘤的复发也有一定价值。CA19 - 9 对早期结直肠癌无诊断价值,目前在临床上主要用于结直肠癌患者预后的判断和疗效的观察以及术后复发和转移的监测,尤其是判断结直肠癌肝转移的敏感指标。对于初诊患者,CA19 - 9 轻度升高也可以见于胰腺炎、肝硬化、糖尿病等病变,但需要进一步进行 B 超和

CT检查确诊；若只是轻微升高，无其他不适，同时影像学的检查呈阴性，则只需定期复查，无进行性的升高时，患者不必过多担心；如果 >70 U/mL 提示可能存在胰腺癌、结直肠癌、胃癌和胆管癌，应结合CT等影像学检查进一步明确诊断。碱性磷酸酶是最敏感的肝功能检测方法，但它也有很高的假阳性率，因此，如果单独使用，几乎没有预测价值。

三、大便隐血试验

大便隐血试验是测定消化道出血的一种方法，用于检验肉眼不可见的少量出血。因其简单快速且无痛，已成为目前大肠癌普查中使用最广泛而且评估最多的一项试验。若多次持续性隐血试验呈阳性，提示消化道慢性出血，需警惕胃肠道肿瘤的存在。食物、痔疮等因素也会造成大便隐血试验出现假阳性，需要鉴别排除。

四、血常规、肝功能

1. 血常规

早期肠癌没有明显的便血或便血不严重，在血常规上可能表现不出变化。肠癌患者出现长期慢性便血时，在血常规上会表现为血红蛋白降低、红细胞降低；肠癌术后放化疗过程中可能会出现白细胞下降、血小板降低的情况。可以通过复查血常规，结合观察肠癌术后患者有无复发导致的消化道出血情况，可以评估患者术后放化疗时白细胞和血小板的情况。因此，在肠癌患者术后复查时是必不可少的。

2. 肝功能

肝功能检查能帮助了解是否有肝脏病变、肝脏受损情况及肝脏功能状态，包括以下三大类：①蛋白质类，包括总蛋白、白蛋白、球蛋白3个指标，因其可在肝脏中合成，肝功能异常后以上指标均会受影响，白蛋白在癌症存在受到消耗时亦会降低。②酶类，包括谷丙转氨酶、谷草转氨酶、谷氨酰转移酶，当肝细胞受到损伤时，大量肝细胞内酶释放入血，因此血液中含量升高；③胆红素类，包括总胆红素、直接胆红素、间接胆红素，其异常代表了肝脏对胆红素代谢异常的疾病。肝功能检测结果，可协助判断肠癌患者是否发生肝转移，也可作为评估化疗药不良反应的一项检查，因此是肠癌患者必须复查的项目。

五、影像学检查

定期进行影像学检查可以及时发现疾病的复发和转移，需根据患者具体情况选择合适的检查方法。

胸部X线片无创且价格便宜，为临床医生所常用。任何有可疑或阳性病变的患者都应接受胸部CT扫描。腹部超声检查对发现直肠肿瘤者，可进一步做直肠腔内超声。其优点是可判断直肠癌的浸润深度及范围，同时对淋巴结是否有转移也有一定价值。肝脏超声尤为重要，可防止直肠癌肝转移的漏诊。手术对盆腔结构的影响可持续长达2年，CT发现早期复发更加困难，但CT扫描在评估有症状的患者和确认复发方面非常重要。CT检测肝转移更为准确，灵敏度为85% ~90%。当CT扫描存疑的时候，正电子发射断层扫描（PET）可以帮助诊断。

六、肠镜检查

结直肠癌患者术后应定期进行肠镜检查，以评估肠道黏膜的情况和排除复发的可能性。如果出现肠镜结果异常，需要进一步进行组织活检等检查，明确病情。推荐术后 1 年内进行结肠镜检查，如果术前因肿瘤梗阻无法行全结肠镜检查者，术后 3 ~ 6 个月需要实施一次检查。每次肠镜检查中若发现进展期腺瘤（如绒毛状腺瘤，直径 >1 cm，或有高级别不典型增生），则需要在 1 年内复查。若未发现进展期腺瘤，则 3 年内复查，然后每 5 年复查 1 次。

第三节　异常结果与处置

在结直肠癌患者术后随访过程中，可能会出现以下异常结果，需要谨慎处置。

1. 肿瘤标志物异常

如果肿瘤标志物水平异常升高，可能提示疾病的复发或进展。此时，需要进一步进行影像学检查或组织活检，以明确病情，确定肿瘤的位置和范围。根据具体情况，调整治疗方案。

2. 影像结果异常

如果影像学检查结果显示肿瘤明显增大、淋巴结肿大或出现新的转移灶等，需要结合临床情况进行综合评估，并制订相应的治疗方案。

3. 肠镜结果异常

如果肠镜检查发现肠道黏膜有息肉或肿块等病变，可能需要进一步进行组织活检以明确病情。根据组织活检结果，决定是否需要手术治疗或其他治疗方式。

附　录

结直肠癌常见认知误区

1. 所有结直肠息肉都需要切除吗？切除结直肠息肉后会再次生长吗？

答：不一定。结直肠息肉的处理方式取决于其大小、形态、位置和组织学特征。小型、良性的息肉可不立即切除，而是通过定期随访来监测。大型息肉、有症状息肉、高度异型增生息肉、家族性息肉病患者通常需要切除。切除结直肠息肉后，有一定的概率会再次生长。复发率取决于切除的息肉类型、大小和组织学特征。因此，患者通常需要进行定期随访检查，以便及时检测和处理。

2. 结直肠癌是不可治愈的疾病吗？如何早期发现结直肠癌？

答：早期诊断和综合治疗可以使许多结直肠癌患者获得治愈。对于结直肠癌早期阶段，可以通过手术完全切除癌肿。即便在晚期阶段，通过综合治疗，如手术、化疗、放疗和靶向治疗等可以控制疾病，延长患者生存时间。早期结直肠癌可能没有明显的症状，定期进行结直肠癌筛查，如结肠镜检查或便隐血检查，可以帮助尽早发现。当出现排便习惯改变、血便、腹痛、腹部肿块和体重下降等，要警惕肠道疾病的发生，及时就诊检查。

3. 不同病理类型的结直肠癌预后都相同吗？

答：结直肠癌的病理类型与肿瘤起源的细胞类型有关。腺癌起源于结肠和直肠的腺上皮细胞，黏液癌起源于黏液产生细胞，浆液癌起源于浆液产生细胞，神经内分泌癌起源于神经内分泌细胞。不同的结直肠癌病理类型具有不同的预后。一般来说，黏液癌和浆液癌的预后较差，而腺癌的预后相对较好。神经内分泌癌的预后取决于病变的分级和分期。

4. 只有老年人才会得结直肠癌吗？

答：年龄是癌症发生的危险因素，50 岁以上人群结直肠癌的发病率明显提高。但需要注意的是，结直肠癌的患者有年轻化的趋势。因此，对于有遗传性结直肠癌风险的人群更应该参考筛查指南，建议在 40 岁左右完成首次肠镜检查。

5. 结直肠癌可不可以预防？

答：所有恶性肿瘤都有预防措施，通常所说的预防主要关注一级和二级预防，即保持健康的生活习惯，如均衡饮食、适量运动、不抽烟等，都有助于降低结直肠癌的发生风险。遵循结直肠癌筛查策略，定期进行肠镜检查，可以及早发现结直肠息肉、腺瘤或癌前病变，通过对这些疾病的及时处理，同样可以避免结直肠癌的发生。

6. 没有结直肠癌家族病史，自己就没有患结直肠癌的风险吗？

答：虽然部分结直肠癌患者有相应的家族史，但大多数患者都属于散发性，即没有明确的遗传性。以遗传为代表的先天因素和以生活环境、生活习惯等为代表的后天因素，都在结直肠癌的发展中发挥重要的作用。

7. 便血就一定是患上了结直肠癌吗?

答:临床上,导致便血发生的原因很多,包括痔、肛裂和溃疡性结肠炎等良性疾病,以及结直肠癌、直肠鳞癌和淋巴瘤等恶性疾病。无论是何种原因,反复出现便血均应到医院就诊,进行相应的诊疗。

8. 大便不成形就是得了结直肠癌吗?

答:与便血类似,大便不成形只是一种临床表现,并不能根据其确诊疾病。因此,如果发现某些特定症状持续反复出现,首先要做的还是积极就诊,通过适当的诊疗措施明确诊断,避免疾病的漏诊和误诊。

9. 肠镜检查是不是很痛苦?

答:现在可以选择无痛肠镜,全身麻醉的方式会让检查过程像睡觉一样,不会感受到痛苦。

10. 患者在地方医院已经做过肠镜,为什么到了上级医院还要再做一次检查?

答:一般有以下几种情况需要重新做肠镜检查。①在当地医院结肠镜活检结果提示非肿瘤或并非恶性肿瘤,但上级医院接诊医生根据肠镜表现、影像学检查或指检结果高度怀疑病变属于恶性肿瘤者,此时需要再次行结肠镜检查取活检明确病变性质。②初诊结肠镜发现肠道内存在多发息肉,且部分息肉较大,不在手术切除肠段的计划范围内时,主治医生通常会要求在手术前行结肠镜下肠道息肉切除,避免肠道内其他的散发息肉在手术后至肠镜复查的时间段内进一步发展恶化。③结直肠肿瘤在肠腔内生长较大,初诊肠镜未能通过肿瘤,肠道未进行充分检查。此时,为避免遗漏肿瘤近端肠腔内病变,上级医院接诊医生会要求再行肠镜检查,并且会与内镜医生沟通尽可能尝试通过肿瘤部位观察近端结肠肠腔内有无病变。同时,为便于手术操作,手术医生会要求在术前行结肠镜下标记定位。

11. 接受结肠镜检查时选择无痛有必要吗? 麻醉会不会对身体造成损害?

答:由于结肠镜检查过程中需要向肠腔内充气以保证进镜顺利和观察视野清晰,并对覆盖肠内容物的肠壁位置进行冲洗以暴露可能的病变,这些操作都可能造成患者的不适。若患者在检查过程中处于清醒状态,由于无法耐受检查的过程,可能会导致肠镜检查时间缩短、检查不充分甚至检查失败。同时,若在检查中发现结直肠病变后,患者处于清醒状态,内镜医生通常也无法进行病变的治疗操作,以免操作引起的疼痛不适,导致患者出现异常运动而带来风险。综上所述,除非有无法耐受麻醉的基础疾病或麻醉药物过敏的情况,优先推荐在全身麻醉下行无痛结肠镜检查。

12. 目前有能够代替结肠镜的其他检查吗?

答:虚拟结肠镜(virtual colonoscopy,VC)又被称为CT结肠镜(CT colonoscopy)或CT结肠成像(CT colonography),是利用CT扫描图像,经过计算机算法成像,模拟勾勒肠腔内情况的一种新型检查方式。相对于传统结肠镜检查,VC检查无创、高效,无须麻醉,可在较短时间内完成检查,一度被认为是肠道肿瘤筛查的有效候选方式。但是,该检查受CT扫描成像精度和算法影响较大,且虚拟成像提供信息有限,不能像传统肠镜的直观影像一样展示病变细节,如黏膜表面或病变周围微血管改变的信息,更重要的是无法获得活检组织进行病理检查明确病变性质。受上述因素影响,VC检查目前并未得到普及,仅适用于少数特殊人群在无法接受肠镜检查或无法耐受肠镜检查时作为辨别肠腔内病变的替代方案。

13. 结肠镜检查时发现肠道内息肉,切除后多长时间需要复查?

答:受肠道准备条件、肠镜检查时间和肠道息肉数量多寡的影响,单次肠镜检查可能无法发现所有的肠道内微小息肉病变,或无法同时根除所有息肉样病变。根据切除的息肉性质和数量,复查频率有所不同。若为单发的小息肉(直径≤5 mm),病理活检提示为炎性息肉或增生性息肉时,建议1年后复查肠镜;若为多发小息肉(单个直径≤5 mm)或单发较大息肉,病理活检提示增生性息肉或腺瘤时,建议半年后复查肠镜。

14. 结肠镜检查后多长时间可以进食?

答:若仅行结直肠镜检查,可以在麻醉复苏、意识状态清醒后恢复进食,首先建议从清汤、稀粥等清淡流质开始,逐步恢复。若行结直肠镜检查的同时行结直肠息肉切除,且创面较小,可在咨询内镜医生后于术后6小时尝试恢复清淡流质饮食。若创面较多、较大,或行EMR/ESD手术治疗,进食时间需相应延后。EMR术后建议24小时内禁食,24小时后逐渐恢复流质及半流质饮食;ESD术后建议禁食72小时,其间密切观察有无腹部不适及腹部体征变化,72小时后可逐渐恢复流质及半流质饮食。如果在禁食或恢复饮食后发生突发剧烈腹痛、疼痛进行性加重,需警惕肠穿孔可能,应立即停止进食及饮水,急诊治疗。

15. 鱼汤属于"发物"吗?喝鱼汤是否会影响伤口的愈合?

答:"发物"是中医里面的一个概念,与我们常说的易过敏食物类似。鱼类属于优质蛋白,对伤口的愈合是有好处的,只要对鱼类不过敏,术后是可以饮用鱼汤的。但要注意,鱼汤要清淡不要放太多食用油,以免增加胃肠负担。

16. 我有糖尿病,伤口长不好怎么办?

答:糖尿病是引起伤口感染的一个高危因素,伤口感染会导致伤口的愈合延迟,因此在围手术期,应将血糖控制在正常范围内。

17. 术后早期下床活动,伤口会不会裂开?

答:术后早期下床活动会促进血液循环,有利于伤口的愈合。但在下床前,需经过医护人员的评估,做好伤口的保护,如使用腹带将伤口保护好,适当进行活动是没有问题的。

18. 化疗会对身体造成哪些影响?

答:化疗可能会导致恶心、呕吐、脱发、疲劳、口干、口腔溃疡、感染等不适症状。但是,这些症状通常在治疗结束后会逐渐消失。

19. 化疗会对免疫系统造成影响吗?

答:化疗可能会对免疫系统造成一定的影响,导致免疫力下降和感染风险增加。

20. 化疗期间应该如何饮食?

答:化疗可能会影响食欲和消化系统的功能。因此,化疗期间应注意饮食营养,选择易消化、富含蛋白质、维生素、微量元素等的食物,如鸡蛋、牛奶、豆制品、鱼肉、瘦肉、新鲜蔬果等。同时,应避免或减少刺激性、油腻、辛辣、过甜、过咸、过硬等食物,如辣椒、酒、咖啡、巧克力、糖果、腌制品、油炸烧烤等。此外,还应注意饮水量,每天至少喝1500~2000 mL的水,以促进代谢和排毒。

21. 化疗期间可以继续工作吗?

答:这取决于患者的身体状况和工作岗位内容。如果身体状况良好,工作岗位较为轻松,不涉及高强度和高体力活动,可以继续工作。但是,如果感到疲劳或其他不适症状,建议暂时不回归工作岗位。

22. 化疗间歇期应该如何锻炼?

答:在化疗间歇期,适当的体育锻炼可以促进身体功能的恢复。建议选择一些轻度的有氧运动,如散步、慢跑、游泳等。但是在开始锻炼之前,建议请主管医生进行评估。

23. 化疗期间应该如何保持心情愉快?

答:化疗期间保持心情愉快对患者的身体和心理健康都非常重要。建议尝试进行一些放松的活动,如瑜伽、冥想、听音乐等。此外,与家人和朋友保持联系并进行一些社交活动,也可以帮助患者保持心情愉快。

24. 化疗期间应该如何处理脱发?

答:脱发是化疗的常见不良反应之一,建议使用柔和的洗发水和梳子,避免使用电吹风和烫发器。在患者可以接受的情况下,可以尽量剪短头发,一般停药之后会长出新生的头发。

25. 化疗期间如何处理恶心和呕吐?

答:恶心和呕吐是化疗的常见不良反应之一,建议少量多餐,避免油腻和辛辣的食物。还可以遵医嘱使用止吐药物来缓解症状。如果症状严重,请及时就诊。

26. 化疗期间我应该如何处理疲劳?

答:疲劳是化疗的常见不良反应之一,建议保持规律的作息时间,保持充足的休息和睡眠,避免过度劳累,避免在睡觉前饮用含咖啡因和乙醇的饮料,营造良好的睡眠环境,如保持安静、调节室温等。每日进行一些轻度的有氧运动,如散步、瑜伽、太极拳等,必要时遵医嘱使用促进睡眠的药物。

27. 化疗期间如何处理便秘?

答:便秘是化疗期间的常见问题之一,建议增加膳食纤维的摄入量,如水果、蔬菜、全麦面包等。必要时,遵医嘱口服使用缓泻剂,如乳果糖口服液。

28. 化疗期间出现腹泻怎么办?

答:腹泻是化疗期间的常见问题之一,应该避免食用油腻和辛辣的食物,遵医嘱使用止泻药物,必要时口服补液盐。

29. 化疗期间应该如何预防贫血?

答:贫血是化疗期间的常见问题之一,建议每日增加含铁的食物摄入量,如肉类、豆类、蛋类、血制品等。此外,还可以遵医嘱使用铁剂来补充铁元素。

30. 结直肠癌化疗的疗程和周期是多少?

答:结直肠癌化疗的疗程和周期因人而异,一般根据化疗的应用场景、方案、效果、不良反应等因素综合决定。一般来说,新辅助化疗的疗程为 3 ~ 6 个月,辅助化疗的疗程为 6 ~ 12 个月,姑息化疗的疗程视病情和患者身体耐受性而定。而化疗的周期一般为 2 ~ 4 周/次,具体间隔周期根据化疗方案而定。

31. 结直肠癌化疗后如何进行康复?

答:结直肠癌化疗后应进行全面的康复,包括身体康复、心理康复和社会康复。身体康复主要是通过适当的体育锻炼,恢复身体功能,预防并发症,提高免疫力。心理康复主要是通过心理咨询、自我调节、社会支持等方式,缓解心理压力,增强信心,改善情绪。社会康复主要是通过参与社会活动、恢复工作、加强人际交往等方式,提高生活质量,实现社会功能。

32. 经外周静脉穿刺中心静脉(PICC)置管后有哪些居家注意事项?

答:(1)置管侧手臂可以自由活动,做一般性的家务劳动,如煮饭、洗碗、扫地等,避免过度用力,提重物不超过 3 kg;避免过屈、过伸,不做大范围手臂旋转活动,如游泳、打球、托举哑铃等持重锻炼;置管侧手臂避免拄拐杖。

(2)选择宽松棉质的衣物,衣服袖口不宜过紧,以免影响血液回流;穿衣服时先穿患侧,脱衣服时先脱健侧,注意防止将导管拔脱。

(3)留置 PICC 导管期间可以进行沐浴,沐浴时可用保鲜膜包住穿刺部位,两端用宽的松紧带缠住,或选择使用 PICC 导管专用防水袖套,避免浸湿,保持穿刺局部的清洁干燥。

(4)置管 48 小时以后,用手部握力器进行握拳松拳运动,每天 2 ~3 次,每次 20 ~30 分钟。做握拳松拳时用力握紧,停顿 3 ~5 秒再完全松开,进行下一个循环,目的是促进血液循环,预防静脉血栓的发生。

(5)足量饮水,每天饮水 2000 mL 以上,以免血液黏稠度增加,血流速度缓慢,增加静脉血栓发生的风险。

(6)PICC 导管留置期间,可能会发生导管堵塞、导管脱落、感染、静脉血栓等并发症,需要加强自我监测及管理。至少每 7 天到专业医疗机构进行导管维护 1 次,以检查和保证导管功能。如果穿刺点局部有红肿、疼痛、渗血、渗液,皮肤有瘙痒、皮疹,敷料有潮湿、卷边、导管脱落等异常情况,应及时到医院处理。

33. 放疗是不是有很多副作用?

答:放疗是癌症治疗的主要方法之一,利用高能射线(如 X 射线、γ 射线、质子、重离子等)杀死癌细胞或抑制其生长。虽然放疗对某些类型的癌症非常有效,但它确实可能带来一些副作用,这些副作用因人而异,且与治疗的部位、剂量、疗程长短等因素有关。常见的副作用包括皮肤反应、疲劳、恶心和呕吐、食欲缺乏和体重减轻、脱发、抑郁和情绪波动等。虽然放疗可能带来这些副作用,但医生会尽量减轻这些不适,如通过药物、饮食调整以及心理支持等方法。此外,放疗的技术不断进步,现代放疗设备可以更准确地针对癌细胞,减少对周围正常组织的损伤,从而减轻副作用。

34. 治疗区域的皮肤变黑了,而且变得干燥和脱屑,一碰就很痛怎么办?

答:放疗过程中,皮肤反应是常见的副作用之一。皮肤变黑、干燥、脱屑和疼痛主要是放疗引起的皮肤损伤,可以采用以下防护措施。

(1)保持皮肤清洁和干燥:避免用力擦洗或摩擦皮肤,用温水或温和的、无香料的弱酸性沐浴液清洗皮肤,然后轻轻拍干。

(2)使用保湿剂:涂抹无香料的保湿霜或乳液,可以保持皮肤水分,缓解皮肤干燥和脱屑。

(3)避免刺激:尽量避免穿紧身或粗糙的衣物,应选择宽松、柔软、透气的衣物。

(4)避免暴露在阳光下:放疗区域的皮肤对阳光更为敏感,应该尽量避免阳光直晒。如果必须外出,建议使用物理防晒措施。

35. 放疗的不同技术有什么优劣?

答:总的来说,影像引导放疗(IGRT)优于调强适形放射治疗(IMRT)及三维适形放疗技术(3DCRT)。但是同为 IGRT 的方案,选择电子射野影像(EPID)还是锥形束 CT(CBCT)或磁共振成像(MRI),则需要患者根据自己的经济条件和医生的建议共同决策。

36. 放疗开始前准备时间为什么这么久?

答:放疗计划的制订是一个复杂的过程,除了需要完善各项检查,靶区勾画和治疗计划设计是一个较长的过程,为了保证治疗计划的安全性和可执行性,医生和物理师需要反复讨论和验证,通常需要一周左右的时间。

37. 放疗定位时在身上画的线是干什么用的?

答:放疗前在身体上画的线条是定位时及后续治疗时的重要参考标志,在整个放疗阶段中必须清晰可辨认,所以绝对不能洗掉。洗澡时,可以用透明敷料粘贴覆盖,避免打湿。

38. 为什么放疗时机器轰隆作响?

答:放射治疗时的直线加速器使用的是电子枪,将电子加速后轰击钨靶从而产生 X 线,并用 X 线杀灭肿瘤细胞,整个过程并不会听到"啪啪啪"的声音。患者在治疗室内听到的"啪啪啪"声实际是多叶光栅为了与肿瘤适形不断变换形状,气动开合产生的声音,不用为此感到紧张。

39. 为什么放疗时,每一次的照射时长都有变化?

答:单次放射治疗时间不同可能会有多种情况:①医生根据治疗阶段中的复查结果重新制订放疗计划;②在治疗过程中机器临时出现小故障导致治疗暂时中断而延长了治疗时间;③由于机器的损耗,每周物理师都会对加速器进行校准,校准后的机器执行效率可能会有差别。

40. 放疗对正常组织会造成伤害吗?

答:放疗可能对正常组织造成一定的损伤。这是因为放射线在穿透身体时,不仅会放射到癌细胞,还可能波及周围的健康组织。尽管放疗对正常组织有一定的风险,但这种治疗的益处通常远大于潜在的副作用。医生会通过制订个性化的治疗方案最大限度地保护健康组织,确保治疗的安全性和有效性。

41. 放疗的相对禁忌证有哪些?

答:放疗的相对禁忌证包括晚期肿瘤患者出现明显恶病质,如消瘦、脱水;食管有穿孔、腔内合并大量积液;肺癌合并大量胸水;肝癌伴有腹水;对放射线敏感性低;有其他严重疾病,如急性感染、心力衰竭、肺功能严重代偿不全等;有心脏疾病且肿瘤位于心脏附近(如肺癌)等。

42. 如何预防或减轻放疗的胃肠道反应?

答:①患者应全面摄取营养,以增强机体抵抗力;②建议少食多餐,当发生恶心呕吐时,及时向医护人员寻求帮助;③采取多种方法来增进患者食欲,如创造舒适的进食环境,指导患者选择适合口味的食品及烹饪方法，避免进食过酸、过辣、过咸、过烫、过冷的食物，以免胃肠道不适；避免进食易产气食物，如豆类、牛奶、碳酸饮料等，当出现腹泻时，选择少渣饮食，如米粥、面条，以减少肠道刺激。

43. 放疗结束后需要复查、随访吗？

答：需要。放疗结束后，一方面，部分肿瘤在放疗期间消退不明显，放疗结束后肿瘤会进一步消退；另一方面，恶性肿瘤有复发转移的风险，因此，需要通过定期复查及早发现、及早治疗复发肿瘤。

44. 放疗结束后一般在什么时候复查？

答：首次复查通常在放射治疗结束后的3个月，个别患者需要在1个月后复查。大多患者建议：1年内每3个月复查一次，第2～3年每6个月复查一次，第4～5年则每年复查一次。

45. 是否所有患者均需要进行靶向治疗？

答：不是。靶向治疗主要是对于不可切除的晚期或复发性结直肠癌，结合化疗和（或）放疗以减小肿瘤大小，延长患者生存期。

46. 是否所有患者都需要做基因检测？

答：不是。对于晚期或复发性或有遗传倾向的患者建议行基因检测。

47. 什么是靶向药物？

答：靶向药物是一类设计用于特定分子、信号通路或细胞的药物，以干预疾病的发展和生长。这些药物通过与特定的分子靶点相互作用，影响异常细胞的生存、增殖或死亡。与传统的化疗药物相比，靶向药物更具选择性，能够更精准地干扰肿瘤细胞而对正常细胞的损害较小。

48. 什么是免疫治疗？

答：免疫治疗主要是通过人体免疫细胞，主要是T细胞来杀灭肿瘤细胞。通常情况下，人体细胞一旦发生突变，免疫细胞会第一时间把它识别出来杀灭掉，所以不会生长成肿瘤。但有时候突变的细胞会进行伪装，免疫细胞不能识别，就不会去杀伤这些突变的细胞，然后就成了肿瘤，免疫治疗就是给免疫细胞戴上高度识别的眼镜，让它能识别出伪装的肿瘤细胞，继而把它杀灭，达到治疗肿瘤的目的。

49. 免疫治疗效果怎么样？

答：免疫治疗是近年来新出现的一种肿瘤治疗的手段，效果因人而异，对于受益人群，免疫治疗可长期生存或治愈，否则效果不理想并且不良反应明显。

50. 针灸会出血吗？出血的话怎么办？

答：虽然针灸会刺破皮肤、到达皮下组织部位，但是一般会避开肉眼可见的血管，偶尔可能扎中细小的毛细血管，拔针后如果有出血现象。此时用医用棉球或无菌棉签轻压针孔即可止血。

51. 针灸后多久能够洗澡？

答：针灸后局部针孔虽然已经处在闭合状态，但为了避免立即沾水引起感染，一般建议扎针结束至少2～3个小时后再洗澡。

52. 针灸的时候一定要躺着吗?

答:针灸时会根据治疗需要,采取患者舒适自然、能持久的体位。但对于可能出现晕针的患者,采用卧位或俯卧位更安全。

53. 刚吃完饭或空腹的时候能针灸吗?

答:过饱、过饥的情况下都不适合针灸,因为过饱、过饥时,均会刺激胃部气血,难以支持头窍而容易出现晕针。

54. 针灸时留针时间越长,治疗效果越好吗?

答:不一定。根据不同疾病和不同证候,医生会选用不同的针刺方法。例如,针对实热证,在特定穴位上快刺快出、点刺出血即可,不必留针。留针时间一般控制在20分钟左右,慢性疾病可适当延长留针时间至30分钟,甚至更久。

55. 扎针后有淤青是否严重?

答:扎针引起的淤青多半是扎到小血管,一般过几天可自行消退。

56. 如何选择和使用中药热敷药物?

答:医务人员向患者说明适于热敷的药物,如姜、艾叶等,并解释它们的功效。提供详细的使用方法,包括中药的制备方式、包裹方式,敷贴的频率、时间和方法。

57. 中药热敷对腹部伤口的影响有哪些?

答:①选择正确的中药热敷包热敷伤口能够促进血管扩张、血液循环,从而有助于更多的氧气和营养物质输送到伤口,促进伤口愈合;②缓解伤口疼痛,舒缓肌肉;③一些中药具有抗感染作用,可减轻伤口局部炎症反应,促进伤口组织修复。

58. 肠造口术后的运动禁忌有哪些?

答:肠造口术后的运动选择需要根据个体情况和术后恢复情况来决定。在开始运动前,应先咨询医生或专业的康复师。开始运动时应逐渐增加运动强度,避免过度劳累,保持充足的水分。

(1)可以做的运动。①散步:是一种低强度的有氧运动,有助于促进血液循环,加快恢复。②瑜伽:轻柔的瑜伽动作可以帮助身体放松,增强肌肉的柔韧性,但应避免剧烈的伸展和扭曲动作。③太极拳:太极拳运动平稳,有助于提高身体的平衡性和柔韧性。

(2)避免做的运动。①重量训练:举重等重量训练可能会对腹部施加过大的压力。②高强度间歇训练:如跑步机、激烈的有氧操等,可能会导致腹部承受过大的压力。③接触性体育运动:如足球、篮球等,可能会因碰撞而伤及腹部。④剧烈扭转或弯曲动作:如某些瑜伽动作和体操可能会对腹部造成伤害。

59. 为什么大肠癌手术后会出现肛门失禁?

答:肛门失禁是因为肠道手术、放疗等多种因素的相互作用,导致肠道功能发生紊乱,包括肛门括约肌功能、肛门直肠感觉、壶腹直肠完整的储液功能等的损害。

60. 为什么肠道手术后拔除尿管后仍会出现排尿困难?

答:(1)麻醉药物使用:麻醉药物会对膀胱括约肌造成一定的影响,从而导致患者术后出现排尿困难,一般这种情况无须治疗,在药物代谢后症状会缓解。

（2）手术损伤：直肠癌手术由于肿瘤较大，切除范围广，容易引起盆底神经和膀胱神经损伤导致排尿困难。建议患者在术后留置尿管期间多饮水，定时夹闭尿管，有尿意时打开，行膀胱功能锻炼，早晚用温水清洗尿道口，预防尿路感染。

61. 如何缓解因排便次数增多引起的肛门疼痛和坠胀感?

答：可根据患者情况在便后选择温盐水坐浴，每天早、晚各 1 次，每次 15 分钟左右，以缓解肛门疼痛和不适。

62. 造口患者在洗澡时应该注意什么?

答：一般建议在更换底盘当天，清晨空腹时，将旧的底盘取下，用湿巾纸擦拭造口周围皮肤后进行淋浴。淋浴时注意不要选用碱性洗涤剂清洗造口周围皮肤，建议使用弱酸性沐浴液轻轻揉搓，以免损伤造口黏膜。

63. 戴着造口袋还可以去游泳吗?

答：可以去游泳。游泳前，建议更换清洁的造口袋，采用弹力胶体加固造口底盘，游泳衣以连体泳衣为宜。

参考文献

[1] 樊代明,强万敏,覃惠英,等.整合护理中国肿瘤整合诊治技术指南(CACA)[M].天津:天津科学技术出版社,2023.

[2] 郝捷,李进,马军,等.中国临床肿瘤学会(CSCO)常见恶性肿瘤诊疗指南[M].北京:人民卫生出版社,2021.

[3] 石远凯,孙燕.临床肿瘤内科手册[M].北京:人民卫生出版社,2015.

[4] 王国蓉,郭玲.肿瘤专科护理技术手册[M].北京:人民卫生出版社,2021.

[5] 中华护理学会.化疗药物外渗预防及处理:T/CNAS 05—2019[S].北京:中华护理学会,2019.

[6] 中华护理学会.静脉治疗护理技术操作标准:WS/T 433—2023[S].北京:国家卫生健康标准委员会,2023.

[7] 中国临床肿瘤学会指南工作委员会.中国临床肿瘤学会(CSCO)结直肠癌诊疗指南 2022[M].北京:人民卫生出版社,2022.

[8] 殷蔚伯,余子豪,徐国镇,等.肿瘤放射治疗学[M].北京:中国协和医科大学出版社,2008.

[9] 丁炎明.造口护理学[M].北京:人民卫生出版社,2017.

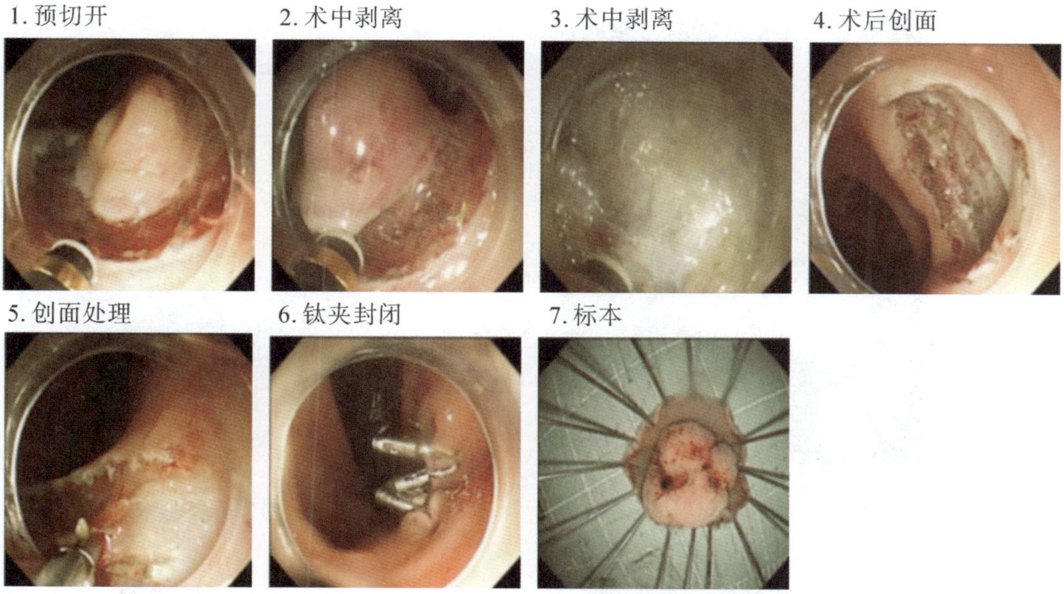

彩图 1　ESD 切除直肠肿瘤

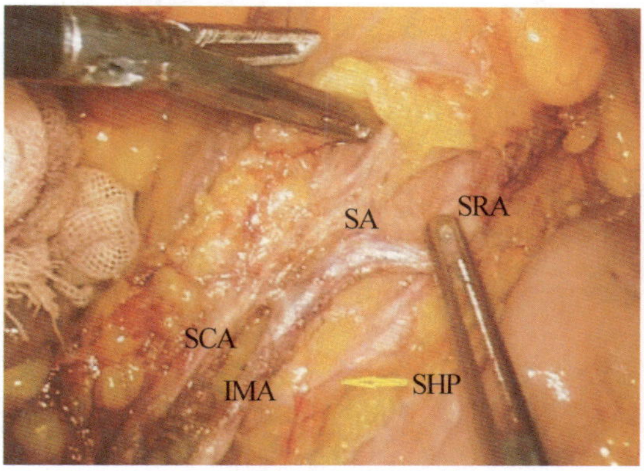

彩图 2　左半结肠的 D3 淋巴结清扫

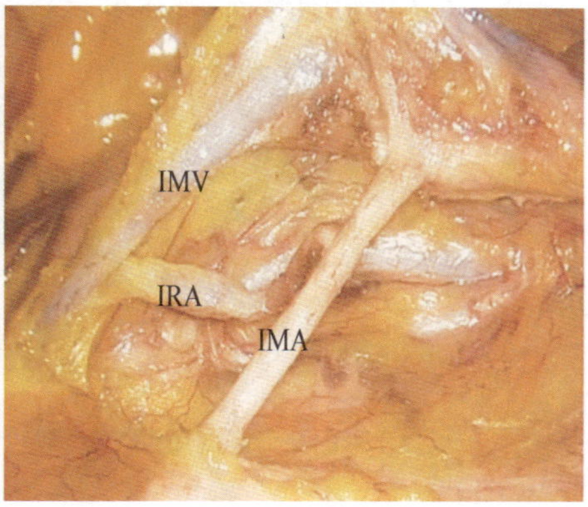

彩图 3　乙状结肠癌的 D3 淋巴结清扫

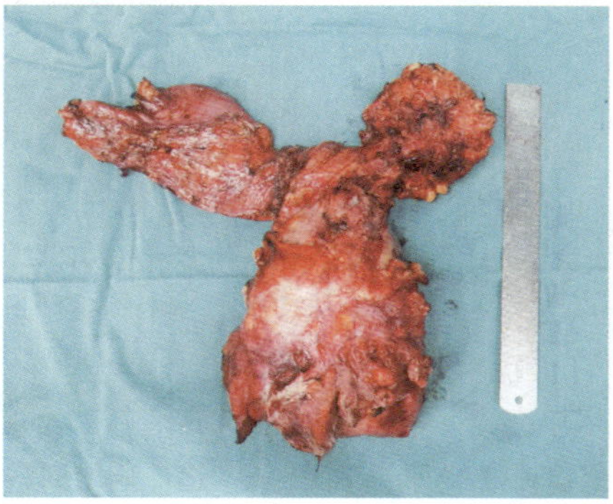

彩图 4　全盆腔脏器切除术标本

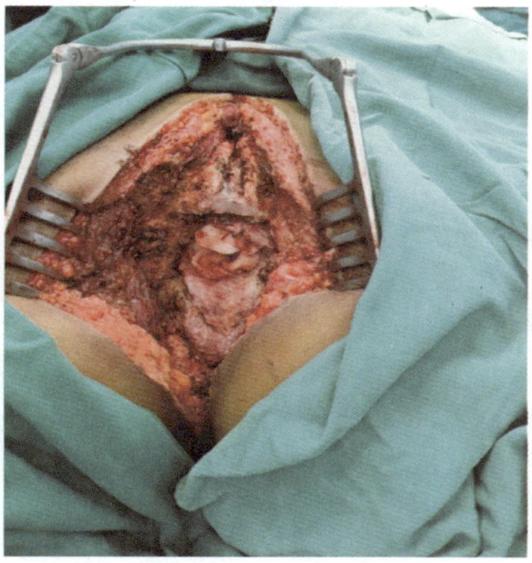

彩图 5　后盆腔脏器联合骶骨切除术

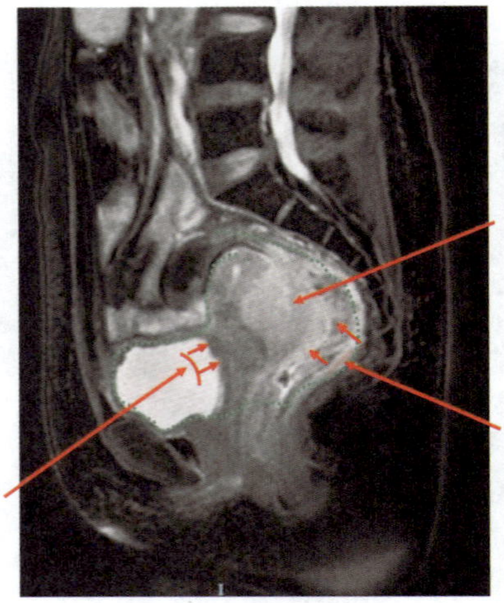

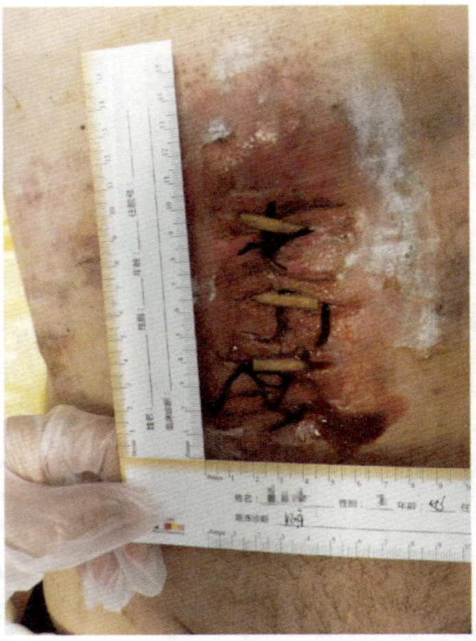

彩图 6　SPTPE 切除范围

彩图 7　切口感染

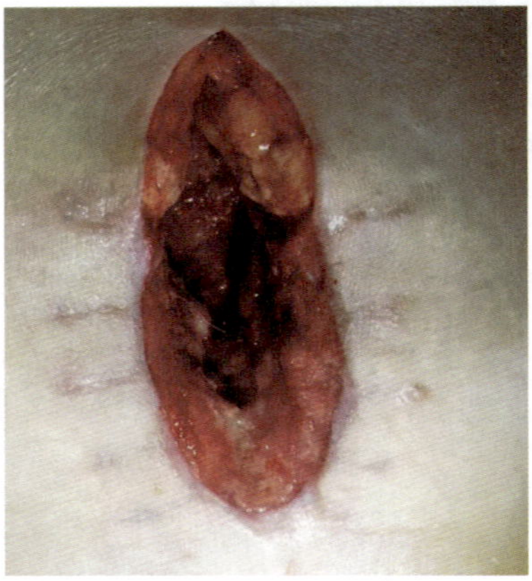

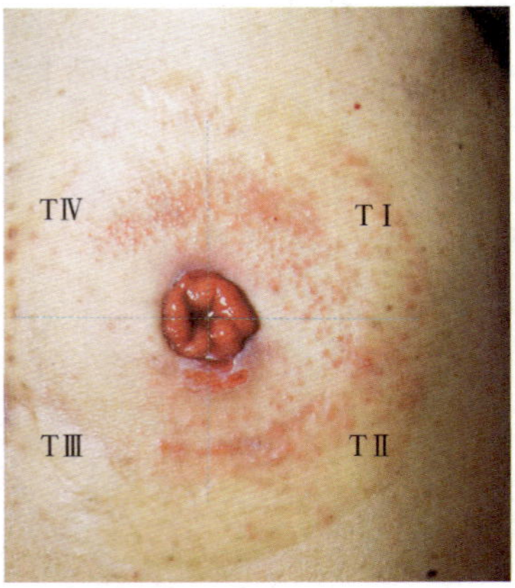

彩图 8　切口脂肪液化

彩图 9　使用 SACS 工具来评价造口周围皮肤损伤

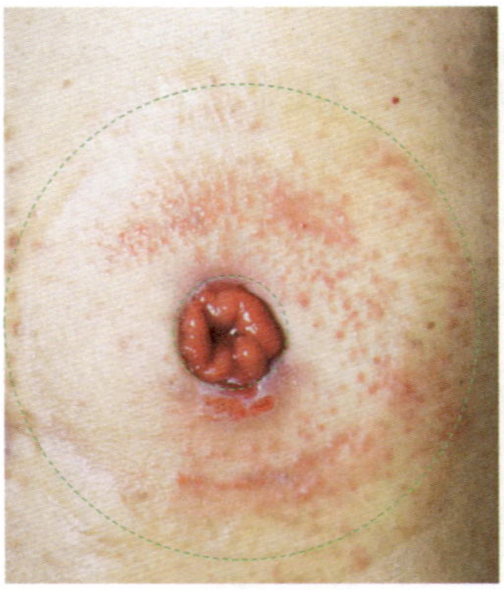

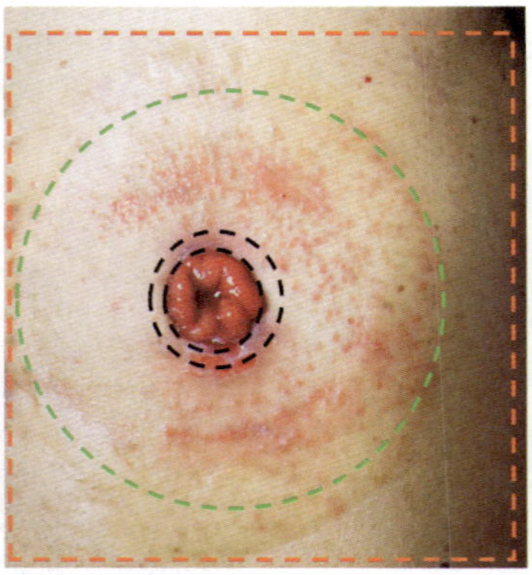

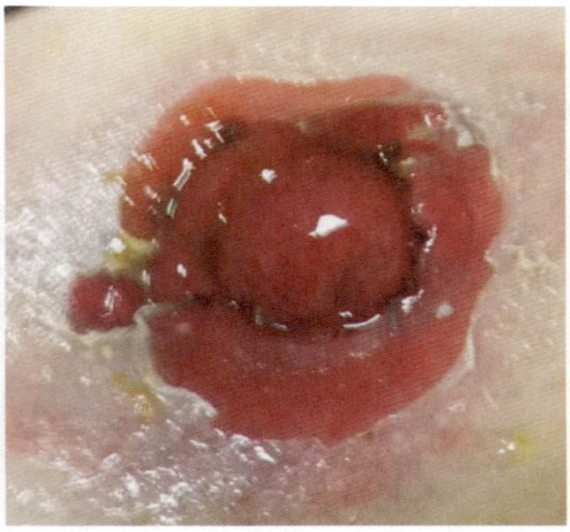

彩图 10　使用 OST 工具来评价造口周围皮肤损伤

彩图 11　使用 ABCD 造口评估表来评估造口周围皮肤损伤

彩图 12　造口周围刺激性皮炎

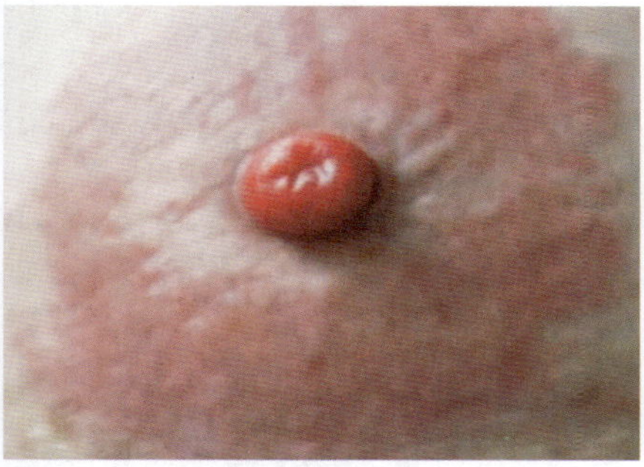

彩图 13　造口周围过敏性皮炎

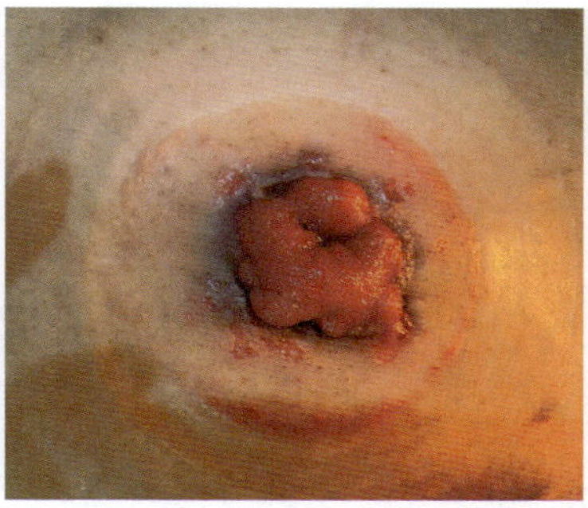

彩图 14　肠造口周围皮肤机械性损伤

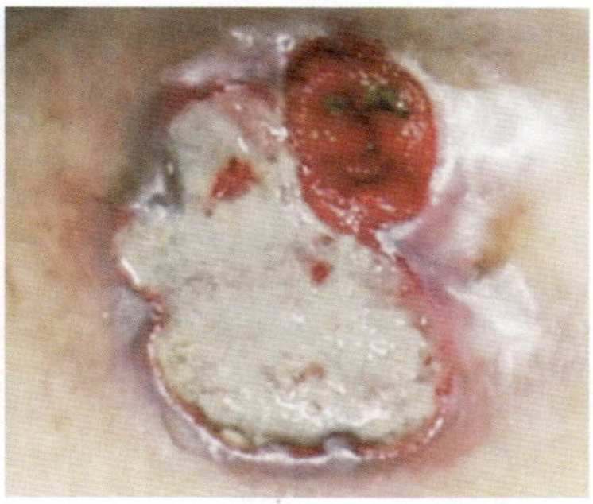

彩图 15　肠造口周围坏疽性脓皮病

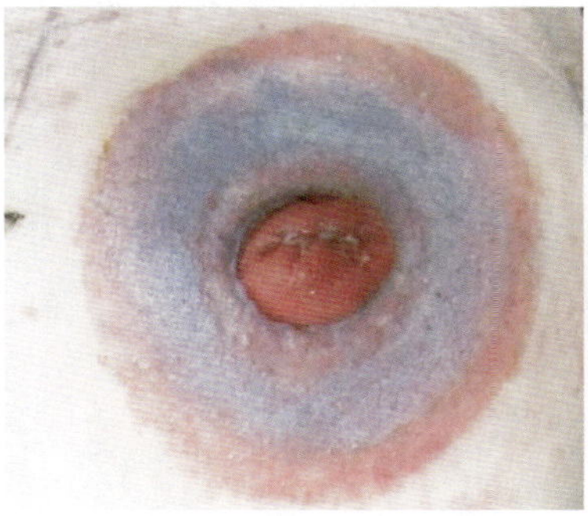

彩图 16　真菌性皮炎

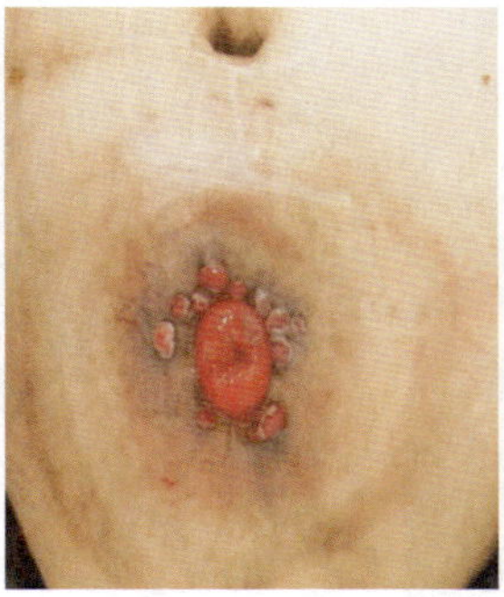

彩图 17　假疣性增生

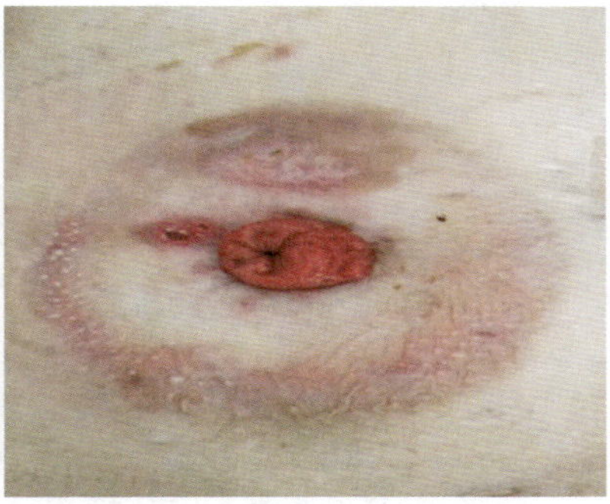

彩图 18　肠造口周围皮肤毛囊炎

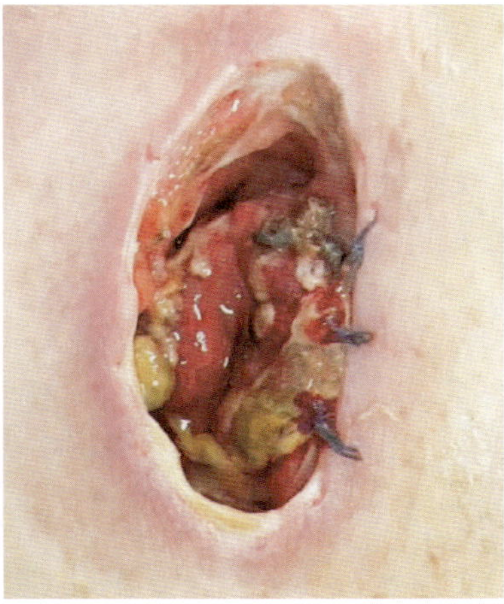

彩图 19　造口处腹壁切口并发症

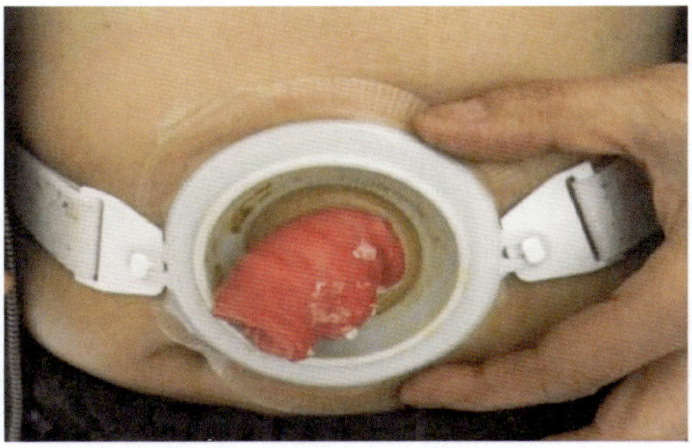

彩图 20　轻度造口脱垂

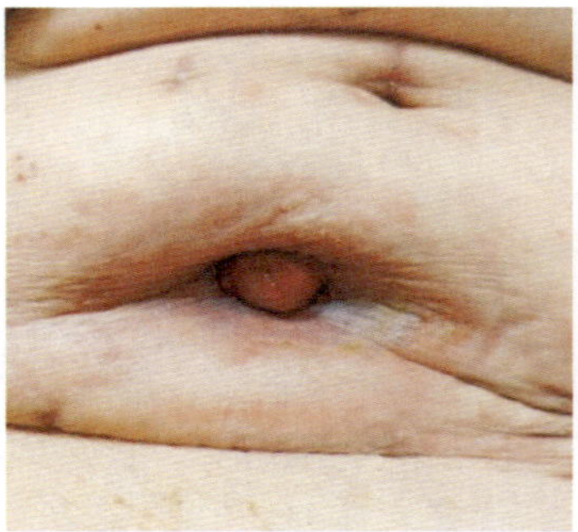

彩图 21　肠造口凹陷

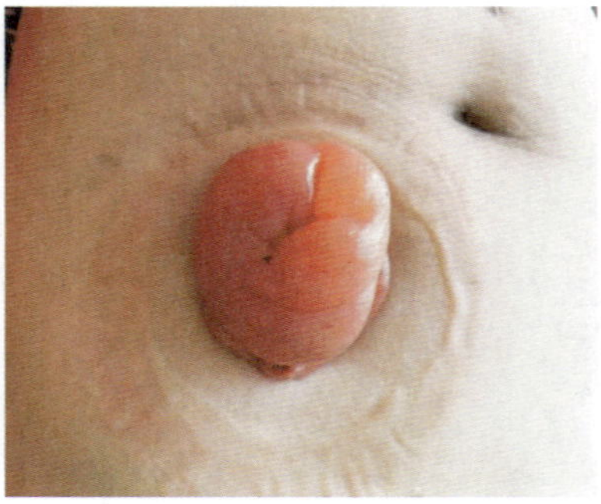

彩图 22　造口水肿

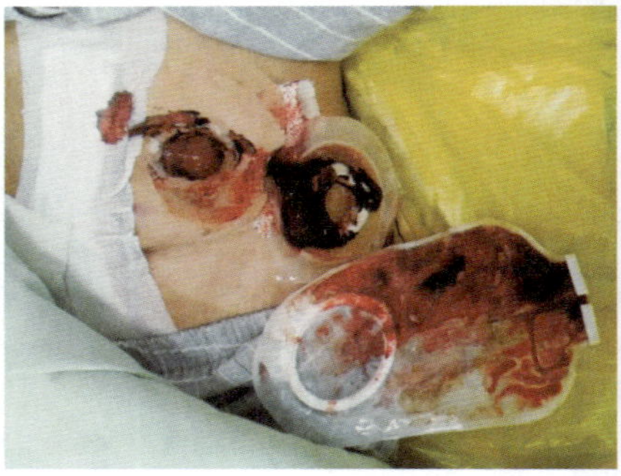

彩图 23　肠造口出血

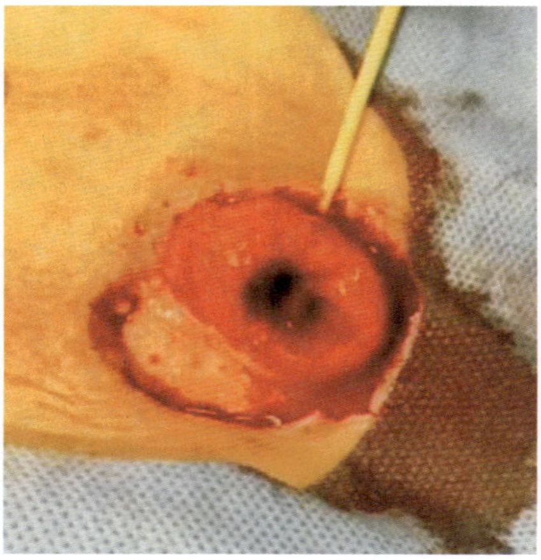

彩图 24　造口旁瘘

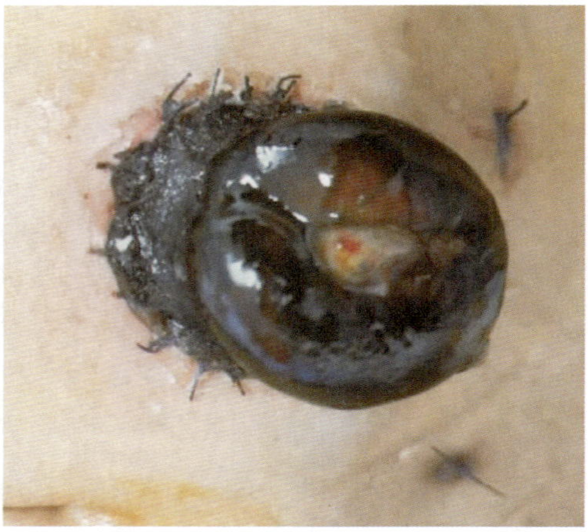

彩图 25　肠造口坏死